最新知見をアップデート

血圧変動
エビデンス&プラクティス

編集　楽木　宏実

先端医学社

序

　高血圧が心血管病の重大なリスク因子であることは周知であるが，一個人においても血圧は常に変動しており，どのような環境でどのように測定された値を診断や治療の指標とするか多くの議論がなされてきた．静かな環境での十分な安静の後，座位にて複数回血圧を測定し，安定した2回の平均を血圧値とするというのが一般的な記載である．それでも診察室血圧では白衣高血圧や白衣現象の介在がありえる．また，実際の臨床において十分な安静をとって複数回の測定は，診察環境や診察時間の制限などで困難を伴うことも多い．これに対して，24時間自由行動下血圧や家庭血圧といった診察室外の血圧値を用いた診療が導入されるようになった．24時間の血圧測定により，血圧の日内変動を知ることができるようになり，夜間降圧型（dipper）が正常型で夜間非降圧型（non-dipper）は心血管病のリスクが高いことが明らかになった．そのほかにも，早朝高血圧やモーニングサージなどの現象も臨床的意義が明らかにされている．家庭血圧も高い精度や臨床的予後予測能の高さが実証され，高血圧治療ガイドライン2014（JSH2014）では，診察室血圧と乖離がある場合は，家庭血圧を優先して診断や治療の指標とすることが明記されるに至った．この家庭血圧測定により，血圧の日間変動の研究も進められたが，日内変動ほどの臨床的インパクトは重要視されず，平均値による絶対値の意義や，1機会あたりの測定回数が多く議論された．

　Rothwellらが2010年に*Lancet*誌に，外来の受診間血圧変動（visit-to-visit variability：VVV）が血圧値そのものと独立して心血管病の予後と関連することを示したことで，診察室血圧を用いたVVVの研究が多くなされるようになった．もちろん，これ以前にもVVVの意義に関する報告はあったが，大規模臨床試験における2つの治療群間の予後の違いとの関連，降圧薬の種類によってVVVに与える影響が違うこと，その違いが予後にも関連するなどの報告があったことで大きな注目を得た．実際，この数年のあいだに国内外でVVVに関する多数の論文発表がなされた．

　本書は，このようなさまざまな血圧変動に関連した指標の臨床的意義を変動の発症機序との関連から概説すること，実臨床におけるそれぞれの変動指数の意義を実例によって示すこと，研究面で重要とされるポイントを専門家に紹介いただくこと，日常的な血圧変動に関する疑問点に答えることを目的に企画した．とくに，本分野における国内のエキスパートの方にお集まりいただき，座談会において本書の重要ポイントを概説いただいた．血圧変動に関する成書としては，最新の内容であり，質・量ともにきわめてすぐれた内容になったことについて，ご執筆に関係いただいたすべての皆様方に深く感謝申し上げる．実地医家の方々だけでなく，高血圧研究の専門家にも，また高血圧の臨床研究をおこなっている若手研究者にも大いに役立つものと信じている．

2016年3月吉日

楽木　宏実

執筆者一覧 (執筆順, ＊編者)

＊楽木　宏実	大阪大学大学院医学系研究科老年・総合内科学 教授	
大石　　充	鹿児島大学心臓血管・高血圧内科学 教授	
大久保孝義	帝京大学医学部衛生学公衆衛生学講座 主任教授	
苅尾　七臣	自治医科大学内科学講座循環器内科学部門 主任教授	
藤原　健史	東吾妻町国民健康保険診療所 所長／自治医科大学内科学講座循環器内科学部門	
冨山　博史	東京医科大学循環器内科学分野循環器内科 教授	
岸　　拓弥	九州大学循環器病未来医療研究センター未来心血管治療学共同研究部門 准教授	
福田　道雄	名古屋市立大学大学院医学研究科心臓・腎高血圧内科学 准教授	
松岡　哲平	名古屋市立大学大学院医学研究科心臓・腎高血圧内科学 シニアレジデント	
大手　信之	名古屋市立大学大学院医学研究科心臓・腎高血圧内科学 教授	
西山　　成	香川大学医学部薬理学 教授	
前村　浩二	長崎大学大学院医歯薬学総合研究科循環器内科学 教授	
杉本　　研	大阪大学大学院医学系研究科老年・総合内科学 講師	
石光　俊彦	獨協医科大学循環器・腎臓内科 主任教授	
武島　　宏	獨協医科大学循環器・腎臓内科 助教	
小口　　渉	獨協医科大学循環器・腎臓内科 助教	
星出　　聡	自治医科大学内科学講座循環器内科学部門 准教授	
河合　達男	大阪大学大学院医学系研究科老年・総合内科学	
佐藤　伸之	旭川医科大学内科学講座循環・呼吸・神経病態内科学分野 准教授	
長谷部直幸	旭川医科大学内科学講座循環・呼吸・神経病態内科学分野 教授	
宗像　正徳	東北労災病院高血圧内科 部長	
今井　　潤	東北大学大学院薬学研究科医薬開発構想寄附講座 教授	
江口　和男	自治医科大学内科学講座循環器内科学部門 准教授	
竜崎　崇和	東京都済生会中央病院 副院長・腎臓内科部長	
中元　秀友	埼玉医科大学総合診療内科 教授	
大西　勝也	大西内科ハートクリニック 院長	
吉田　哲郎	遠賀中間医師会おんが病院循環器科 部長	
廣岡　良隆	九州大学循環器病未来医療研究センター先端循環制御学部門 教授	
甲斐　久史	久留米大学医療センター循環器内科 教授	
宮川　政昭	宮川内科小児科医院 院長	
浅山　　敬	帝京大学医学部衛生学公衆衛生学講座 講師／東北大学大学院薬学研究科医薬開発構想寄附講座 客員准教授	
土橋　卓也	製鉄記念八幡病院 院長	
小原　　拓	東北大学病院薬剤部 准教授／東北大学東北メディカル・メガバンク機構予防医学・疫学部門 准教授	
眞野　成康	東北大学病院薬剤部 教授	

齊藤　郁夫	慶應義塾大学 名誉教授
赤坂　　憲	大阪大学大学院医学系研究科老年・総合内科学 助教
石川　鎮清	自治医科大学医学教育センター 副センター長・教授
中橋　　毅	金沢医科大学能登北部地域医療研究所 教授
平和　伸仁	横浜市立大学附属市民総合医療センター腎臓・高血圧内科 准教授／血液浄化療法部 部長
中村　卓人	琉球大学大学院医学研究科循環器・腎臓・神経内科学講座
山里　正演	琉球大学大学院医学研究科循環器・腎臓・神経内科学講座 助教
大屋　祐輔	琉球大学大学院医学研究科循環器・腎臓・神経内科学講座 教授
佐藤　　敦	滋賀医科大学社会医学講座公衆衛生学部門
三浦　克之	滋賀医科大学社会医学講座公衆衛生学部門 教授／アジア疫学研究センター センター長
松浦　秀夫	済生会呉病院 院長
林　　晃一	東京歯科大学市川総合病院内科学講座 教授
小原　克彦	愛媛大学社会共創学部スポーツ健康マネジメントコース 教授
梅本　誠治	広島大学病院総合医療研究推進センター 教授／センター長
秦　　　淳	九州大学大学院医学研究院附属総合コホートセンター 准教授
大蔵　隆文	愛媛大学大学院循環器・呼吸器・腎高血圧内科学 准教授
檜垣　實男	愛媛大学大学院循環器・呼吸器・腎高血圧内科学 教授
堀尾　武史	川崎医科大学附属川崎病院内科 部長／教授
河野　雄平	帝京大学福岡医療技術学部医療技術学科 学科長／教授
大塚　邦明	東京女子医科大学 名誉教授
岩嶋　義雄	国立循環器病研究センター高血圧・腎臓科 医長
藤村　昭夫	自治医科大学医学部臨床薬理学 教授
長谷川拓也	国立循環器病研究センター心臓血管内科
北風　政史	国立循環器病研究センター 臨床研究部部長
松村　　潔	九州大学大学院医学研究院病態機能内科学 准教授
豊田　　茂	獨協医科大学心臓・血管内科 准教授
井上　晃男	獨協医科大学心臓・血管内科 教授
野出　孝一	佐賀大学循環器内科 教授
田村　功一	横浜市立大学医学部循環器・腎臓内科学 准教授
伊東　範尚	大阪大学大学院医学系研究科老年・総合内科学 助教
竹屋　　泰	大阪大学大学院医学系研究科老年・総合内科学 助教
山本　浩一	大阪大学大学院医学系研究科老年・総合内科学 講師
飯島　勝矢	東京大学高齢社会総合研究機構 准教授
近藤　直樹	香川大学循環器・腎臓・脳卒中内科（現 宮野病院）

目次

第1章 座談会 血圧変動の臨床意義を読み解く

血圧変動の臨床意義を読み解く　　　　　　　（楽木宏実／大石　充／大久保孝義／苅尾七臣）　2

第2章 血圧変動の異常とそのメカニズム

1. 血圧変動と臓器障害 総論（SHATS 病態から）　　　　（藤原健史／苅尾七臣）　14
2. 血管と血圧変動　　　　　　　　　　　　　　　　　　　　　　　　（冨山博史）　20
3. 神経調節系と血圧変動　　　　　　　　　　　　　　　　　　　　　（岸　拓弥）　26
4. Na 貯留と日内変動　　　　　　　　　　　（福田道雄／松岡哲平／大手信之）　30
5. RA 系と血圧変動　　　　　　　　　　　　　　　　　　　　　　　（西山　成）　36
6. 時計遺伝子と血圧変動　　　　　　　　　　　　　　　　　　　　（前村浩二）　40

第3章 血圧変動の表現型とそのエビデンス

1. 血圧変動の表現型（総論）　　　　　　　　　　　　　　　　　　　（大石　充）　46
2. 短期血圧変動　　　　　　　　　　　　　　　　　　　　　（杉本　研／楽木宏実）　48
3. 日内血圧変動（仮面・白衣・ストレス下高血圧）　　　（石光俊彦／武島　宏／小口　渉）　54
4. 日内血圧変動（早朝・夜間高血圧）　　　　　　　　　　　　　　　（星出　聡）　60
5. 日間血圧変動　　　　　　　　　　　　　　　　　　　　　　　　（河合達男）　65
6. 受診間血圧変動　　　　　　　　　　　　　　　　　　（佐藤伸之／長谷部直幸）　72
7. 週・季節変動　　　　　　　　　　　　　　　　　　　　　　　　（宗像正徳）　79

第4章 実臨床で役立つ血圧測定の工夫と実践

1. 各種血圧測定法の特性と臨床意義　　　　　　　　　　　　　　　（今井　潤）　86
2. 家庭血圧と ABPM 測定の実際　　　　　　　　　　　　　　　　　（江口和男）　90
3. 診察室でできる家庭血圧日間変動性評価法 —標準偏差は必要か？—
　　　　　　　　　　　　　　　　　　　　　　　　　　　　　（竜崎崇和／中元秀友）　98
4. 血圧手帳の活用　　　　　　　　　　　　　　　　　　　　　　　（大西勝也）　104
5. MedicalLINK®の活用　　　　　　　　　　　　　　　　　　　　　（吉田哲郎）　110

第5章 実臨床で役立つ治療アプローチ

1. 降圧薬の作用機序からみた血圧変動への作用 ……………………（廣岡良隆）*118*
2. 血圧変動を考慮した降圧薬選択…………………………………（甲斐久史）*123*
3. 家庭血圧測定を活用した治療アプローチ ………………………（宮川政昭）*130*
4. 実診療における血圧変動情報の活かし方 ―白衣高血圧・仮面高血圧を中心に―
   ………………………………………………………………………（浅山 敬）*138*

第6章 知っておきたい血圧変動関連の臨床研究

1. UK-TIA，ASCOT-BPLA 研究メタ解析 …………………………（土橋卓也）*144*
2. 大迫研究 …………………………………………………………（大久保孝義）*146*
3. IDACO 研究 ………………………………………………………（浅山 敬）*150*
4. J-HOME-Morning 研究 ……………（小原 拓／大久保孝義／眞野成康／今井 潤）*152*
5. HOMED-BP 研究 ……………………………（大久保孝義／浅山 敬／今井 潤）*154*
6. Finn-Home 研究 …………………………………………………（齊藤郁夫）*156*
7. PAMELA 研究 ……………………………………………………（赤坂 憲）*158*
8. J-HOP 研究 ………………………………………………（星出 聡／石川鎮清）*160*
9. CHS 研究 …………………………………………………………（中橋 毅）*161*
10. DEcIDE-ESRD 研究 ………………………………………………（平和伸仁）*162*
11. WHI 研究 …………………………………………（中村卓人／山里正演／大屋祐輔）*164*
12. NHANES III 研究 …………………………………………（佐藤 敦／三浦克之）*165*
13. NOAH 研究サブ解析 ……………………………………………（大石 充）*166*
14. SHEP 研究サブ解析 ……………………………………………（松浦秀夫）*168*
15. ANBP2 研究サブ解析 …………………………………………（林 晃一）*169*
16. PROSPER 研究サブ解析 ………………………………………（小原克彦）*170*
17. CAMUI 研究サブ解析 …………………………………（佐藤伸之／長谷部直幸）*172*
18. COPE 研究事後解析 ……………………………………………（梅本誠治）*173*
19. COLM 研究事後解析 ……………………………………………（楽木宏実）*174*
20. ADVANCE 研究サブ解析 ………………………………………（秦 淳）*175*
21. Syst-Eur 研究サブ解析 ………………………………………（大蔵隆文／檜垣實男）*176*

第7章 血圧変動 Q&A

1. 血圧変動性が予後に影響する機序とは何ですか？ ………………………（大石　充）178
2. 家庭血圧を長期間実施するために患者さんとどう接していますか？ ………（堀尾武史）179
3. 血圧変動に影響する生活習慣について教えてください ……………………（河野雄平）180
4. シフトワーカーの高血圧患者に対する診療上の留意点・工夫があれば教えてください
   ………………………………………………………………………………（大塚邦明）182
5. どういうとき，どういう患者で血圧の変動性を積極的に評価すべきですか？
   血圧変動性が大きい患者をみつけたらどうしたらいいですか？ ……………（岩嶋義雄）184
6. 高血圧の時間薬物治療について教えてください ……………………………（藤村昭夫）186
7. 心不全患者の血圧日内変動の特徴と VVV の臨床的意義を教えてください
   …………………………………………………………………（長谷川拓也／北風政史）190
8. 脳卒中既往患者の血圧日内変動の特徴と VVV の臨床的意義を教えてください
   ………………………………………………………………………………（松村　潔）192
9. 糖尿病患者の血圧日内変動の特徴と VVV の臨床的意義を教えてください
   …………………………………………………………（豊田　茂／井上晃男／野出孝一）194
10. 腎障害患者の血圧日内変動の特徴と VVV の臨床的意義を教えてください （田村功一）198
11. 睡眠呼吸障害患者の血圧日内変動の特徴と VVV の臨床的意義を教えてください
    ………………………………………………………………………………（伊東範尚）201
12. 認知機能の低下または認知症患者の血圧日内変動の特徴と VVV の臨床的意義を教えてください ……………………………………………………………………（竹屋　泰）202
13. 高齢者でも血圧変動を調べる意味はありますか？ …………………………（山本浩一）203
14. ウェアラブル血圧センシングとは何ですか？ ………………………………（飯島勝矢）204
15. 血圧変動性について動物モデルを用いた研究は有用ですか？ ……………（近藤直樹）206
16. 論文投稿時に求められる血圧変動性の算出方法を教えてください ………（河合達男）208

索引 …………………………………………………………………………………………… 212

第1章 座談会

血圧変動の臨床意義を読み解く

血圧変動は短期から長期までさまざまな表現型が知られている．近年，この変動性の異常，すなわち早朝・夜間高血圧やモーニングサージといった日内血圧変動の異常や受診ごとの血圧値のばらつきなどが，血圧レベルそのものに加えて臓器障害やイベント発生に関与することが報告されている．現状ではこれらの血圧変動性が治療介入の指標となりうるのか明らかでなく，本座談会ではエキスパートの先生がたより血圧変動の見かた・考え方について多角的に論考する．

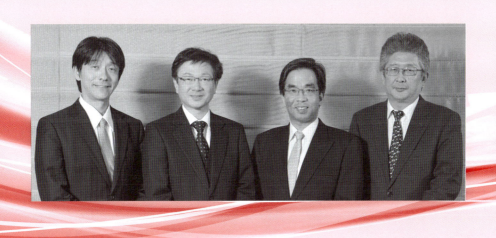

■ 出席
楽木　宏実（大阪大学大学院医学系研究科老年・総合内科学）（司会）
大石　　充（鹿児島大学心臓血管・高血圧内科学）
大久保孝義（帝京大学医学部衛生学公衆衛生学講座）
苅尾　七臣（自治医科大学内科学講座循環器内科学部門）

座談会
血圧変動の臨床意義を読み解く

■ 血圧変動の概念，その意義とは？

楽木 第1章では「血圧変動の臨床意義を読み解く」と題し，第一線の先生方にお越しいただきお話を伺います．まず導入として血圧変動の概念をオーバービューいただけますでしょうか．

苅尾 血圧は1日に10万回ほど変動します（図❶）[1]．一心拍ごとの変動（beat-to-beat variability），1日のサーカディアンリズムによる日内変動（circadian variability），日によって異なる日間変動（day-by-day variability），来院時に異なる変動（visit-to-visit variability：VVV）などがあります．さらに長期の変動として，週・季節変動（seasonal variability）があります．

　血圧変動の臨床意義を考えるうえで大事な点の1つは，軟らかい血管の人と硬い血管の人では，その意義が異なるということです．血管が軟らかい人の変動は「次の高血圧の予測につながる」，血管の硬い人の変動は「イベントのトリガーになる」ということです．現在，血圧変動関連の論文でポジティブ・ネガティブ双方の結果がみられるのも，そのあたりの臨床意義の違いが若干混同し，影響があるものと考えています．

楽木 血圧変動と血管，さらには心血管イベント発生はどのように関連するのでしょうか．

苅尾 軟らかくしなやかな血管では血圧は低く変動も少なく，一方，硬い血管では脈圧の影響がより末梢に伝播しやすく，大血管系が硬く圧受容体感受性が低下してくると血圧変動をきたしやすくなります．なおかつ，脈波エネルギーが低減することなく，末梢まで伝わると，細動脈もリモデリングし，血管抵抗が増大し，少し血管が収縮するだけで血圧が大きく上昇します．その結果，大血管・小血管のいずれもがさらに障害され，さらに血圧が上昇してゆく悪循環が形成されます．そして，それぞれ時相が異なる血圧の変動がありますが，これらが共振し通常の正規分布から外れるダイナミックサージがドンと発生したとき，それがイベント発生を引き起こすタイミングである考え，これをわれわれは「血圧サージの共振仮説（resonance hypothesis）」とよんでいます（図❷）[2]．

楽木 血圧変動にはいくつかの種類があるけれども，それぞれがイベントにつながるメカニズムとして重なり合い synergistic に影響する．その機序は血管壁の肥厚が大きなインパクトをもち，とくに血管の硬い人においてイベントのトリガーとなるであろうとのお話をいただきました（p.14参照）．

■ 日内血圧変動の分類とは？

楽木 現在，最も知見が蓄積しているのは日内血圧変動であり，その重要性が指摘されています．疫学・観察研究データを交えながらご説明いただけますでしょうか．

大久保 夜間血圧の変動パターンとして，extreme-dipper, dipper, non-dipper, inverted dipper（riser）などが知られています（図❸）．1990年前後に，欧米の研究グループより，non-dipper は dipper にくらべて心血管イベントを起こしやすいことが示されて以来，多くの研究で non-dipper あるいは inverted dipper（riser）は，心血管イベントのリスク因子であることが報告されています．夜間高血圧を起こすと臓器血流障害を予防するためにさらに血圧は上昇し，悪循環をきたします．この夜間高血圧は，いわゆる仮面高血圧の大きな要因の1つとされています．

　ただし，その後の研究で，日内変動のパターン

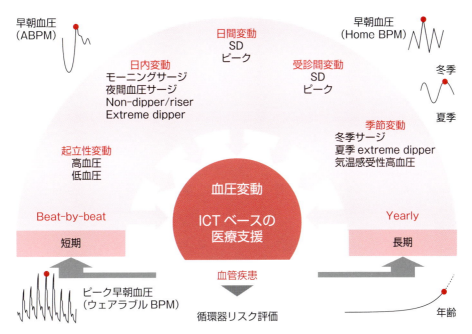

図❶ ICTを用いた多様な血圧変動と血管リスク（SHATS）の評価

（Kario K, 2015[1]）より引用）

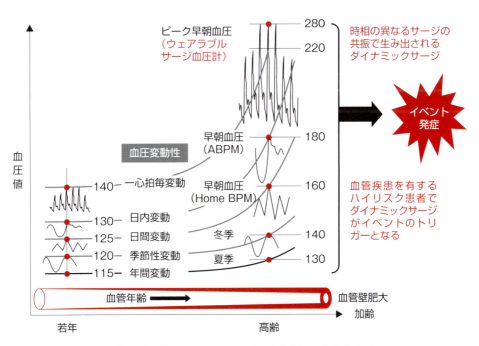

図❷ 循環器イベント・トリガーの血圧サージ共振仮説

（Kario K, 2016[2]）より引用）

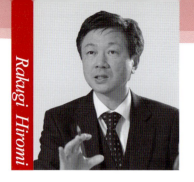

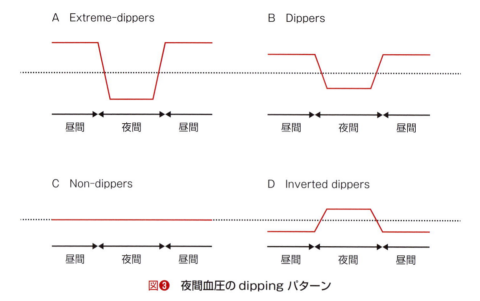

図❸　夜間血圧のdippingパターン

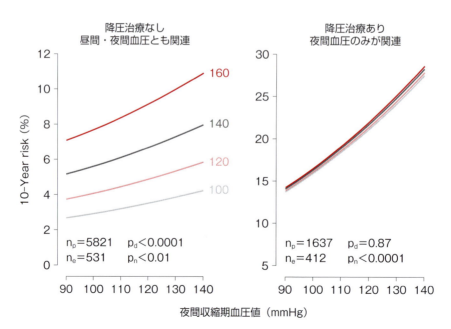

図❹　昼間収縮期血圧レベル別にみた夜間血圧と心血管イベントとの関連
（Boggia J et al, 2007[3]より引用）

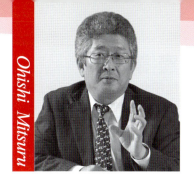

ではなくむしろ血圧の絶対値がより重要とのデータが日本の大迫研究を含む約8,000人のデータをメタ解析したIDACO研究等から報告されています[3]．また，IDACO研究では，夜間血圧がイベント発生に及ぼす影響は，ベースラインでの降圧治療の有無で異なることがわかりました（図❹）[3]．すなわち，夜間血圧と昼間血圧はともにイベント発生と関連しますが，降圧治療群では夜間血圧のみがイベント発生と関連することが示されました．

一方，早朝高血圧の定義については，まだ混同があるように感じています．狭義には，24時間自由行動下血圧測定（ABPM）による特異的早朝高血圧があります．これは朝の時間帯のABPだけが高血圧で朝以外の時間帯はすべて正常範囲内にあり，モーニングサージはこれに含まれると思います．特異的早朝高血圧は図❺Bのパターン，モーニングサージは定義上，早朝以降の血圧は問わないため，図❺Aまたは図❺Bの形をとります．また，少し広義に，朝の家庭血圧が高血圧で就寝前が正常血圧の孤立性早朝家庭高血圧があります．

さらにより広義には，とにかく朝の家庭血圧が高血圧であれば早朝高血圧と診断します．これは診断も容易で，とくに日本人において朝の家庭血圧高値はさまざまな疾患リスクと関連することが広く知られており，実臨床ではこの早朝家庭高血圧を指標に診断・治療をおこなうのが有意義であろうと思います．ただし，モーニングサージが含まれるかどうか，就寝前の血圧をどう考えるかといった点は，十分なコンセンサスが得られていないと感じます（図❻）．

狭義の早朝高血圧 → B
　朝の時間帯のABPは高血圧
　昼間ABP（朝の時間帯以外）・夜間ABPは正常血圧

モーニングサージ型高血圧 → A or B
　昼間ABP（朝の時間帯以外）考慮に入れない

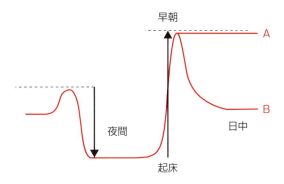

図❺　狭義の早朝高血圧の分類

■ どうとらえるか？　－早朝・夜間高血圧

楽木　従来は血圧値そのものが重要でした．それが血圧の変動やあるポイントを取り出しその時間帯の血圧も大事であると考えられるようになりました．日常診療では血圧値しか測っていないものですから，予後不良とされるモーニングサージは血圧値のみでは語り得ないものなのか，夜間血圧は朝の血圧で代用できるのか，といった疑問がありました．Non-dipperやモーニングサージなどの概念はどのような位置づけで定義され，臨床医はどう理解すべきなのでしょうか．

苅尾　まず，ストレートな基軸として24時間の血圧平均値があります．これは文句のつけようがないX軸（横軸）です．この24時間血圧のafterloadを1つの基軸に置いたとき，次のY軸（縦軸）にわれわれは24時間血圧の相対的な変

座談会
血圧変動の臨床意義を読み解く

診断　難 → 易

・狭義（ABP：自由行動下血圧による定義）：特異的早朝高血圧
　　　　：朝の時間帯の ABP だけが高血圧
　　　　　昼間 ABP（朝の時間帯以外）・夜間 ABP は正常血圧
　　　　　モーニングサージ型高血圧の一部

・広義（家庭血圧による定義）：孤立性早朝家庭高血圧
　　　　：朝の家庭血圧は高血圧
　　　　　就寝前の家庭血圧は正常血圧

・より広義：朝の家庭血圧が高血圧 ＝ 早朝家庭高血圧

図❻　早朝高血圧の定義

動がリスクになるであろうと仮定して，24時間血圧と時間帯ごとの血圧値をみていきました．この仮説にもとづいた classification の両端が extreme-dipper や riser です．

ではどの時間帯が大事かというと，高血圧の予兆として最初に早朝血圧が少し上昇します．進行すると他の時間帯も上昇し，最も上がりづらい夜間が上がると，その一部分は臓器障害の結果であろうと推察されます．では朝の血圧のインパクトは減じるかというと，そうではなく今度はイベントのトリガーとなります．さらに朝は交感神経が亢進し，圧受容体感受性の neural component で抑制してしまう．すると血圧はさらに上がりやすく，160mmHg でとどまっていた血圧値が 220mmHg まで上昇しそれがイベント発生につながる．「朝にはじまり，とどめも朝，臓器障害の進行は夜」そのようなタイムコースをたどると考えています．

楽木　大変興味深いお話をいただきました．朝の血圧のインパクトは病初期と進行期で clinical relevance が異なり，変動というよりもやはり血圧の絶対値そのものが大事なコンポーネントということでしょうか．大久保先生からコメントはございますか．

大久保　朝がイベント発生のトリガーというのはそのとおりだと思います．しかし，昼間・夜間・24時間，どの血圧レベルが重要かということを検討した IDACO 研究（p.150 参照）では，すべての血圧が正常域にあったグループが最もリスクが低く，逆に昼間が異常で夜間が正常のグループ，その逆のグループ，いずれのグループもすべての血圧が正常域にあったグループよりも予後不良と報告されています[4]．ですから，どの時間帯も下げることがやはり重要ではないかと思います．

楽木　お話いただいたこれらのデータは観察研究が中心ですが，介入研究のデータは存在しないのでしょうか．

大石　Dipping パターンを是正する，あるいは早朝・夜間高血圧を下げることを目的とした介入試験は，残念ながらほとんどありません．その理由は，その時間帯の血圧を下げる方法が不確実であること，もう1つは来院ごとに ABPM を実施しタイトレーションすることがまず不可能

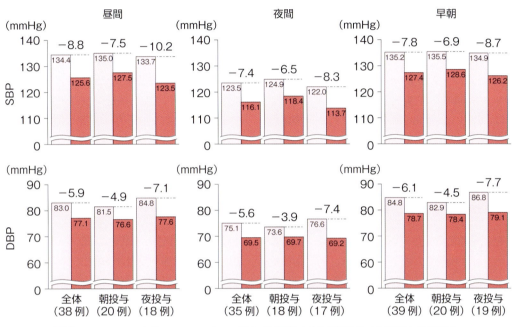

図❼ ABPMによるベースライン・投与8週後の血圧降下度（COTALO研究）

(Ohishi M et al, 2013[5]) より引用）

ことがあげられます．

ただ私自身，Ca拮抗薬で効果不十分例にARB＋CCB合剤を朝または夜に投与し，夜投与によって夜間血圧が下がるかどうかを検討したCOTALO研究を以前に実施しました[5]．結果は，夜投与によって夜間血圧が低下する傾向を示したものの，ばらつきが大きく有意差はつきませんでした（図❼）．おそらくこのなかには，ARBの追加投与によって夜間血圧が低下した群もあれば，先ほど苅尾先生がおっしゃったようにメカニズムが異なるという理由で効果が得られない場合もあったと思います．このように，夜間あるいは早朝高血圧をターゲットにしたrandomized trialを組むことは容易ではありません．

楽木 早朝や夜間血圧が重要とのデータが数多く報告されているなかで，家庭血圧を優先しよう，朝・晩の家庭血圧をしっかり管理しようということは学会でも推奨されており，今のお話を伺うと高血圧治療ガイドライン（JSH2014）の方向性は間違っていないということになると思います．しかし，夜間血圧をどう評価するのかなど，まだまだ詳細については高血圧専門家のあいだでも考え方が異なり，コンセンサスが得られていないのが現状ということでしょうか．

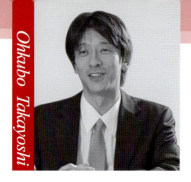

■ Variabilityの概念とは，その指標とは？

楽木 血圧日内変動に加え，2010年にRothwellらによって血圧値のばらつきの大きさ，不安定さもリスクであるとの考えが提唱され[6]（p.144参照），「変動；variability」という言葉自体が少し混同されやすい状態になっています．つぎに，このvariabilityの指標とされる標準偏差（standard deviation：SD），変動係数（coefficient of variation：CV），平均値とは独立した変動性（variability independent of mean：VIM），血圧の最高到達値（peak value），日内変動の影響を排除した変動幅（average real variability：ARV）などをどう考えるのか，またこれから論文を書こうという若手の先生がたにとっては，どの指標を用いるべきなのかという疑問もあるかと思います．是非ご専門のお立場からお話をいただきたいと思います．

苅尾 古典的にSDやCVは，短い周期の変動性をみるうえで使用されてきました．現在も30分ごとの血圧短期変動（short-term variability），日間変動，VVVの指標としてSDやCVは用いられています．臨床の観点からは，未治療高血圧患者における血圧値のSD，CV，peak valueのいずれもが臓器障害と関連し，微量アルブミン尿や内膜中膜複合体肥厚（IMT）やLV mass indexと相関します．さらに家庭血圧が平均135/85mmHg未満であっても，これらの指標は独立したリスクとして残り，臓器障害への影響は血圧平均値のみでは不十分でvariabilityも関連すると考えられています．

楽木 各指標の使い分けについてはいかがですか．

大久保 SDは血圧レベルに依存します．単純にSDが何らかの臓器障害と関連する結果が出たとしても，血圧値を調整してどうなるかが大事だと思います．CVはSDを平均値で割ったもので，血圧レベルの影響はある程度は除外されています．しかし，CVであっても血圧値とSDとの相関を完全に排除できません．そこで考案された指標がVIMです．これは統計ソフトを用い算出されますが，これで何らかの関連を認められれば血圧とは独立した変動性の因子をみているといえます．

一方，peak valueは高値であるほど変動性は大きくなりますから，peak valueの高値はかなり相関が高いといえます．また，ARVは，通常，24時間の血圧測定から単純にSDやCVを求めると日内変動の影響を受けますが，この指標を用いると日内変動の影響を排除した値がわかります．これまでの経験からCVで関連があればVIMでもARVでも関連が残る場合が多いことから，個人的にCVが最も簡便な指標ではないかと思います．

楽木 大石先生，追加のコメントはありますでしょうか．

大石 学問的に変動性を厳格に考えるにはVIMだと思います．しかし，さきほど苅尾先生がおっしゃったように，絶対値と変動性の双方がリスクになるわけですから，その両方をみることができる指標は逆にいえばSDです．これはPWV（血圧に加えて硬さも少し加味されている指標）とスティフネスβ（血圧の影響を排除し硬さのみをあらわす指標）の関係性によく似ていると思っています．

大久保 SDが絶対値と変動性，その両方を含んだ指標というご指摘はまさに臨床の視点で，私にはコロンブスの卵のように思えました．

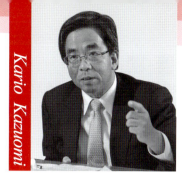

実臨床での推奨指標，処方のポイントとは？

楽木 これまでのお話では前向きな検討が十分でないとのことですが，実臨床で役立つ変動性指標について，ご意見いただけますでしょうか．

苅尾 家庭血圧測定を重視して，血圧レベルとpeak valueをみることは，主治医も判断しやすく大事であろうと思います．たとえば，まずは家庭血圧平均値135/85mmHgを降圧目標に降圧療法をおこなう．しかしこれで完璧と考えずに，日間血圧変動のなかに複数の大きなpeak valueがあればリスクはゼロではないと考えて，もう少しタイトレーションをおこないpeak valueを下げSDを抑えるというイメージです．また，peak valueといっても，1日のなかで夜よりも朝が高い，あるいは朝と晩の血圧値に差がみられる場合には，処方のタイミングを変えるというアプローチも選択肢の1つです．

大久保 実臨床で使いやすい指標は，家庭血圧測定による日間変動だと思います．VVVは複数回の受診が必要で，すぐにフィードバックできないという側面があります．また，24時間の短期変動性はABPMの実施が難しい場合があります．その点，家庭血圧測定による日間変動は，2週間なり4週間測定すれば，毎回診察時に参照できる指標で，より有用ではないかと思います．

大石 本書籍，第6章の大規模臨床試験サブ解析の記載にもあるように，変動性と予後が関連した集団は，「高齢」「糖尿病」「透析患者」など血管が硬い病態の人ばかりです．VVVもマーカーとなる可能性があると思います．

楽木 薬剤選択に関してはいかがですか．

苅尾 Ca拮抗薬は，高い血圧を十分に下げ低い血圧に対しては過剰に下げない薬剤特性をもつことから候補の1つです．また，長時間作用型で血管壁自体に作用する脂溶性ARBアジルサルタンやテルミサルタン，アンジオテンシン変換酵素（ACE）阻害薬ペリンドプリルなども同様に考えられます．これらの降圧薬投与により血圧レベルの低下とともに，peak valueやbottom value，SDも同程度に修飾されることが期待されます．しかしながら，これらの指標をターゲットにした前向きな臨床試験を組むことが難しく，直接予後の改善につながるかどうかについての報告はありません．

楽木 それでは，過去のデータから変動が大きいとわかった人に対して，より積極的にこれらの薬剤を使用すべきということは，いえるのでしょうか．

苅尾 そう思っています．大石先生が検討されたCOTALO試験がまさにそれを支持しているのではないかと思います．われわれもACROBAT試験とよばれる，心房細動既往のある高血圧患者を対象に，COTALO試験と同じようなプロトコルで投与しました．その結果，長時間作用型脂溶性ARBでは，早朝や就寝時投与に関係なく，SDなどの血圧変動性指標も含めて早朝高血圧・夜間高血圧ともに同程度に改善していました．

楽木 大久保先生は家庭血圧の日間変動が使いやすいとのお話ですが，この指標を用いて薬剤選択・評価への応用は考えられますか．

大久保 まずは血圧のレベルを抑えることが基本だと思います．予後との関連について十分な報告はなくデータはかぎられますが，長時間作用型のCa拮抗薬が日間変動を抑制するとの報告があり，とりあえずはそのあたりだと思います．また，日間変動が大きい，peak valueが高い方は，いわゆるstrain vesselが少しずつ障害され，長期的にみ

座談会
血圧変動の臨床意義を読み解く

るとよくないのではないかと思っています．

大石 変動性が大きい人に関してはCa拮抗薬が第一候補となり，脂溶性の高い長時間作用型のRAS抑制薬も候補になると思います．VVVを含めてSDやCVは治療目標にはなり得ませんが，リスクを評価するうえではVVVは有用だと思います．血圧変動が強い人は血管が硬い方が多いでしょうし，薬剤選択においても血圧変動性は1つのメルクマールになります．血圧変動を軸とした治療ではなくて，治療方針の決定の際に変動性指標を加味するというスタンスが適当ではないかと考えています．

楽木 家庭血圧測定による日間変動は実臨床で用いやすいだろう，薬剤選択としてはCa拮抗薬などが選択肢の1つであろうとのお話でした（p.123参照）．

■ 診察室血圧は不要？ —今後の血圧測定

楽木 次に今後の血圧測定はどう変わっていくのか，診察室血圧は不要となり，家庭血圧で十分な時代はくるのかという考えについてご意見をお伺いしたいと思います．

苅尾 家庭血圧測定は血圧変動をとらえる範囲が広く，現在はABPMの役割も補完しつつあります．Information and communication technology（ICT）技術の進展・普及とともにその範囲はさらに拡大すると考えています（図❶）．

その場合の血圧測定の基本は朝に計測し，血圧レベルおよび変動をとらえます．血圧値がある程度低下したら，残余の心血管リスクは夜間高血圧です．夜間血圧のみ上昇するisolated nocturnal hypertensionが4人に1人ほどおられ，このタイプは臓器障害が進行します．この夜間高血圧まで対応できれば，臓器障害進展はかなり阻止できますから，家庭血圧測定のみでも十分ということはあり得ると思います．

大久保 私も基本的に同意見で診察室血圧についてはこれまで不要の立場でしたが，家庭血圧やABPMが正常で診察室血圧が一過性に高い人を長期追跡すると，約4割の方で家庭血圧も高血圧になっていました[7]．医療環境下ストレスによる血圧上昇は，やはり普通ではないのかもしれません．ただし，家庭血圧が最重要など，ある程度の順位づけはあって良いと思います．また，診察室での血圧測定は，患者さんとのコミュニケーションツールとしての役割もありますね．

大石 家庭血圧がゴールデンスタンダードとなり，特殊状況下の血圧を診察室血圧で代用するという時代がくるだろうと思います．そのためには血圧手帳の活用なども考えられますが，やはりICT技術を用いた家庭血圧測定の導入・普及（p.110参照）が必須だと思います．

また，白衣高血圧でも診察室血圧の変動パターンによって予後が異なる可能性があります．ともに家庭血圧が120mmHg程度の白衣高血圧の自験例2例ですが，1例は診察室血圧が常に200mmHg程度，もう1例は診察室血圧が200mmHgと140mmHgをくり返すような人でした．長期追跡すると前者でイベントは起こらず，後者は脳卒中を発症しました．やはりVVVが小さい方は純粋な白衣現象で，変動がある方は予後不良の可能性があります．

楽木 ウェアラブル血圧計についてはいかがですか．

大久保 東京大学の飯島勝矢先生が作製されているデバイスは，食後低血圧や起立性低血圧などの把握に有用とされ期待されています（p.204参

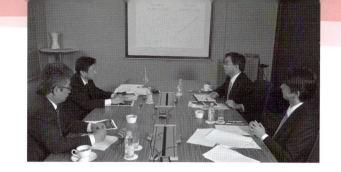

照).しかし,現在,市場に出回っているデバイスの多くは精度の低さが難点です.とくに血圧レベル自体の正確性が十分でないことが多いです.

楽木 精巧なウェアラブル血圧計が作製された場合,日常の高血圧診療にどのような意義をもたらすのでしょうか.

苅尾 従来とは異なる循環器診療のイノベーションが起こると思います.これまでは臓器障害の指標やイベント発生リスクは,血圧平均値をベースに算出されていました.ところが,それがイベント発生時のピーク値が検出できるようになり,発症の予測精度が高い"予見医療(anticipation medicine)"が可能となってきます[8].

大石 ウェアラブル血圧計が普及されれば,これまでとはまったく違う指標も出てくるのではないかと大いに期待するところです.しかし,血圧の絶対値とその新しい指標のどちらが重要かといえば,やはり絶対値が最も重要な指標であることに変わりはないだろうと思います.

楽木 病態を把握するために,交感神経系の動きを直接的に計測する手段はいまのところありません.ウェアラブル血圧計により一拍ごとの血圧が測定できれば,確かにまったく新しい指標が出てくるかもしれませんし,実臨床へのインパクトも大きく研究対象としても興味深いですね.

■ 今後の血圧変動研究のトレンドとは?

楽木 血圧変動研究の今後の方向性について,ご意見はございますか.

苅尾 今後は,家庭血圧のvariabilityや変動性がリスク層別化の予測因子として使えるかどうかを検証する研究が進むのではないかと思います.

大久保 ハイリスク集団では変動性がレベルを超える意義をもつとする研究もありますし,一方,ローリスクの一般住民では変動性はレベルを超えないとの議論もあります.また,観察研究からいわゆる指標の基準値が同定されれば,その基準値に向けた介入研究がおこなわれるかもしれません.

大石 VVVは動物実験ができませんし,介入研究の実施も困難です.大規模臨床試験のサブ解析も出尽くした感があります.しかし細かなリスク因子として使えるかどうかを検討する研究が残されていると思います.たとえば,糖尿病の有無,一般住民かどうか,年齢別などでリスクをより細かく分類するような研究です.また,家庭血圧計で夜間血圧を評価できれば,夜間血圧の絶対値を下げその意義を検討するような介入研究も考えられます.

■ おわりに ―読者へのメッセージ

楽木 最後に,若手の先生などにメッセージを,一言ずつお願い致します.

大久保 高血圧は,現在も日本人の循環器疾患の最大のリスクファクターです.本座談会でもコンセンサスが得られていない部分もあり更なる進展が望まれます.日本には血圧変動の専門家も多く,日本人は家庭血圧やABPMに比較的対応しやすい国民性があります.より積極的に若手の先生方にも参加いただき,日本の高血圧研究をさらに盛り上げていただきたいと思います.

大石 病気の芽を摘む観点から先制医療という考え方がありますが,病気の芽を摘むということからいえば高血圧は最も重要な芽となります.心不全の病態においても血圧管理は重要で,降圧治療は一筋縄ではいかない部分や未解決の課題もあ

座談会
血圧変動の臨床意義を読み解く

ります．血圧変動の観点からいえば，どのような方がリスクを有しそのリスクをいかに下げるべきかなど，より議論が深まることに期待したいです．

苅尾 血圧平均値によるリスク管理は，一定の水準に達しました．その一幕は降りたといえるのではないでしょうか．つぎなる一幕は血圧変動性であり，そこで何を見るのか，それは大石先生がいわれた個別性です．いわゆる personalized medicine を実現する前に，より精緻に集団をとらえ responder, non-responder の提示が必要となります．これが precision medicine ですが，加えてこれからは予見医療（anticipation medicine）の時代です．Specific な個人の明日を予測しながら治療する，究極のイベントゼロの実現が期待されます．その新しいステージのエビデンスづくりに向けて，高血圧学会を中心に若手の先生がたとともに取り組んでいけたら幸いです．

楽木 企画した側としては大変有難いお言葉をいただき，感謝申し上げます．本座談会が次章以降を読み進めるうえでの参考となり，知識を深めていただくとともに新しい側面を見つけ，一緒に考えていこうという姿勢になっていただけると幸いです．ありがとうございました．

● 文 献 ●

1) Kario K：*Hypertension* **65**：1163-1169, 2015
2) Kario K：*Am J Hypertens* **29**：14-16, 2016
3) Boggia J *et al*：*Lancet* **370**：1219-1229, 2007
4) Asayama K *et al*: *Hypertension* **64**：935-942, 2014
5) Ohishi M *et al*：*Hypertens Res* **36**：620-626, 2013
6) Rothwell PM *et al*：*Lancet* **375**：895-905, 2010
7) Ugajin T *et al*：*Arch Intern Med* **165**：1541-1546, 2005
8) Kario K *et al*：*Prog Cardiovasc Dis* 2016（in press）

第1章 座談会のまとめ

- ✓ 血圧変動の臨床意義は血管の硬さにより異なる．血管の硬い人ほど変動は大きい　→ 第2章参照
- ✓ 介入研究の実施は難しく，現時点では血圧レベルを超える臨床意義があるのか不明　→ 第3章参照
- ✓ 日常臨床では家庭血圧測定による日間血圧変動を指標とした評価が有用であろう　→ 第4章参照
- ✓ 薬剤の特性から Ca 拮抗薬や長時間作用型で脂溶性の RAS 抑制薬などが，選択候補　→ 第5章参照
- ✓ 糖尿病や高齢者など，ハイリスク集団を検討する層別化研究が進むであろう　→ 第6章参照

第 2 章

血圧変動の異常とそのメカニズム

第2章 血圧変動の異常とそのメカニズム

1. 血圧変動と臓器障害 総論（SHATS病態から）

> **Key Points**
> - われわれが目指すべき高血圧治療は「パーフェクト24時間血圧コントロール」であり，心血管イベントをゼロにすることである．
> - 大小の血管疾患と，血圧・血流変動性を規定する血行動態ストレスの2つが相乗的に，悪循環を形成している病態がSHATSである．
> - SHATSの血圧特性として，圧受容体感受性，血圧変動性，中心血圧の3つの要素がある．
> - 血圧変動性は一心拍ごとの超短期的な変動性から，年単位の血圧変化などさまざまな表現型を示す．
> - まず早朝高血圧と血圧モーニングサージを治療ターゲットとするべきである．

はじめに

　われわれが目指すべき高血圧治療は「パーフェクト24時間血圧コントロール」であり，心血管イベントをゼロにすることである．心臓は1日に約10万回拍動し，その一心拍ごとの血圧値は異なる．つまり，血圧は変動することが特徴であるが，最近はその過剰な血圧変動と臓器予後との密接な関連が多く報告され，注目を集めている．血圧を規定するのは心拍出量と末梢血管抵抗，動脈コンプライアンスであるが，そのなかでも血圧の変動は血管の硬さである動脈コンプライアンスに強く影響される．つまり，「パーフェクト24時間血圧コントロール」を目指すためには「血管の状態」を評価し，血圧の変動も考慮した高血圧治療が求められる．本稿ではSHATSの病態をふまえ，血圧の変動性と臓器障害との関連について概説する．

血圧変動ストレスとSHATS

　大動脈などの弾性動脈は，心臓の拡張期に収縮して血液を末梢に送るが，加齢に伴い動脈硬化が進行すると大動脈壁の伸展性が低下し，心収縮期に拡張しにくくなることで収縮期血圧が上昇し，心拡張期の収縮が低下することで拡張期血圧が低下する．動脈硬化の進行に伴い脈圧が上昇するばかりでなく，血管に作用するストレスにも変化が起こる．動脈を伝播する脈波は，より末梢遠位部の微小循環からの反射波の作用により，到達するエネルギーが減弱されて，末梢動脈が保護されるが，動脈スティフネスが亢進することで反射波が弱まり，脈圧エネルギーが減少しないまま末梢動脈に伝わる[1]．その結果，脳や心臓，腎臓などの主要臓器に微小循環障害が起こり，プラークの破綻に伴う心血管イベントの発生や，細小血管リモデリング・多血管疾患につながる．また，自動調節能が障害されることで，血圧と血流の変動性が増大し，さらに臓器障害に拍車をかけるのである．Karioはこの血圧変動性ストレスと血管障害・臓器障害が悪循環を形成して増悪している病態を全身血行動態アテローム血栓症候群（systemic hemodynamic atherothrombotic syndrome：SHATS）と定義した（図❶）[2]．SHATSにおける血

1. 血圧変動と臓器障害 総論（SHATS 病態から）

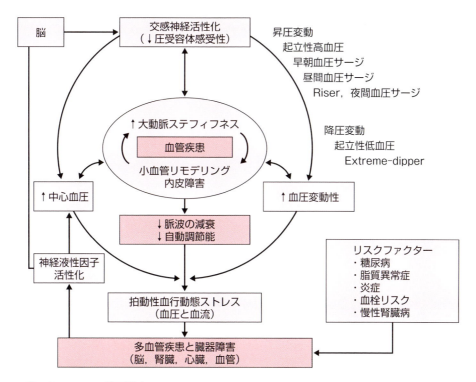

図❶　SHATS の増悪機序

SHATS における血行動態ストレスと血管疾患の悪循環．SHATS の患者では，血圧変動性の増大と中心血圧の上昇によって，血圧と血流の拍動性血行動態ストレスが増大することで，大小血管に過負荷がかかり，そして多血管疾患の進行と，心血管イベントの発症につながる．大動脈ステフィフネスの増大と小血管リモデリングの結果もたらされる自動調節能の障害が，脈波と血行動態ストレスの減弱を低下させ，それが標的臓器に伝播することで認知機能障害や心不全，慢性腎臓病などの臓器障害につながるのである．血管障害の進行や末梢臓器の虚血性障害は（レニン-アンジオテンシン系や求心性交感神経活性の亢進を介して）交感神経活性を亢進させ，圧受容体感受性を低下させる．そしてさらに中心血圧や血圧変動性を増大させるのである．

（Kario K, 2013[2]) より改変引用）

圧特性として，圧受容体感受性，血圧変動性，中心血圧の3つの要素があり，加齢における早期の段階から密接に作用し合いながら，SHATSの増悪に寄与しているのである[2]．

SHATS の病態形成
－血管障害と血行動態ストレスの相乗効果－

大血管やさらに高い圧負荷がかかる末梢側の小血管を含めた血管疾患と，血圧・血流変動性を規定する血行動態ストレスの2つが密接に関連し，悪循環を形成している病態が SHATS である．この血管障害と血行動態ストレスの2つの要素は相加的に作用することで悪循環を形成するのではなく，相乗効果として悪循環を加速させる[3]点にSHATS の新規性がある（図❷）．この血管障害と血行動態ストレスの相乗効果を Kario は"共振"作用と読んでいる．つまり，加齢に伴い，大動脈の伸展性が低下することで血管障害が進行する一方，血圧変動性の増大を主とする血行動態ストレスも上昇するが，この2つの要素が相加的に心血管イベントや臓器障害のリスクを増大させる．

第2章　血圧変動の異常とそのメカニズム

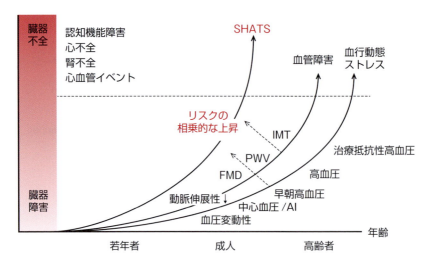

図❷　SHATS における血管疾患と血行動態ストレスの相乗的増大
血行動態ストレスと血管疾患の悪循環によって増悪する SHATS の病態と，SHATS における心血管イベントと臓器障害の相乗的なリスクの上昇．FMD（flow-mediated dilatation of brachial artery）：上腕動脈の血流依存性血管拡張反応，PWV（pulse wave velocity）：脈波伝播速度，IMT（intima-media thickness of carotid artery）：頸動脈の内膜中膜複合体厚，AI（augmentation index）：脈波増大係数．

（Kario K, 2015[3]）より改変引用）

心血管リスクが高い高齢者（平均年齢79.9歳）を対象として，Nagai はこの SHATS の病態を実臨床で提示した．外来受診間変動（12ヵ月の最大 SBP と最小 SBP の差で評価）が高値である集団において，頸動脈硬化（IMT とスティフネスパラメータ β で評価）が進行しているほど，認知機能障害を有する割合が相乗的に高かったのである[4]．血管障害の進行と血行動態ストレスの共振作用を日常臨床で証明したことの臨床的意義は大きい．

SHATS の臨床的意義は若年者と高齢者において異なる．SHATS は若年者において，将来の持続性高血圧を予測する点で臨床的に重要であり，より早い段階で臓器障害の予防に配慮することができる[5]．高齢者においては，心血管イベント発症の直接的なリスクとして重要であり，SHATS の抑制が心血管イベントの直接的な低下につながるのである[5]．また，糖代謝異常や脂質代謝異常などの従来のリスク因子が十分にコントロールされており，さらに平均診察室血圧が良好にコントロールされていたとしても，高血圧患者は臓器障害の進行や心血管イベントのリスクを有する可能性があることをわれわれは認識しなければならない．そのうえで，血管機能評価や，血圧変動の表現型の把握など，SHATS の病態を意識した日常臨床をおこなうことがイベントゼロにつながると考える．

血圧変動の表現型

血管スティフネスの亢進と交感神経トーヌスで規定される圧受容体感受性の低下が SHATS における血圧変動の増大のおもな病態である．血圧変動性は一心拍ごとの超短期的な変動性から，年単位の血圧変化などさまざまな表現型を示す（図❸）が，これらはすべて SHATS の病態に含まれ

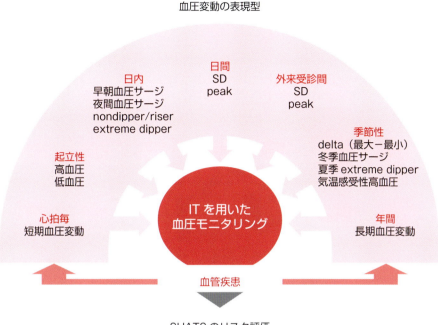

図❸ SHATSと血圧変動の表現型
（Kario K, 2015[7]）より改変引用）

る．短期血圧変動性の増大から長期血圧変動性の増大までそれぞれが心血管イベントの発症リスクや死亡率の上昇と関連する[6]．そして，血圧モーニングサージは夜間血圧dippingや起立性血圧調節障害，24時間血圧変動と関連するなど，それぞれの表現型が共振しながらさらに心血管リスクを上昇させるのである[7]．血圧変動は心血管リスクとU字型の関係性を有しており，過剰な血圧変動（極端なモーニングサージや夜間血圧のextreme dipper型，起立性高血圧など）と血圧変動の消失（小さなモーニングサージや夜間血圧のriser型，起立性低血圧など）はいずれも異常な反応であり，心血管リスクとなる[7]．

血圧変動の表現型は，診察室血圧（外来受診間変動の評価）や家庭血圧（日間変動，季節変動の評価），24時間自由行動下血圧（モーニングサージ，夜間血圧dippingの評価）など異なる血圧測定法を組み合わせることで検出できる．近年は，より効率的で正確な情報を得ることができるためITを用いて血圧管理やモニタリングが普及してきている．

早朝高血圧をターゲットとする

血圧変動性には多くの表現型が存在する．そのなかでもまず早朝高血圧と血圧モーニングサージを治療ターゲットとするべきであると考える．その理由として，①早朝の血圧と血圧サージは心血管イベントの発症リスクが最も高い時間帯の測定値であること，②血圧変動性は朝に最も増大すること，③他のリスクファクターも早朝に相乗的に発症リスクが高くなること，④早朝血圧や血圧モーニングサージは診察室血圧と独立して臓器障害や心血管イベントと関連があること，⑤1日1回朝食後のみの降圧薬治療では，早朝起床後の血圧値は盲点となること，⑥早朝血圧は治療介入で

第2章 血圧変動の異常とそのメカニズム

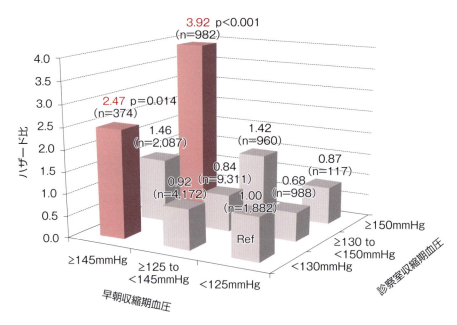

図❹ 心血管イベントと早朝収縮期血圧・診察室収縮期血圧の関係
Cox調整ハザードモデルを使用し，年齢，性別，心血管疾患の既往歴・家族歴，脂質異常症，糖尿病，慢性腎臓病，喫煙で補正．早朝収縮期血圧＜125mmHgかつ診察室血圧＜130mmHgをリファレンスと設定．

（Kario K, 2014[10]）より改変引用）

きること，などである[7]）．

　一心拍ごとの血圧変動から，日常生活における起立などの身体活動や精神的ストレスによってもたらされる血圧変動，そして血圧日間変動から季節変動などの長期血圧変動までさまざまな血圧変動の影響を受けるのが血圧モーニングサージであり，これらが共振することで，心血管イベントが発症する[7)8)]．早朝血圧の変動性の増大は心血管死亡の独立した予測因子であり[9)]，ほかのさまざまな血圧変動の共振作用を反映した不安定な血圧モーニングサージは，安定した再現性のあるサージより臓器障害の進行と心血管イベントのトリガーとなる可能性が高いと考えられる[8)]．

　近年，Karioらは約22,000人の本態性高血圧患者を対象とした大規模前向き観察研究において，早朝血圧の心血管イベントリスクとコントロール目標値を報告した．早朝収縮期血圧が

125mmHg未満にコントロールされていれば診察室収縮期血圧が150mmHg以上であっても心血管イベントリスクとはならなかったが，早朝収縮期血圧が145mmHg以上のコントロール不良群では有意な心血管イベントリスクの上昇を認めた（図❹）[10)]．早朝家庭血圧をコントロールすることの重要性がreal worldの大規模試験で証明されたのである．心血管リスクが有意に上昇する早朝収縮期血圧は144mmHgであり，リスクが最小となる早朝収縮期血圧は124mmHgであったことから[10)]，まずわれわれは家庭血圧で，早朝収縮期血圧を145mmHg未満にコントロールすることを目標とし，さらにイベントリスクを減らすためには125mmHg未満にコントロールするべきであると考える．

おわりに

SHATSの病態をベースとして，血圧変動のメカニズムと，変動性の増大から臓器障害に至る機序を概説した．血圧変動はSHATSの病態の表現型であり，われわれはその背景に合併している血管障害や血行動態ストレスを詳細に把握する必要がある．そしてまずは早朝高血圧や血圧モーニングサージを治療ターゲットとすることがSHATSの悪循環を断ち切る治療手段であると考える．SHATSの病態把握から治療への実践が「パーフェクト24時間血圧コントロール」，そして結果的に「イベントゼロ」につながると信じている．

（藤原健史／苅尾七臣）

文 献

1) Briet M et al：*Kidney Int* **82**：388-400, 2012
2) Kario K：*Nat Rev Nephrol* **9**：726-738, 2013
3) Kario K：*J Clin Hypertens*（Greenwich）**17**：328-331, 2015
4) Nagai M et al：*Atherosclerosis* **233**：19-26, 2014
5) Kario K：In：*Essential Manual of 24 Hour Blood Pressure Management: From morning to nocturnal hypertension*, WILEY Blackwell, 2015, p.53
6) Parati G et al：*Nat Rev Cardiol* **10**：143-155, 2013
7) Kario K：*Hypertension* **65**：1163-1169, 2015
8) Kario K：*Am J Hypertrns* **29**：14-16, 2016
9) Kikuya M et al：*Hypertension* **52**：1045-1050, 2008
10) Kario K：*Hypertension* **64**：989-996, 2014

第2章 血圧変動の異常とそのメカニズム

2. 血管と血圧変動

> **Key Points**
> 血管障害と血圧変動は以下のような機序を介して相互関係を有すると考えられる．
> ◆ 血管障害（血管弾性低下）による血圧変動異常
> →頸動脈洞・大動脈弓の圧受容体調節不全を介した血圧変動の増大
> →大動脈での左室駆出圧エネルギー減衰作用減弱による末梢収縮期血圧上昇
> ◆ 血圧変動異常による血管障害
> →血圧変動増大による内皮機能障害，プラークの不安定化や血管壁炎症活性亢進
> ◆ 共通の成因
> →交感神経活性亢進，レニン‐アンジオテンシン（RA）系活性亢進，nitric oxide 活性低下，加齢，睡眠時無呼吸，糖尿病，慢性腎不全，喫煙

はじめに

血圧変動異常は血圧レベルとは独立して予後に関連する[1]．血圧変動異常では動脈硬化性血管障害が進展している症例が多い．血管は"血液を全身に効率よく運搬し，その機能を維持する"機能を有しているが，動脈硬化進展に伴い血管機能は低下する．血管機能障害（とくに血管弾性低下）は表❶に示したような機序を介して独立した心血管疾患発症リスクとなる[2]．本稿では両病態（血圧変動異常および血管障害）関連の機序や臨床的意義について解説する．

循環調節と圧受容体反射

血圧恒常性維持において圧受容体反射を介した循環調節は重要な役割を果たす[3]．血圧変動異常と血管障害の関連では圧受容体反射による循環調節の機序の理解は重要であり，以下に概略を記載する．頸動脈洞と大動脈弓には圧受容体が存在し，動脈伸展変化により血圧変化を感知している．血圧変化に対して圧受容体が反応し延髄の循環中枢に作用する．反射的に延髄は心臓・腎臓の交感神経活性を調節する（図❶）．すなわち血圧上昇に対しては交感神経活性を低下させ心拍数・心収縮力を低下させる．逆に血圧低下に対しては心拍数・心収縮力増加に作用する．

血管障害の圧受容体への影響

動脈硬化発症・進展の過程では，一連の動脈の機能的・器質的変化〔動脈内皮機能障害，血管弾性低下（弾性線維変性，膠原線維増殖），動脈壁機能異常（血管平滑筋機能異常），動脈壁肥厚，動脈リモデリング，動脈狭窄・拡張〕が生じる[2,4]．形態的な血管障害は超音波検査，MRI 検査などで評価される．一方，血管機能障害は flow-mediated dilatation：FMD（内皮機能評価），脈波伝播速度（pulse wave velocity：PWV）（血管弾性評価），augmentation index：AI second peak radial pressure wave form：SP2〔中心血行動態異常（中心血圧）評価〕などの血管機能検査にて個々に評価される（図❷）．これら検査指標は心血管疾患発症・増悪を予測する独立した指標

2. 血管と血圧変動

表❶　血管機能障害が心血管疾患発症・増悪に関連した病態に影響する機序

1. 心後負荷増大 （心筋酸素消費量増大）	血管弾性の低下に伴い，左室の血液駆出必要エネルギーは増大する．さらに，左室駆出圧脈動の動脈伝播速度が亢進し，左室駆出圧脈動と末梢からの反射圧脈動の干渉が左室近傍で生じ大動脈血圧（中心血圧）が上昇する．そのため血管弾性低下に伴い心後負荷が増大し，心筋酸素消費量も増大する．
2. 冠血流障害	冠血流は主として拡張期に灌流されるが，血管弾性低下によりWindkessel効果が減弱し，拡張期の冠灌流が低下する．さらに，反射圧脈動の左室近傍への伝播が拡張期から収縮期に移動するため拡張期血圧が低下する．こうした機序で血管弾性低下に伴い冠血流量が低下する．
3. 血管および臓器障害助長	動脈中膜の弾性線維の含量は中枢動脈で多く末梢動脈で低下するため，動脈壁は中枢側と末梢側で弾性勾配を有する．血管弾性低下に伴い，この弾性勾配での左室駆出圧脈動の減衰が小さくなり過剰な圧脈波が末梢に伝播する．このため微小血管障害が生じ臓器障害を招く．同時にこの左室駆出エネルギー減衰障害は動脈壁自体に対する血行負荷を増大させ，cycle tensile および shear stress の異常を介して血管障害を助長する．

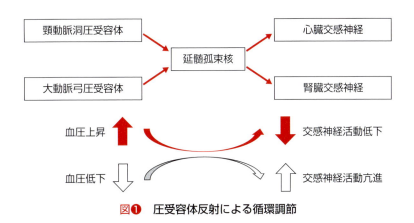

図❶　圧受容体反射による循環調節

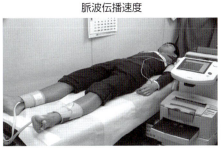
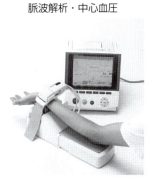

図❷　血管機能検査

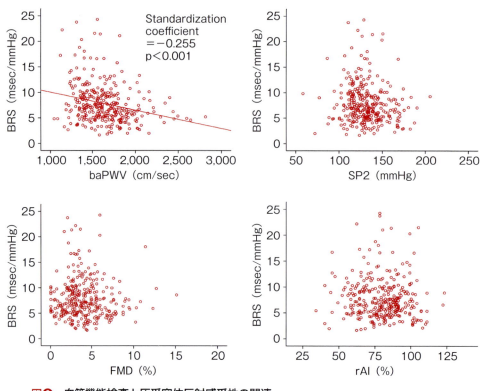

図❸　血管機能検査と圧受容体反射感受性の関連
BRS：圧受容体反射感受性，baPWV：脈波伝播速度，FMD：内皮機能，SP2：中心血圧，rAI：増大係数．

（Tomiyama H *et al*, 2014[5]）より引用）

である[2]）．

　これら指標で評価される血管障害はいくつかの機序を介して圧受容体による循環調節の異常を招く[5]）．PWVで評価される血管弾性低下は動脈壁伸展性を減弱させる．頸動脈洞，大動脈弓の伸展性低下は血圧上昇に伴う圧受容体伸展刺激の減弱を招く．FMDで評価される内皮機能障害は動脈内膜 nitric oxide 活性を反映する．Nitric oxide 活性低下は延髄循環調節中枢に直接作用し延髄孤束核での心臓・腎臓交感神経活性調節機能を低下させる．さらに中心血行動態異常（中心血圧上昇）は，大動脈内圧上昇に伴う動脈伸展性低下や動脈内膜 shear stress 異常を介して圧受容体感受性を低下させると考えられる[3]）．しかし，これまでこうした血管機能のいずれが圧受容体循環調節異常と密接に関連するかは不明であった．われわれは高血圧症例において圧受容体感受性とこれら指標との関連を検討した．そして PWV が圧受容体反射感受性と有意に関連することを確認した（図❸）[5]）．このように動脈硬化に伴う血管弾性低下は圧受容体反射障害を介して循環調節異常に関与する．

血圧変動異常と血管障害の相互関連

　これまでいくつもの横断研究で血圧変動異常と血管弾性低下や頸動脈病変重症度との関連が報告されている[6)7]）．両者の関連については以下 3 つの機序を考慮する必要がある．

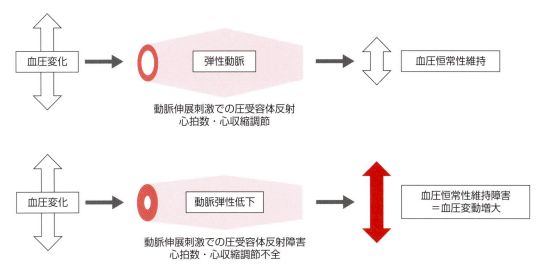

図❹　血管弾性障害と圧受容体循環調節不全

1）血管弾性低下に伴う血圧変動異常

図❹上段は血圧変化に対する圧受容体反射を介した血圧恒常性維持を図示している．一方，血管弾性が低下した場合，図❹下段のように頸動脈洞・大動脈弓の動脈伸展性も低下し，圧受容体を介した血圧調節の障害が生じ血圧変動が大きくなる．また，血管弾性低下は圧受容体調節以外でも直接的に血圧変動異常に関与する．血圧は水銀mmとして表記されるが，水銀は比重が13であり，水圧に換算すると血圧140mmHgは水圧1,820mmとなる．このように左室収縮ごとに大動脈には大きな圧エネルギーが伝播する．大動脈は血管弾性を有することで末梢への圧エネルギー伝播を減衰させ末梢微小血管保護に作用している．動脈硬化性血管障害では動脈弾性低下により圧エネルギー減衰が小さくなる．このため末梢動脈で測定される収縮期血圧は高くなり血圧変動増大に作用する（図❺）．

血圧変動は短期（日内），中期（日間），長期（診察日間）に大別されるが，こうした機序は短期および中期の血圧変動異常に関与すると考えられる．

2）血圧変動異常の血管障害への影響

過剰な血圧変動に伴う心血管系への圧負荷変動増大は内皮機能障害，プラークの不安定化や血管壁炎症活性亢進などを介して臓器障害を助長すると推察される．長期血圧変動異常では頸動脈硬化重症例が多いことが報告されている[8]．長期血圧変動には服薬アドヒアランスが影響するが[1]，降圧薬服薬不十分に伴う過剰な血圧変動の負荷が血管障害進展に作用したと考えられる．

3）血圧変動，血管障害への共通の成因

交感神経機能異常，レニン-アンジオテンシン（RA）系亢進，nitric oxide活性障害などは血圧変動異常に関与することが示されている[1,9]．また，血圧変動異常を合併する疾患・病態として，加齢，睡眠時無呼吸，糖尿病，慢性腎不全，喫煙などがあげられる．これらは動脈硬化危険因子であり，血圧変動異常とともに血管障害（血管弾性低下）に直接関与する．すなわち両者には病態発症・増悪を助長する共通因子が存在する．

24時間血圧変動異常症例での動脈の硬さ亢進は，I度高血圧や正常血圧糖尿病症例でも認められ，両者は動脈硬化および血管障害の病態早期の

第2章 血圧変動の異常とそのメカニズム

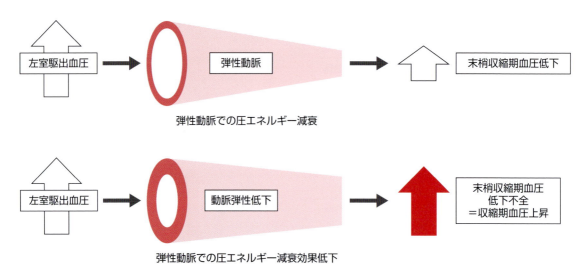

図❺ 血管弾性低下に伴う末梢収縮期血圧上昇

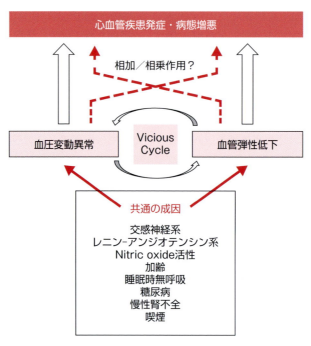

図❻ 血圧変動異常と血管弾性低下の相互関連

段階から関連することが示唆されていた．さらに，EVA-ARIS研究では，平均年齢21歳の健常者でも24時間血圧異常が動脈の硬さ亢進と関連することが報告された[10]．したがって，両者の関連には，既知の動脈硬化関連因子だけでなく，時計遺伝子など遺伝的な要因も共通因子として存在する可能性がある．

血圧変動異常と予後

血圧変動異常を合併した症例の予後は不良である．血圧変動異常症例では，血管障害を含む臓器障害を合併している症例が多いことが予後不良の機序として推察される[1,6〜8]．さらに血管弾性低下など血管機能障害は表❶のような機序を介して独立して病態増悪に作用する．すなわち，図❻に示すように血圧変動異常と血管弾性低下は相互の関連を有する．今後，血圧変動と血管障害（血管弾性低下）の予後予測指標としての独立性を検証する必要がある．Ca拮抗薬を中心とした複数の降圧薬併用療法は血圧変動を改善する．一方，降圧治療は血管弾性にも好ましい効果をもたらす．ゆえに，この降圧薬治療に伴う両指標改善と降圧薬治療による予後改善の関連を検討する必要もある．

おわりに

血圧変動異常と血管障害の関連について解説した．血圧変動は家庭血圧計の普及により容易に評価可能となった．しかし，変動異常を定量的に評価する基準は確立されていない．一方，血管機能検査も多くの検査方法が臨床応用されているが，基準値は十分確立されていない．今後，両評価方法の診察指標としての重要性を検証する必要がある．

〔冨山博史〕

● 文　献 ●

1) Parati G et al：*Curr Hypertens Rep* **17**：537, 2015
2) Tomiyama H et al：*Circ J* **74**：24-33, 2010
3) Abboud FM：*Am J Physiol Regul Integr Comp Physiol* **298**：R1449-R1467, 2010
4) Zieman SJ et al：*Arterioscler Thromb Vasc Biol* **25**：932-943, 2005
5) Tomiyama H et al：*Circ J* **78**：1414-1419, 2014
6) Mancia G et al：*J Hypertens* **19**：1981-1989, 2001
7) Iwata S et al：*Atherosclerosis* **241**：42-47, 2015
8) Nagai M et al：*Atherosclerosis* **233**：19-26, 2014
9) Kario K：*Hypertension* **56**：765-773, 2010
10) Kotsis V et al：*Atherosclerosis* **219**：194-199, 2011

第2章 血圧変動の異常とそのメカニズム

3. 神経調節系と血圧変動

Key Points

- 血圧の生理的な変動が不適切になると臓器障害のリスクとなる．
- 血圧は塩分摂取量と圧利尿関係によって決定される．
- 圧受容器反射が血圧変動を圧縮する．
- 圧受容器反射不全が血圧変動だけでなく圧利尿関係も悪化させる．
- 不適切な血圧変動の原因として自律神経活動に着目する必要がある．

はじめに

　高血圧は「血圧上昇」と同義ではなく，単一のシステムで決定されるものでもない．塩分摂取量・尿中ナトリウム（Na）排泄の平衡と圧利尿関係によって血圧は決定されるが，多様な血圧規定因子が刻一刻と変化しながら生体に入力され，血圧は変動する．本稿では，その機序として血圧の神経調節系として重要な交感神経に着目する．

血圧と圧受容器反射

　血圧調節に交感神経は重要である．交感神経活動が活性化すると，血管収縮・心拍数増加・心収縮性増加が惹起され，副腎からのアドレナリン放出増加や傍糸球体細胞でのレニン産生促進によるアンジオテンシンⅡ・アルドステロン産生増加も引き起こされ，腎臓からのNa排泄が抑制され，血圧が上昇する．その交感神経活動は，圧受容器反射や化学受容器反射により急速に調節される．圧受容器反射は，頸動脈洞および大動脈弓に存在する圧受容器が血圧を血管壁の伸展として感知し，脳幹に存在する血管運動中枢へ情報を伝え，遠心性の交感神経発火量を変化させ，心臓および末梢血管レベルで血圧を調節する（図❶）[1)2)]．頸動脈洞や大動脈弓にある圧受容器から脳への入力（求心神経）をもとに交感神経出力を決定する中枢弓においては，体血圧上昇により交感神経活動は低下し，体血圧低下により交感神経出力は上昇する．一方，末梢弓では交感神経活動増加により体血圧は上昇する関係にある．中枢弓と末梢弓が一点で交わる動作点が，瞬時の血圧と交感神経活動になる．この「体血圧→血管運動中枢→交感神経活動→心血管系→体血圧」は閉じたネガティブフィードバックループで動作し，血圧の恒常性維持に必須である．そして，興味深いことに，中枢弓が血圧上昇・交感神経活性化の方向にシフトし，末梢弓はそれほど変化しないことで両者の交点である動作点の血圧が上昇した状態が高血圧である[2)]．しかし，圧受容器反射を破壊した場合，血圧の変動性は大きくなるが平均血圧は上昇しないとされてきた．一方で近年，圧受容器刺激することにより高血圧が改善することが示され，正常血圧や高血圧ラットの圧受容器反射不全モデルで

3. 神経調節系と血圧変動

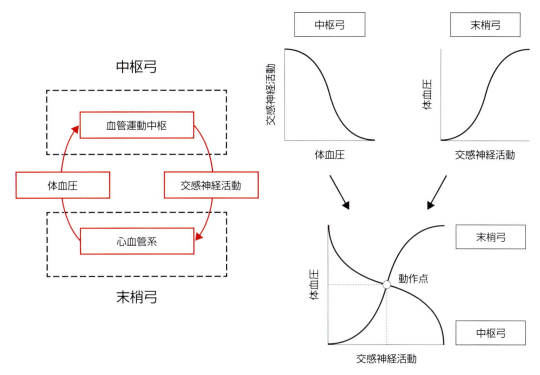

図❶ 圧受容器反射は中枢弓と末梢弓で構成されるネガティブフィードバックループである
生体における血圧のセンサーは頸動脈洞，大動脈弓にある動脈圧受容器に存在する．認識された血圧に応じて延髄にある血管運動中枢は交感神経を調節し（中枢弓），心臓および末梢血管レベルで交感神経に応じて血圧が発生し（末梢弓），再びその血圧が中枢弓に入力される．中枢弓と末梢弓が一点で交わる動作点が，瞬時の血圧と交感神経活動になる．この「体血圧→血管運動中枢→交感神経活動→心血管系→体血圧」は閉じたネガティブフィードバックループで動作し，血圧の恒常性維持に必須である．

（岸拓弥，2015[2)] より引用）

は，平均血圧は上昇しないが高血圧の時間帯が増えることをわれわれも含め報告している[2)3)]．

圧受容器反射と圧利尿関係

交感神経活動の活性化は腎臓からのNa排泄抑制により圧利尿曲線を高血圧側に移動させ，摂取したNaを排泄するために必要な血圧が上昇する．しかしながら，圧受容器反射機能が正常であれば，血圧上昇により交感神経活動が抑制され，圧利尿曲線がもとに戻り長期血圧も戻る．われわれは，ラットの頸動脈洞圧と体血圧を分離して，頸動脈洞圧を固定し交感神経活動を一定に維持した「圧受容器反射不全」状態で体血圧を変動させ

た場合の「体血圧-尿量」関係と，体血圧を固定した状態で頸動脈洞圧を変動させ交感神経を変動させた場合の「圧受容器反射による交感神経活動-尿量」関係を，頸動脈洞圧と体血圧を一致させた「圧受容器反射正常」状態の場合と比較した．その結果，体血圧-尿量関係と圧受容器反射による交感神経活動-尿量関係はほぼ同等であった（図❷）[2)]．この結果の意味することは，圧受容器反射により調節される交感神経活動がNa利尿に大きな影響を与えるということである．

さらにわれわれは，圧受容器反射不全状態で容量負荷に対する体血圧の反応性を検討した結果，圧受容器反射不全状態では正常圧受容器反射状態にくらべて，正常心にもかかわらず容量負荷に対

第2章 血圧変動の異常とそのメカニズム

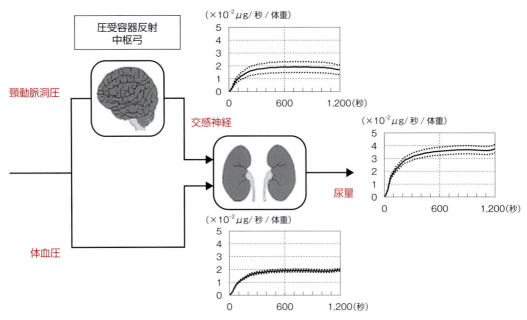

図❷ 腎臓における圧ナトリウム利尿関係は体血圧と圧受容器反射−交感神経が同等かつ独立した入力である

腎臓における圧ナトリウム利尿関係は，体血圧だけでなく，頸動脈洞圧から圧受容器反射中枢弓により出力される交感神経活動も入力である2入力1出力（尿量）であり，それぞれの入力は独立かつほぼ同等のゲインを有する．

（岸拓弥, 2015[2] より引用）

する体血圧の上昇が急激かつ可逆性であった（**図❸**）[4]．このことから，圧受容器反射不全のみで血圧の恒常性が失われ，外乱に対する血圧変動が異常となり，圧利尿まで悪化することで高血圧となると考えることができる．

日内血圧変動と受診間変動をどう考えるか？

交感神経自体にもサーカディアンリズムがある[5)6]．夜間，とくにノンレム睡眠中は副交感神経系が活性化し，レム睡眠中はやや交感神経系が活性化するが，とくに血圧上昇に対する反応を抑制するように圧受容器反射によって制御されている．さらに，夜間早い時間帯よりも睡眠終期にレム睡眠と関連して動脈圧受容器反射機能が交感神経活性化を緩衝，とくに血圧低下反応に対する圧受容器反射よりも血圧上昇反応を緩衝する機能が有効に作用している[6]．

この観点で，どの期間における血圧変動の異常を重視するべきか考えたい．圧受容器反射はきわめて迅速で強力なネガティブフィードバックであり，入力としての血圧はきわめて短時間のものである．つまり，一拍ごとの血圧よりも短い，圧波形自体をみて血圧を安定化させるシステムである．したがって，日内変動や受診間変動を起こすものは，単に圧受容器反射の血圧圧縮特性だけではなく，外乱としてさまざまな要因があろう．日内変動であれば，サーカディアン特性を有する種々の要因（食事・睡眠覚醒・日中の活動など）が，受診間変動であれば，より長時間の要因（気温変化・季節・曜日・内服コンプライアンスなど）が考えられる．つまり，血圧圧縮異常を増幅させる，あるいは圧縮させずに顕著化してしまった外乱が原因であり，個別の患者において，それ

3. 神経調節系と血圧変動

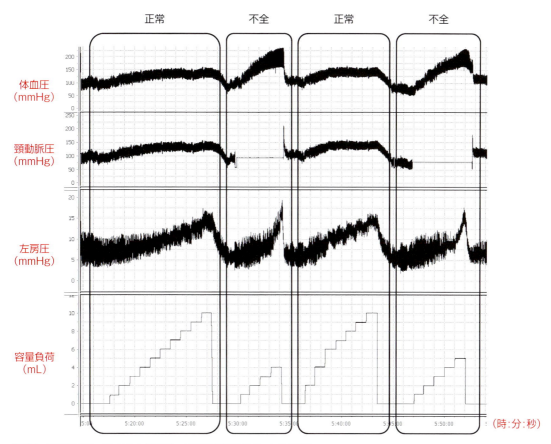

図❸　容量負荷に対する血圧変化の圧受容器反射による影響
容量負荷に対する血圧の反応は，正常圧受容器反射ではあまり上昇しないが，不全にすると迅速かつ著明に上昇し，その反応は可逆的である．

（Funakoshi K et al, 2014[4]）より改変引用）

が何かを考えることが血圧変動において重要といえる．

おわりに

不適切な血圧変動の背景として，圧受容器反射異常による交感神経調節異常が圧利尿関係の異常にも関与し，高血圧の本質的な原因となっている．つまり，血圧変動の異常を「診る」ことが高血圧そのものを「診る」と同義と考えるべきであろう．どの期間で診る血圧変動を重視すべきか？血圧変動異常が臓器障害の原因か結果か？ 血圧変動が高血圧の治療標的かどうか？ については今後の臨床的な介入試験が期待されるが，高血圧を血圧変動異常として「診る」ことが重要であり，その原因や臨床的背景に想いを巡らせることが高血圧診療に求められることは間違いない．

〈岸　拓弥〉

● 文　献 ●

1) 岸拓弥ほか：血圧とは？―血圧の生理―．新・心臓病診療プラクティス11 高血圧を識る・個別診療に活かす，文光堂，2008，pp.8-13
2) 岸拓弥：日薬理誌 **145**：54-58, 2015
3) Kudo H et al：*Hypertension* **54**：832-838, 2009
4) Funakoshi K et al：*J Card Fail* **20**：53-59, 2014
5) Webb AJ et al：*Lancet* **375**：906-915, 2010
6) Ohori T et al：*Auton Neurosci* **159**：20-25, 2011

第2章 血圧変動の異常とそのメカニズム

4. Na貯留と日内変動

Key Points
- 血圧の食塩感受性は腎Na排泄能障害に起因するため，血圧と塩分摂取量の関係は腎が規定する．
- 食塩感受性亢進すなわち腎Na排泄能障害は糸球体限外濾過能低下か尿細管Na再吸収亢進によって生じる．
- 食塩感受性が高いほど塩分摂取量が多いほど糸球体血圧が上昇する．
- 食塩感受性亢進を示唆する手懸かりは蛋白尿である．
- 食塩感受性亢進によるNa貯留は腎のみならず全身循環系の負荷となり心-腎連関の鍵となる．

はじめに

Dahlは高塩食で血圧が上昇する食塩感受性ラット（S系）と上昇しない食塩抵抗性ラット（R系）の2系を選択的同系繁殖によって作成した．S系ラットの腎臓をR系ラットに移植すると血圧は食塩感受性となり，R系ラットの腎臓をS系ラットに移植すると血圧は食塩抵抗性となった[1]．この実験系は血圧の食塩感受性が，腎によってこそ，規定されることを見出した点で意義深い．ヒトにおいても塩分摂取量と血圧の関係を腎臓が決定することはGuytonによって確立された．彼らは，被検者を高塩食と減塩食との異なる塩分摂取量（Y軸）における定常状態（塩分の摂取量＝尿中排泄量の状態）の血圧（mean arterial pressure, MAP）をX軸にプロットした圧-利尿曲線は腎によって支配されていると考え，腎機能曲線と命名した（図❶A）．ある塩分摂取量（Y軸）に対して圧-利尿曲線がX軸上に指し示す血圧は平衡血圧とよばれ，この平衡血圧においてのみNa排泄量は摂取量と等しくなる．何らかの誘引で一時的に血圧が平衡血圧を上（下）回るとNa排泄量は摂取量を上（下）回り，血圧が低下（上昇）して圧-利尿曲線上の血圧に復する．このように一時的に血圧が変化した場合，腎はNa排泄動態を変化させて定常状態に戻そうとする．この定常状態の血圧が平衡血圧であり，平衡血圧を成立させる仕組みが圧-利尿である．

Na貯留と血圧調節のメカニズム

著者ら研究グループの名誉教授・木村玄次郎先生はGuytonの圧-利尿曲線を直線に近似することができ，直線の傾きの逆数こそ食塩感受性の本質であることを見出した（図❶B）[2]．血圧（X），塩分摂取量（Y）がY＝B（X－A）と近似しうる場合，1/Bが食塩感受性指数である．全身血圧と「心臓から腎に至るまでの血管抵抗で減じた圧」の差が糸球体にかかる有効濾過圧であることを加味すれば，食塩感受性（1/B）が亢進するのは糸球体濾過係数（K_F）が低下するか，糸球体で濾過されたナトリウム（Na）が尿細管で再吸収される比率（fractional reabsorption of sodium：FR_{Na}）が増加するかのいずれかによると理解される[2]．

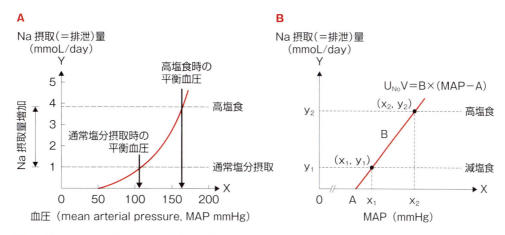

図❶ GuytonとKimuraの圧-利尿関係
Guytonの圧-利尿曲線（図❶A）をKimuraらは直線近似（図❶B）することで理解を深めやすいことを見出した．塩分摂取量が増えると（$y_1 \to y_2$），腎は血圧を上昇させて（$x_1 \to x_2$）定常状態に至る．A：X切片．B：直線の傾き．

（木村玄次郎，1998[2]）より改変引用）

このKimura-theoryにもとづけば塩分摂取が多いほど食塩感受性が高いほど糸球体血圧が高くなることも導き出される．

定常状態の血圧が上昇する病態の成立には，腎に障害が存在すること（圧-利尿曲線自体の変化）が不可欠であり，高い血圧を持続することで定常状態を維持することとなる．このように考えると慢性腎臓病（CKD）で高率に高血圧が発症する理由も理解しやすい．腎→心連関の説明には「Na-体液貯留」が用いられる．しかし腎におけるNa排泄動態が総細胞外液量を規定しているにもかかわらず，総細胞外液量を腎に伝えるメッセージ機構は明らかとされておらず，血管内ボリュームが腎灌流圧というメッセージを腎に伝え体液過剰により血圧が一過性に上昇すると近位尿細管におけるNa/H交換輸送体分布の変化が圧-利尿を促進する．このように腎Na排泄動態は総細胞外液量よりも血管内ボリュームを介して血圧とのあいだでフィードバック機構を有する．

詳細は成書[2])を参照されたいが，先述の論理をさらに発展させると圧-利尿曲線の障害すなわち高血圧の発症には（i）心臓から糸球体に至るいずれかでの血管抵抗上昇，（ii）糸球体限外濾過係数低下，（iii）尿細管Na再吸収（FR_{Na}）亢進が寄与する．それぞれの代表疾患は（i）本態性高血圧・腎血管性高血圧，（ii）慢性糸球体腎炎，（iii）糖尿病・原発性アルドステロン症などである（表❶)[2)]．（i）に含まれる疾患群は塩分摂取とは独立した食塩非感受性の病態であり，（ii）（iii）に含まれる疾患では腎におけるNa排泄能低下に起因する食塩感受性高血圧の病態を呈する．

血圧日内変動とNa貯留

表❶の（ii）（iii）の食塩感受性高血圧をきたす病態において，血圧日内変動は夜間降圧が阻害されるnon-dipper型（血圧の夜間／日中比＞0.9）となる．そこで著者らは腎におけるNa排泄動態と血圧日内リズムの関係を検討した．糸球体濾過量（GFR）と血圧や尿中Na排泄の夜間／日中比が負の相関を示すことが見出され，著者らは腎機能が低下するのにつれて日中に十分にNaを排泄しきれない結果体液量が増し，代償機転として生理的にあるべき夜間降圧現象（dipper型血圧日

表❶ 腎性機序にもとづく高血圧成因の分類（蛋白尿の有無は食塩感受性の目安となりうる）

食塩感受性高血圧の病態では体液貯留から全身循環系と糸球体に volume overload が負荷される．食塩非感受性の病態では蛋白尿を伴うことがまれであり，感受性の病態では蛋白尿を伴うことが多い．実際にアフリカ系米国人と腎炎を想定した実験系（それぞれネフロン数減少モデル，Kf 低下モデル）や原発性アルドステロン症，糖尿病，メタボリック症候群を想定した実験系（それぞれデオキシコルチコステロン-高塩ラット，ストレプトゾトシンラット，ズッカー肥満ラット）ではいずれもマイクロパンクチャー法で糸球体血圧が上昇することが報告されている．これら食塩感受性の病態においては利尿薬や RAS 抑制薬が功を奏する．しかしネフロン数の減少から食塩感受性亢進が想定されるアフリカ系米国人や高齢者でも動脈硬化が強ければ上段の病態（食塩非感受性）も想定され RAS 抑制薬で過降圧や腎機能低下が懸念される．このように食塩感受性や蛋白尿の有無から望ましいであろう降圧薬を選定した場合でも実際に投薬する際，とくに高齢者や高血圧歴の長い患者では，少量から慎重に治療することが必要である．

圧-利尿直線の変化	病態	血圧の食塩感受性	代表的疾患	糸球体血圧	降圧薬
(i) X 切片の増大	心臓→糸球体に至るいずれかでの血管抵抗↑	非感受性	本態性高血圧 腎血管性高血圧 虚血性腎症	正常～低値	RAS 抑制薬や利尿薬に限定されず CCB でよい．むしろ虚血性腎症が懸念され RAS 抑制薬投与には注意を要する
(ii) 傾き B の緩化	糸球体限外濾過係数↓	感受性	アフリカ系米国人 慢性糸球体腎炎	上昇	RAS 抑制薬や利尿薬が望ましい
(iii) 傾き B の緩化	尿細管 Na 再吸収↑	感受性	原発性アルドステロン症 糖尿病 メタボリック症候群	上昇	RAS 抑制薬や利尿薬が望ましい

CCB：カルシウム拮抗薬，RAS：レニン-アンジオテンシン系．

（木村玄次郎，1998[2)]より改変引用）

内変動）を生じずに，夜間の圧-利尿で Na を排泄すると解釈した（図❷）[3)]．

この仮説が正しければ腎 Na 排泄能が低下した症例ほど，夜間降圧が生じずに一定時間高い血圧が持続すると考えた．そこで夜間血圧が日中血圧の平均値の 90％未満まで降圧する現象を「夜間降圧」と定義し，これをエンドポイントとしてその累積達成率を解析したところ，年齢・性別・原疾患で補正してもなお夜間降圧の達成は腎機能によって決定され，腎機能低下こそが夜間降圧を阻害する決定因子であった（図❸）[4)]．これらの事実と前述の Dahl による交差移植データ（血圧の食塩感受性が移植を受けたラットではなく移植した腎臓に付いて回った）は，食塩感受性亢進の本態が腎における Na 排泄能低下であることを支持する．

さらに著者らは入眠後に夜間降圧を達成するまでの時間を dipping time と定義すると dipping time は腎機能が低下するほど延長することも見出した[4)]．Dipping time は日中に排泄しきれなかった Na を排泄するために必要な時間であるため，いかに日中に Na を排泄しきれなかったかの指標であり，CKD における non-dipper の本態を表現すると考えた．実際に FR_{Na} を抑制して尿中への Na 排泄を促進させる利尿薬が non-dipper 型血圧日内変動を dipper 型へ改善する際には dipping time が短縮することも見出した[5)]．

著者らはアンジオテンシン II 受容体拮抗薬（ARB）も患者個々の病態によっては腎における Na 排泄動態を改善しうる可能性を報告した[6)]．アンジオテンシン II（Ang II）が尿細管のあらゆるセグメントにおいて FR_{Na} を増加させ，ARB が

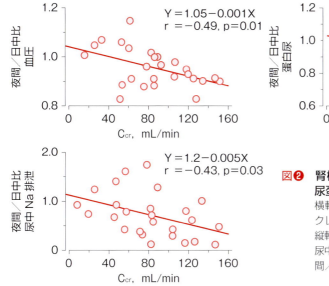
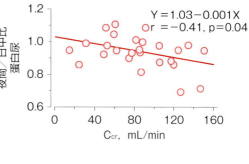

図❷ 腎機能の低下につれ血圧・尿中Na排泄・尿蛋白は日中にくらべて夜間に亢進する
横軸に糸球体濾過量（腎機能）の指標としてのクレアチニン・クリアランス（C_{cr}, mL/min），縦軸に血圧（mean arterial pressure, mmHg）・尿中Na排泄（mmol/h）・蛋白尿（mg/h）の夜間／日中比をプロットすると負の相関を認めた．
（Fukuda M et al, 2004[3]）より改変引用）

これを抑制することや，ある尿細管セグメントでFR_{Na}を抑制しても尿細管-糸球体フィードバックや上皮性Naチャネル（ENaC）がより下流の尿細管セグメントでのFR_{Na}を増加させるはずであるがこれらをもARBが抑制することが実験モデルによってすでに確立されている．われわれはヒト臨床において腎臓内レニン-アンジオテンシン（RA）系が亢進しているほどFR_{Na}が亢進し血圧日内変動をよりnon-dipper型とすることを報告した[7]．ARBがnon-dipper型血圧日内変動をdipper型へと改善するのは治療前のnon-dipperの程度がより強い症例であることも報告した[8]．ARBが腎臓内RA系を抑制するとの実験モデル結果と併せると，治療前に腎臓内RA系によってFR_{Na}が増加し食塩感受性が亢進し血圧日内変動がnon-dipper型である症例ほどARBが血圧日内変動を改善すると考えられる．上述したARBによる腎Na排泄動態改善の可能性を示した論文のサブ解析では利尿薬治療時と同様にARBによる血圧日内リズム改善は日中の尿中Na排泄増加やdipping time 短縮を伴った[5]．

おわりに
Non-dipper型血圧日内変動と臓器障害（心-腎連関）

Non-dipper型血圧日内変動は腎におけるNa排泄能低下，換言すれば食塩感受性亢進に起因し前述のKimura-theoryでは糸球体高血圧が懸念される．このため実臨床で食塩感受性亢進を示唆する手懸かりは蛋白尿であり，non-dipper型血圧日内変動は腎機能低下のリスクである．実際に腎症のない1型糖尿病患者を追跡したLurbeらの研究ではdipperにくらべてnon-dipper型血圧日内変動を呈する患者において微量アルブミン尿出現がより早期に認められた[9]．また著者らは生体腎移植ドナーにおいて腎摘後により腎機能が低下するほど夜間血圧が上昇することも見出した[10]．Non-dipper型血圧日内変動はCKDを進行させ，腎機能低下は血圧日内変動をよりnon-dipper型とする．

Non-dipper型血圧日内変動は腎におけるNa排泄能低下に起因するため全身循環系にもvolume overloadを荷す．このため食塩感受性高血圧とnon-dipperの両者は心血管イベント

第 2 章 血圧変動の異常とそのメカニズム

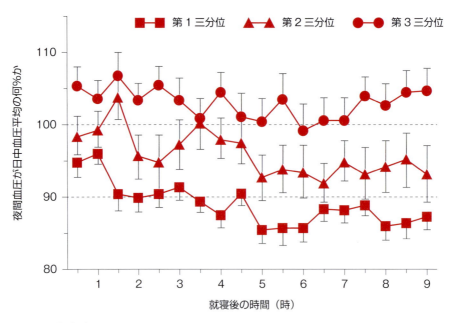

図❸ 腎機能別にみた dipping time
CKD 患者 65 例を糸球体濾過量（GFR）で 3 等分位に群分けして夜間血圧が日中血圧平均値の何％であるか検討すると，腎機能良好群（第 1 三分位，GFR，91～164mL/min；n = 22）では就寝後 1～2 時間で夜間降圧を達成したが，腎機能不良群（第 3 三分位，GFR，5～41mL/min；n = 22）では日中同等のレベルまですら夜間血圧が降下せず，夜間降圧達成までには 7～8 時間を要した．腎機能低下が中等度の群（第 2 三分位，GFR，50～90mL/min；n = 21）は両群の中間的夜間血圧プロフィールを呈した．
（Fukuda M et al, 2008[4]）より改変引用）

（CVD）のなかでも脳卒中や心不全，心肥大に対して強いリスクである．表❶に示したように食塩感受性は（ii）K_F 低下（高齢者・アフリカ系米国人・慢性糸球体腎炎など）や（iii）FR_{Na} 亢進（糖尿病・メタボリック症候群など）によって亢進する．利尿薬は FR_{Na} を抑制し体液過剰と糸球体高血圧を改善し血圧の食塩感受性も改善することを念頭に置くと，エビデンスにもとづいて治療指針を推奨する多くの国際的ガイドラインが利尿薬を第一選択とすべき病態を高齢者・アフリカ系米国人とし，利尿薬がリスクを抑制する病態として心不全や脳卒中をあげていることにも頷ける．

Caucasian では冠動脈イベントが多く，アフリカ系米国人では脳卒中が多い．高血圧治療ガイドライン 2014（JSH2014）が高血圧の定義を設定する際に（冠動脈イベントよりも）脳卒中による死亡に着目したように，わが国では脳卒中による死亡が多い．これらの事実も血圧の食塩感受性の視点からわが国はよりアフリカ系米国人に近いとされていることを念頭に置くと理解しやすい．わが国において推奨すべき降圧薬併用を論じる際には利尿薬を含む選択肢に再注目すべきと思われる．脳卒中・一過性脳虚血発作の既往のある 6,105 例を平均 3.9 年間追跡した PROGRESS 試験[11]）において脳卒中はアンジオテンシン変換酵素（ACE）阻害薬＋利尿薬併用群で 43％抑制したが（95％信頼区間 30-54％）ACE 阻害薬単独群では抑制できなかった．

前述のように ARB は腎臓内 RA 系が FR_{Na} を亢進（食塩感受性亢進）させている症例ほど，Na バランスをより低くシフトすることにより non-dipper 型血圧日内変動を改善する．著者らはこ

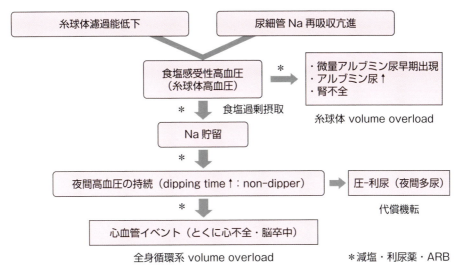

図❹　食塩感受性／食塩過剰摂取は心‐腎関連の中心的役割を担う

のことも RA 系抑制薬が心-腎連関の悪循環を断つ理由のひとつと考えている．Hall らによる「Na 欠乏状態では，RAS 抑制薬が（GFR を低下させるのにもかかわらず）なお尿中への Na 排泄を促進させる」との報告[12]と併せると，RENAAL と IDNT のサブ解析で RA 系抑制薬の心腎イベント抑制効果が減塩食で強まり高塩食で弱まった事実[13]も説明可能である．このように Na–体液貯留・食塩感受性高血圧・non-dipper が CKD と CVD を結ぶ鍵であると考えられる（図❹）．

本稿での考えにもとづけば血圧の「日内変動」「受診間変動」の関与について，同一患者でも塩分摂取量が変化すれば双方に影響をきたすと考えられるが，このことを検証した明瞭なエビデンスはない．また「日内変動」と「受診間変動もしくは日間変動」とを結ぶキーワードは Na 貯留よりも交感神経系活動度との印象を著者らはもっている．この切り口での詳細は第 2 章・岸先生の稿（p.26）を参照されたい．

（福田道雄／松岡哲平／大手信之）

● 文　献 ●

1) Dahl LK *et al*：*Circ Res* **36**：692-696, 1975
2) 木村玄次郎：腎と高血圧―病態生理からのアプローチ―，東京医学社，1998, pp.1-151
3) Fukuda M *et al*：*Kidney Int* **65**：621-625, 2004
4) Fukuda M *et al*：*Hypertension* **52**：1155-1160, 2008
5) Fukuda M *et al*：*Chronobiol Int* **29**：1412-1417, 2012
6) Fukuda M *et al*：*Am J Physiol Renal Physiol* **301**：F953-F957, 2011
7) Fukuda M *et al*：*J Hypertens* **30**：1453-1459, 2012
8) Fukuda M *et al*：*J Hypertens* **26**：583-588, 2008
9) Lurbe E *et al*：*N Engl J Med* **347**：797-805, 2002
10) Goto N *et al*：*Hypertens Res* **28**：301-306, 2005
11) PROGRESS Collaborative Group：*Lancet* **358**：1033-1041, 2001
12) Hall JE *et al*：*Am J Physiol* **237**：F424-F432, 1979
13) Lambers Heerspink HJ *et al*：*Kidney Int* **82**：330-337, 2012

5. RA系と血圧変動

> **Key Points**
> - ◆ RA系は循環血漿中と組織内局所ではまったく異なった調節を受ける.
> - ◆ 脳内RA系は交感神経を活性化して夜間高血圧を生じる.
> - ◆ 腎障害では腎内アンジオテンシノーゲンの発現が亢進することによってRA系が活性化する.
> - ◆ 腎内RA系活性化は血圧変動の異常を伴った食塩感受性高血圧を生じる.

はじめに

レニン-アンジオテンシン(RA)系は循環血漿中と組織内局所ではまったく異なった調節を受けており,とくに臓器内で産生されたアンジオテンシンⅡは,局所において独自の生理活性を発揮する.たとえば,いくら循環血漿中のアンジオテンシンⅡ濃度が上昇しても,ペプチドであるアンジオテンシンⅡは通常脳血流関門を通過できず,脳内には侵入できない.一方組織内にて産生されるアンジオテンシンⅡは,ペプチダーゼなどによって短時間に分解されることから,循環血液中に多く分泌されるとは考えにくい.このように,循環血漿中RA系と組織内RA系とはまったく別物として分けて考える必要があるが,本稿では血圧調節におけるRA系の役割を簡単に述べ,血圧日内変動との関係について概説する.

RA系と血圧調節メカニズム

循環血液中のアンジオテンシンⅡは強力に血管を収縮して血圧は上昇する.その調節機構の詳細については,他の総説[1]を参照されたい.一方,各臓器内で産生されるアンジオテンシンⅡもさまざまな作用を生じ,血圧を調節していることが明らかとなってきている.とくに,脳と腎臓内のRA系は,血圧の調節や高血圧の発症・進展にきわめて重要な役割を果たしている.九州大学のKishiらの一連の研究により,脳延髄にある交感神経中枢の頭側延髄外側野において局所に産生されるアンジオテンシンⅡが,AT_1受容体を介して酸化ストレスを亢進して交感神経を活性化し,さまざまなモデル動物の高血圧の発症・進展に関与していることが証明されている[2].一方で著者らは,腎臓のRA系が尿細管でのナトリウム(Na)再吸収や尿細管糸球体フィードバック反応の増強などの制御に重要な役割を果たしており,これらの異常が高血圧を発症させることを証明してきた[1,3].とくに,近位尿細管特異的にヒトアンジオテンシノーゲンとヒトレニンを発現させたマウスでは高血圧を発症することから,近位尿細管のみでRA系が活性化されても,局所のNa再吸収が増加して高血圧が発症することが明らかとなっている[3].

RA系と血圧変動

　RA系の日内変動は古くから知られている。立位で上昇する血漿レニン活性は早朝起床時に急上昇するのではなく、夜間に徐々に上昇する[4]。したがって、このRA系の日内変動が大きくなれば、夜間高血圧を呈するのではないかと考えられる。しかし、アンジオテンシンⅡ依存性高血圧患者が血圧の日内変動の異常が生じているという実際の報告は少ない。たとえば、腎血管性高血圧やレニン産生腫瘍で生じる高血圧における夜間高血圧発症率についての検討はない。また、各種RA系マーカーの上昇が夜間高血圧と相関しているという報告も見当たらないし、RA系コンポーネントのpolymorphismがnon-dipper型の高血圧に関連することが示唆されているものの、直接的な因果関係ははっきりとしていない。

　これに対して動物実験では、アンジオテンシンⅡ依存性高血圧における血圧の日内変動異常についてのデータが数多く蓄積されている。げっ歯類では夜間に活動が活性化し、昼間に活動が低下するため、通常は昼間と比較して、夜間の血圧が高い[5]。しかし、ラットにマウスレニンであるREN2を発現させて内因性のRA系を活性化したTGR（mREN2）27ラットでは、昼夜の血圧変動が逆転する[6]。すなわち、通常ラットでは活動が低い昼間で血漿レニン活性が徐々に上昇し、活動期の夜間に低下するが、このRA系の日内変動が増幅されることによってinverted dipper型の高血圧を生じるものと考えられる。同様に、アンジオテンシンⅡを浸透圧ポンプで持続的に皮下投与するラットでも、血圧の日内変動の逆転を伴う高血圧を生じる[7]。一方、理由は不明であるが、マウスにおける日内血圧変動とRA系についての研究は、モデルによってデータの一貫性が乏しい。

　多くの臨床研究によって、non-dipper型の高血圧患者に対してRA系阻害薬を投与すると、血圧の日内変動を正常化して降圧したという報告がなされている。たとえば、アフリカ系黒人が食塩を摂取して高血圧を生じると、non-dipper型の血圧パターンを示したが、アンジオテンシンⅡ受容体拮抗薬（ARB）であるイルベサルタンの投与は、日内変動の異常を改善して降圧を示した[8]。これは、食塩感受性高血圧で生じる血圧の日内変動の異常が、RA系阻害によって正常化していることを示すものである。同様の臨床データは数多く報告されており、RA系阻害薬は血圧の日内変動の異常を改善する方向に作用するのは間違いないと考えられる。

　動物実験でも同様のデータが熊本大学のKim-Mitsuyamaらのグループから最近発表されている。まず、メタボリックシンドロームモデルであるSHR/ND$^{mcr-cp(+/+)}$ではnon-dipper型の高血圧が観察されるが、ARBであるテルミサルタンによる降圧治療では、血圧の日内変動を改善してdipper型とした[9]。また、同じモデルで別のARBであるアジルサルタンも同様の効果を生じた[10]。これら研究で興味深いのは、テルミサルタンとアジルサルタンによる血圧の日内変動の正常化作用が同じARBであるバルサルタンではみられなかったという点である。おそらく薬剤の半減期や脂質透過性などの違いであろうが、臨床的にも同様の違い、すなわち日内変動に対するARBのクラスエフェクトがみられるのかについては、注意深い観察が必要である。

RA系の活性化が血圧の日内変動の異常を伴った高血圧を引き起こすメカニズム（仮説）

　RA系が活性化すると血圧の日内変動の異常を生じるメカニズムについては、まだ一定の見解がない。ここでは著者が個人的に考えている2つの仮説（図❶）について以下に述べてみたい。

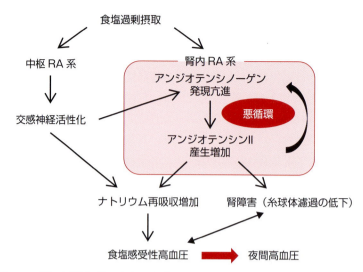

図❶ RA系の活性化が日内血圧変動の異常を伴った高血圧を生じる機序（仮説）

1）腎内RA系活性化による腎機能障害が食塩感受性高血圧を生じ，夜間高血圧を生じるという仮説

これは，名古屋市立大学のFukudaらのグループが提唱している「腎機能障害は食塩感受性高血圧を伴って夜間高血圧が生じる」という仮説が根本となっている[11]．Fukudaらは，さまざまな臨床研究の結果から，腎機能障害が食塩感受性高血圧を生じ，日中摂取した食塩を体外に出すために夜間高血圧が生じると仮説を立てている．われわれも2型糖尿病患者がアルブミン症を生じると食塩感受性高血圧が発症すること，その患者に対してARBを投与すると血圧に対する食塩感受性が改善することを証明している[12]．さらに，IgA腎症で生じる食塩感受性高血圧患者では，食塩摂取によって尿中アンジオテンシノーゲン排泄が増加し，血圧の上昇と有意に相関することも示している[13]．以前われわれは，ダール食塩感受性ラットでは高食塩摂取によって腎臓内局所アンジオテンシノーゲンの発現亢進が生じ，食塩感受性高血圧の進展に関与することを証明したが[14]，上記臨床データは，われわれが動物実験で証明してきた「食塩による腎内RA系の活性化が食塩感受性高血圧を発症させる」という仮説を臨床的にサポートするものである．また，ダール食塩感受性ラットに高食塩投与すると，最初は覚醒時に有意な血圧上昇を認めるが[15]，高食塩投与をつづけると蛋白や腎組織障害を伴って，non-dipper型高血圧を生じることを報告している（2015年日本高血圧学会にて発表）．以上の研究結果より，われわれは，腎臓内RA系の活性化が腎機能障害を生じ，これが血圧の日内変動の異常を伴った食塩感受性高血圧に直結するのではないかと考えている．

2）RA系が交感神経を活性化し，夜間高血圧を生じるという仮説

交感神経の活性化による夜間高血圧にもRA系が関与している可能性が示唆されている．上述のKim-Mitsuyamaらのグループから最近発表されたメタボリックシンドロームモデルのSHR/ND$^{mcr-cp(+/+)}$における解析では，non-dipper型の高血圧は交感神経の活性化と圧反射の異常を伴っているが，テルミサルタンとアジルサルタンは両者を正常化して，血圧の日内変動を改善させた[9)10)]．一方，同じARBであるバルサルタンは日内変動を改善しなかったが，交感神経の活性化と

圧反射の異常に対しても大きな影響を及ぼさなかった．同グループではさらに，ARBであるオルメサルタンは老化した自然発症高血圧ラットで生じる交感神経の活性化と圧反射の異常を正常化させたが，バルサルタンの作用は弱かったことも示している[15]．

先にも述べたように，九州大学の研究グループは中枢RA系が交感神経の活性化に深くかかわっていると提唱しているが[2]，これが食塩感受性高血圧の進展に関与することも実験的に証明されている[16]．われわれも同様に，血圧の制御における中枢RA系の役割について報告している[17]．さらに，腎血管性高血圧2K1Cラットで生じるnon-dipper型の高血圧が，腎交感神経の除神経で一部改善することを観察していることから（未発表データ），腎交感神経の活性化が血圧の日内変動の異常を伴った食塩感受性高血圧に少なくとも一部は関与しているのではないかと考えている．一方，心機能障害による交感神経の活性化は，腎内アンジオテンシノーゲンの発現亢進を伴って腎内RA系を活性化し，これがアルブミン尿の発症に関与することも明らかとなっていることから[18]，これら一連の研究をまとめて考えると，交感神経活性化による血圧日内変動の異常には，脳内，ならびに腎内のRA系の活性化が深くかかわっているものと考えられる．

おわりに

本稿では，おもに血圧の日内変動異常におけるRA系のかかわりについて，私見も交えて簡単に述べた．血漿レニン活性の日内変動に加え，最近では組織RA系コンポーネントの遺伝子発現の日内変動なども報告されており，今後，血圧の日内変動異常とのかかわりについて明らかとなることが期待される．

（西山　成）

● 文　献 ●

1) Kobori H et al：*Pharmacol Rev* **59**：251-287, 2007
2) Kishi T et al：*Int J Hypertens* **2015**：759629, 2015
3) Kobori H et al：*Am J Physiol Renal Physiol* **293**：F938-F945, 2007
4) Gordon RD et al：*J Clin Invest* **45**：1587-1592, 1966
5) Sufiun A et al：*Hypertens Res* **38**：237-243, 2015
6) Witte K et al：*Chronobiol Int* **16**：293-303, 1999
7) Braga AN et al：*Am J Physiol Regul Integr Comp Physiol* **282**：R1663-R1671, 2002
8) Polónia J et al：*J Cardiovasc Pharmacol* **42**：98-104, 2003
9) Sueta D et al：*Am J Hypertens* **27**：1464-1471, 2014
10) Sueta D et al：*J Am Heart Assoc* **2**：e000035, 2013
11) Fukuda M et al：*Curr Hypertens Rep* **14**：382-387, 2012
12) Imanishi M et al：*J Renin Angiotensin Aldosterone Syst* **14**：67-73, 2013
13) Konishi Y et al：*Hypertension* **58**：205-211, 2011
14) Kobori H et al：*Hypertension* **41**：592-597, 2003
15) Sueta D et al：*Atherosclerosis* **236**：101-107, 2014
16) Koga Y et al：*Hypertens Res* **31**：2075-2083, 2008
17) Fujisawa Y et al：*Hypertens Res* **34**：1228-1232, 2011
18) Rafiq K et al：*Circulation* **125**：1402-1413, 2012

第2章 血圧変動の異常とそのメカニズム

6. 時計遺伝子と血圧変動

> **Key Points**
> ◆ 体内時計は時計遺伝子により形成されており，視交叉上核に中枢がある．
> ◆ 体内時計は内分泌系や自律神経活動の概日リズムを介して，血圧日内変動を制御している．
> ◆ 血管や腎臓などの末梢臓器にも体内時計は存在し，血圧に関連する遺伝子発現を制御している．
> ◆ 時計遺伝子の異常は血圧異常，血管障害，糖脂質代謝障害などをきたす．

はじめに

正常な血圧は日中活動期に高く，夜間睡眠時に低い日内変動パターンを呈する．この日内変動パターンは，おもに体内時計が内分泌系や自律神経系の概日リズムを制御することにより調整されている．最近，体内時計は血管や腎臓にも存在し，それぞれの臓器で，血圧調整に関与する遺伝子発現を制御していることが明らかになってきた．さらに時計遺伝子が変異すると，高血圧や血圧日内変動の異常をきたすことも明らかになり，体内時計と高血圧，血圧概日リズムの変調の関連が注目されている．本稿では時計遺伝子と血圧変動について最近の知見を概説したい．

体内時計のはたらき・メカニズム

動物で脳の一部を破壊する研究により，体内時計の中枢が視床下部の視交叉上核に存在することが以前から明らかになっていた．体内時計はおもに光によってリセットされるが，両側の網膜から入ってきた光の信号が交叉する部位である視交叉の直上にその中枢があるのは最も理にかなっている．

1997年にKingらのグループが哺乳類ではじめて時計遺伝子 *Clock* をクローニングした[1]．その後あいついで *Period* (*Per1*, *2*, *3*)，*Bmal1*，*Cry1*, *2* など体内時計を構成する時計遺伝子群が明らかにされ，体内時計の分子メカニズムが明らかになった．体内時計は時計遺伝子相互のフィードバックループから形成されている．転写因子CLOCKとBMAL1が二量体を形成し，それが*Period*や*Cry*遺伝子の上流にあるCACGTG型のE-boxに結合し，遺伝子の転写を亢進させる．産生されたPERやCRYは細胞質から核内に移行してCLOCKやBMAL1による自らの遺伝子の誘導を抑制する．遺伝子発現が抑制されるとPERやCRY蛋白が減少し，再びCLOCKとBMAL1による転写が亢進しはじめる．この遺伝子発現のオンとオフが約24時間でくり返されるのである．実際にはこのコアループに加え，*Bmal1*を調節するネガティブフィードバックなど，いくつかのループの組み合わせで約24時間の時が刻まれている．さらに時計遺伝子は clock-controlled genes (CCGs) とよばれる下流の標的遺伝子群の発現を

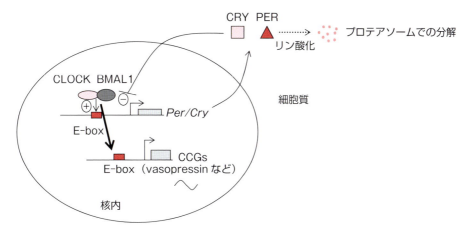

図❶ 体内時計の分子メカニズム
体内時計は転写因子相互の転写，翻訳によるフィードバックループから成り立っている．CLOCK と BMAL1 が二量体を形成し，*Per* や *Cry* 遺伝子の上流にある E-box に結合し，遺伝子の転写を亢進させる．産生された PER は細胞質内でリン酸化され分解を受ける．残った PER と CRY は核内に移行し CLOCK や BMAL1 による自らの遺伝子の誘導を抑制する．これらの体内時計は下流のターゲットとなる遺伝子群（CCGs）も調節している．

直接調節することにより，さまざまな機能の概日リズムを調節している[2]（図❶）．

体内時計とサーカディアンリズム・血圧日内変動

体内時計の中枢である視交叉上核からは自律神経中枢や内分泌中枢へ神経線維が放散しており，その活動の概日リズムを制御している．そして自律神経活動やカテコラミン，副腎皮質ホルモン，レニン-アンジオテンシン（RA）系の概日リズムを通じて，血圧や心拍数などの循環機能の概日リズムが形成される（図❷）．

一方，体内時計は視交叉上核のみでなく，心臓，血管，腎臓などほとんどすべての臓器にも存在し，中枢の体内時計に対して末梢体内時計とよばれている．末梢体内時計の分子メカニズムは中枢のそれとほぼ同じであるが，視交叉上核を破壊すると末梢体内時計は時を刻まなくなることから，中枢の体内時計はちょうどオーケストラの指揮者のように末梢の体内時計を同期している．末梢体内時計が直接標的とする遺伝子群発現の概日リズムを調節して，血圧や心拍などの生理機能の概日リズムを調節している可能性も示唆されている（図❷）．

血管機能にみられる概日リズム

血圧の調節にとって血管の収縮，弛緩は重要なはたらきをしている．血管のトーヌスは日内変動を呈することが知られており，おもに自律神経系の緊張で説明されるが，血管の反応性自体も日内変動を呈することが示されている．前腕動脈の flow mediated dilatation（FMD）は臨床的に血管内皮機能を測定する手法としてよく用いられるが，FMD には日内変動があり，朝に低下，すなわち内皮依存性の血管拡張能が低下している．またラットの大動脈を体外に取り出し tension を測定すると，明期と暗期に取り出した大動脈ではアセチルコリンに対する反応性が異なり，大動脈の感受性自体に日内変動があることが示された[3]．さらに内皮型一酸化窒素合成酵素（eNOS）活性

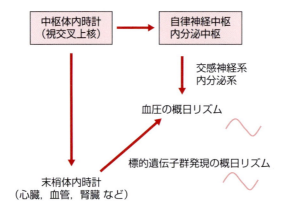

図❷ 体内時計による血圧日内変動の調節
体内時計は自律神経活動や内分泌系を介して血圧の概日リズムを調節する一方，心臓，血管，腎臓に存在する末梢体内時計も血圧に関連する遺伝子群の発現調節を介して血圧の概日リズムを調整している．

自体にも日内変動がみられる．また血液の凝固能は朝に亢進することも知られており午前中に心血管イベントが多いことと関連している．これら血管自体の反応性の少なくとも一部は後述するように血管に存在する体内時計によって調節されており，血圧変動の概日リズムに関与していると考えられる．

腎臓における時計遺伝子と血圧日内変動

腎臓でのナトリウム（Na）再吸収，排泄には概日リズムが存在し，日内血圧変動と密接に関連している．腎尿細管にも体内時計が存在し，Naの再吸収に関与していることが示されている．アルドステロンは集合管におけるNa再吸収とカリウム（K）排泄に重要なはたらきをもっているが，アルドステロンは時計遺伝子 *Per1* の発現を調節し，PER1は尿細管腔側に発現するNaチャネル（α-subunit of the renal epithelial sodium channel：αENaC）発現の概日リズムを調節している[4]．さらにPER1はαENaCを負に調節するエンドセリン1の発現や，集合管の基底膜側に存在するNa, K-ATPaseを正に調節する遺伝子群も調節している[5]．サイアザイド系の利尿薬はnon-dipper型の日内血圧変動をdipper型に変えることより，サイアザイドの標的である遠位尿細管のNaCl共輸送体（NCC）によるNaの再吸収が日内血圧変動に関与していると考えられる．培養細胞を用いた研究ではPER1がNCCや，NCCの発現に関与するwith no-lysin kinase（WNK）1，4の発現も調節していることが明らかになった[6]．実際 *Per1* のノックアウトマウスではエンドセリン1の発現が上がり，αENaCやNCCの発現が低下し，血圧が低下することが報告されている[5]．

時計遺伝子障害と血圧

時計遺伝子を変異またはノックアウトしたマウスが作成され，糖尿病や脂質異常症，がんなどさまざまな疾患の発症，進展における時計遺伝子の意義があいついで報告されている．高血圧関連では，*Bmal1* ノックアウトマウスで血圧変動の概日リズムが完全に消失し，*Clock* 変異マウスで明期の血圧変動がかく乱されることより，時計遺伝子が血圧変動の概日リズムの形成に重要であること

が示された[7].

　Doi らは *Cry1* と *Cry2* のダブルノックアウトマウスでは，血中のアルドステロン濃度が高く，逆にレニン活性は低く原発性アルドステロン症に類似した病態であることを報告し[8]，時計遺伝子と高血圧の関連が急速に注目されるようになった．実際このノックアウトマウスに食塩を負荷すると高血圧になり，アルドステロン受容体拮抗薬であるエプレレノンを投与すると血圧上昇は正常になった．アルドステロンが亢進する機序としては，アルドステロン生成過程の酵素である 3β-hydroxyl-steroid dehydrogenase の発現が亢進していること，その発現調節に時計遺伝子が関与していることが明らかになっている[9].

　最近，血管内皮，血管平滑筋特異的に時計遺伝子をノックアウトしたマウスの表現型が報告されている．血管内皮特異的に *Bmal1* をノックアウトしたマウスでは活動期である暗期（マウスは夜行性のため暗期に血圧が高く，明期に低い）の血圧がやや低下したが，日内血圧変動自体は保たれていた[10]．ただこのマウスでは野生型では認められた血液凝固時間の日内変動が消失しており，血管内皮の体内時計が確かに機能していることが示された．一方，血管平滑筋特異的に *Bmal1* をノックアウトしたマウスでは夜間活動期の血圧が低下し，日内血圧変動の振幅が明らかに低減した[11]．このマウスの血管を体外に取り出してフェニレフリンやセロトニンなどで血管収縮を惹起すると，野生型では取り出す時刻によって血管の反応性が異なったが，ノックアウトマウスでは血管の収縮性が減弱するとともに，収縮反応の日内変動が消失していた．その機序としては，Bmal1 がその下流の標的遺伝子として *Rho-associated protein kinase 2（Rock2）* の発現を調節し，さらに Rock2 がミオシン軽鎖リン酸化の概日リズムを調節することにより，平滑筋の収縮性に概日リズムが形成されていることがあげられている[11].

おわりに

　時計遺伝子の発見により，体内時計のメカニズムが分子レベルで明らかになり，高血圧などさまざまな疾患が，体内時計と関連していることが明らかになった．このことは，覚醒・睡眠や食事などの生活リズムの乱れが高血圧に関与している可能性を示している．さらに血管や腎臓の臓器ごとに存在する体内時計も血圧調節に関与していることが明らかになりつつある．今後，体内時計の動態も考慮に入れることが，血圧の変動パターンの理解や，24 時間にわたる血圧コントロールに役立つことが期待される．

（前村浩二）

● 文　献 ●

1) King DP *et al*：*Cell* **89**：641-653, 1997
2) Okamura H *et al*：*Adv Drug Deliv Rev* **62**：876-884, 2010
3) Witte K *et al*：*Chronobiol Int* **18**：665-681, 2001
4) Richards J *et al*：*Front Physiol* **4**：253, 2013
5) Stow LR *et al*：*Hypertension* **59**：1151-1156, 2012
6) Richards J *et al*：*J Biol Chem* **289**：11791-11806, 2014
7) Curtis AM *et al*：*Proc Natl Acad Sci U S A* **104**：3450-3455, 2007
8) Doi M *et al*：*Nat Med* **16**：67-74, 2010
9) Okamura H *et al*：*Curr Hypertens Rep* **13**：103-108, 2011
10) Westgate EJ *et al*：*Circulation* **117**：2087-2095, 2008
11) Xie Z *et al*：*J Clin Invest* **125**：324-336, 2015

第3章

血圧変動の表現型とそのエビデンス

第3章 血圧変動の表現型とそのエビデンス

1. 血圧変動の表現型（総論）

Key Points

- 2010年に *Lancet* 誌に発表されたRothwellらの報告から血圧変動論議が活発化した.
- 血圧変動はbeat to beatから季節変動や経年変化までさまざまな種類・表現型がある.
- 血圧日内変動は心血管イベントとの関連など, 最も研究がなされている分野である.
- 家庭血圧測定の普及により日間血圧変動に関する研究も多く, 注目が集まっている.
- どの患者さんにどの変動性から何を評価するのか, 日常診療に活かす工夫が必要である.

はじめに

血圧は「いつ測っても同じ値というわけではない」, すなわち変動していることは一般臨床では当たり前のこととしてとらえられている. 臓器灌流や血管壁への圧負荷・shear stressを考えると血圧が変動することは好ましくないことも容易に理解できる. 以前より血圧の変動に関する研究は数多くなされていたが, やはり血圧変動と心血管リスクとの関連性を2010年に *Lancet* 誌に立てつづけに発表されたRothwellらの報告[1]が血圧変動論議に火をつけたことは間違いない（p.144参照）. しかしながら血圧変動はbeat to beatから季節変動や経年変化までさまざまな種類があって直接的にくらべることはできず, 臨床意義も十分に解明されていない部分もある.

本章では血圧変動の各種表現型における, 概念・定義, エビデンスや臨床的意義を整理するとともに, ここではその導入として概説することとする.

血圧変動の表現型

血圧変動の表現型について時間軸を中心として表❶にまとめた. 洞-大動脈除神経術を受けた高血圧自然発症ラットは平均血圧に変化はないがbeat to beatの血圧変動が大きくなる「血圧変動高血圧ラットモデル」となり, 心筋線維化が亢進し, 顕著な心肥大が引き起こされることが報告されている[2]. この研究により少なくともbeat to beatの圧受容体反射が関与していることは間違いがないと思われる. また, 数分間から数十分単位の血圧変動として, 運動時や冷感時の血圧上昇, 食後や起立時の血圧低下といった現象が観察される. 前者は生理的反応ではあるもののマラソン・全力疾走時の突然死やヒートショック現象など生活や生命上問題となることもある. また食後低血圧は胃全摘後のダンピング症候群だけでなく, 起立性低血圧とともに血管が非常に硬くなった高齢者で問題となることも多い.

血圧日内変動は最も研究が進んでいる分野の1つである. 本来われわれの血圧は日中にくらべて夜間が10～20%低下するdippingパターンを示

表❶ 血圧変動の表現型

変動時間	表現型	サブ表現型	影響を与える因子	該当頁
短 ⇓⇓⇓⇓⇓⇓⇓⇓ 長	Beat to beat		中枢性・圧受容器	第2章
	短期変動	運動時高血圧 食後低血圧 起立性低血圧	交感神経 ダンピング症候群 副交感神経	p.48
	日内変動	モーニングサージ Dipping パターン 夜間高血圧	交感神経 食塩感受性・睡眠時無呼吸	p.54
	日間変動			p.65
	受診間変動			p.72
	週・季節変動		外気温変化	p.79

すことが知られている.このような正常と考えられるものを dipper 型とよぶのに対し,これ以上夜間血圧が低下する extreme dipper 型,夜間の降圧が認められない non-dipper 型,さらには夜間血圧が日中血圧よりも高い riser 型に分けられる.また起床時に血圧が上昇するモーニングサージという現象も幅広く知られている.詳しくは他稿に譲るが数多くの研究が日内変動パターンと心血管イベントリスクとの関係に言及している.

家庭血圧測定の普及により日間血圧変動にも注目が集まっている.これにも毎朝の変動や毎夕の変動などさまざまなバラエティが考えられ,いろいろなパターンの日間変動も数多くの研究で心血管イベントとの関連性が報告されている.さらに長いスパンの血圧変動が受診間血圧変動(visit-to-visit variability:VVV)である.Rothwell らによって報告された概念ではあるが,何回の来院時の血圧値を用いるか,数回血圧測定をしている場合には平均か代表値か,診察間隔のバラツキをどう解釈するのか,など非常に多くの問題を含んでいる.さらに対象集団によっても心血管イベントと変動性のあいだの関連性が陽性・陰性両方の報告がなされている.さまざまな文献を総合的に考えると高齢者で VVV が心血管イベントの強いリスクとなると考えられるので,VVV を考えるうえでは患者背景も十分考慮しなくてはならない.

週・季節変動も重要な変動性である.通常夏に血圧が下がり,寒い冬に血圧が上昇することが知られており,降圧薬の調節などをおこなうなど対策が必要となる.

おわりに

血圧が変動することは身体にとってよくないことは事実だと思われるが,どのような患者さんに,どのような変動性を用いて,何を評価するのかをしっかりと吟味して血圧変動を日常臨床に生かす工夫をすることが重要である.

(大石 充)

● 文 献 ●

1) Rothwell PM et al:Lancet 375:895-905, 2010
2) Yasuoka S et al:Circ J 77:1474-1481, 2013

第3章 血圧変動の表現型とそのエビデンス

2. 短期血圧変動

> **Key Points**
> - 臨床上問題となる短期血圧変動は，起立性血圧変動と食後血圧変動である．
> - 短期血圧変動は高齢者で頻度が多く，失神や転倒，心血管イベントと関連する．
> - 短期血圧変動は，自律神経障害に起因する血圧調節機構の異常により生じる．
> - 短期血圧変動は，治療中の高血圧患者でかつコントロール不良例に多い．
> - 血圧コントロールの是正により短期血圧変動は改善するが，エビデンスが十分ではない．

はじめに

　血圧変動のうち，日内血圧変動として白衣高血圧，仮面高血圧や早朝，夜間高血圧などは，心血管病発症との関連から注目されているが，さらに短い期間の血圧変動として，起立性血圧変動，食後血圧変動などが知られている．起立性血圧変動や食後血圧変動は，ふらつきや立ちくらみといった老年症候群において鑑別すべき病態であり，失神や転倒の原因となり生命予後と関連することから，その同定が，とくに後期高齢者において重要である．本稿では，これらの病態について，最新の知見を交え概説する．

起立性血圧変動

1) 概念・定義

　起立性血圧変動において，起立性低血圧が，失神や転倒，心血管イベントとの関連が知られているため，高齢者でとくに問題となる病態であるが，一方で，起立時に血圧が上昇する起立性高血圧という病態もある．通常は適切に圧受容器反射機構と液性調節がはたらくことにより，臥位または座位から立位への体位変換による血圧低下は抑制されている．しかし，これらが異常をきたし正常に作用しない場合には高度な血圧低下が生じ，脳血流量が低下すると，ふらつき，めまい，立ちくらみ，さらには失神をきたすが，これを起立性低血圧とよぶ．一方，動脈硬化が進行し，血管の弾性低下が進行した高齢者では，交感神経の過度な亢進により全身性に過剰な血管収縮が生じ，逆に血圧上昇が引き起こされる場合があり，これを起立性高血圧とよぶ．起立性高血圧も起立性低血圧と同様，失神や転倒，さらには早朝高血圧と関連する．起立性低血圧は，その原因によっては小児でも認められることから，その原因や予後との関連も比較的多く検討されているが，起立性高血圧はそれほど検討されていない．

2) 診断と原因疾患

　臥位または座位から起立3分以内に収縮期血圧が20mmHg以上，あるいは拡張期血圧が10mmHg以上減少するものを起立性低血圧と診断する．起立性低血圧の原因疾患は，主として①

表❶ 起立性低血圧を起こす疾患・病態

非神経性起立性低血圧	
1）循環血漿量減少に伴う病態	脱水（嘔吐，下痢，高熱など），貧血，出血など 電解質異常（低Na，低K，低リン血症），低蛋白血症，透析など
2）心臓疾患	心不全，各種弁膜症，肥大型心筋症，心筋梗塞，心膜炎，不整脈（徐脈性不整脈，発作性頻拍），完全房室ブロック，Adams-Stokes症候群など
3）血管系	大動脈炎症候群，解離性大動脈瘤，閉塞性動脈硬化症，下肢静脈瘤など
4）内分泌・代謝疾患	副腎不全（原発性，二次性），原発性アルドステロン症，褐色脂肪腫など
5）薬物	利尿薬，降圧薬（α遮断薬，β遮断薬，Ca拮抗薬，RA系阻害薬など），亜硝酸薬，向精神薬，抗うつ薬，ドパミン作動薬，麻酔薬（モルヒネ），睡眠導入剤，鎮痛薬，抗ヒスタミン薬など
6）その他	加齢，長期臥床，過度の運動・肉体疲労・過労，睡眠不足，飢餓状態，疼痛，日射，神経性食思不振症，胃切除（ダンピング），うつ病など
神経原性起立性低血圧	
1）自律神経不全症	多系統萎縮症（Shy-Drager症候群，線条体黒質変性症，オリーブ橋小脳変性症），パーキンソン病，レビー小体型認知症，純粋自律神経機能不全
2）中枢性疾患	脳血管障害（多発性脳梗塞，脳幹部血管障害），脳腫瘍，脳炎，多発性硬化症，Wernicke脳症，延髄空洞症，頭蓋・脊椎移行部奇形など
3）脊髄疾患	脊髄血管障害，脊髄腫瘍，脊髄炎，脊髄癆，脊髄損傷など
4）末梢神経障害	特発性起立性低血圧，急性汎自律神経異常症，ギラン・バレー症候群，慢性炎症性脱髄性多発神経炎，代謝・中毒ニューロパチー（糖尿病，アミロイド，アルコール，悪性貧血，腎不全，膠原病など），傍腫瘍性症候群，シェーグレン症候群など
5）その他	交感神経緊張型起立性低血圧（血管迷走神経性失神），高ブラジキニン血症，ドパミンβ-水酸化酵素（DBH）欠損症など

（竹内茂雄，2004[1]）より改変引用）

非神経性起立性低血圧と，②神経原性起立性低血圧（神経疾患）とに分けられる（表❶）[1]．臨床上遭遇することが多いのは，脱水や貧血，透析によるものや，降圧薬や睡眠薬といった薬物に起因するものである．降圧薬による起立性低血圧は，α遮断薬や利尿薬によるものが一般的に知られているが，圧受容器反射が低下している高齢者や糖尿病患者では降圧薬の種類にかかわらず生じるため，血圧が低下しやすい夏季などはとくに注意が必要である．高齢者では一般に多病となるため，降圧薬も含め多剤となることが多く，表❶に示すような薬物を中心に検討する．小児にみられる起立性調節障害においても起立性低血圧がみられることが多いが，精神的要因との関連や不登校の原因にもなることが知られている．一方，起立性高血圧には一定の診断基準は設けられてはいないが，24時間自由行動下血圧測定（ambulatory blood pressure monitoring：ABPM）により有症状時の血圧を同定し，相対的に判定する．

表❷ 起立性低血圧の治療

原因・誘因の除去	
1）急激な起立の回避	
2）誘因となる薬物の中止・減量	降圧薬，利尿薬，前立腺肥大治療薬（α遮断薬）
3）過食，脱水，飲酒の回避	

一般療法
1）過労，睡眠不足，便秘の防止
2）水分補給，塩分摂取増加
3）弾性ストッキング着用
4）上半身を高くした睡眠

薬物療法	
循環血漿量の増加	1）貧血の治療（エリスロポエチン） 2）フルドロコルチゾン
昇圧薬	1）ミドドリン 2）インドメタシン
その他	1）エルゴタミン製剤 2）オクトレオチド

（高血圧専門医ガイドブック，2009[2)] より引用）

3）治療とそれに関連するエビデンス

　起立性低血圧治療のポイントは，下肢への血液貯留や静脈還流障害の状態を防止することであり，その誘引の回避（原因薬物中止を含む），水分摂取や弾性ストッキングの使用，下肢の運動といった一般療法，薬物療法がある（表❷）[2)]．とくに，降圧薬や睡眠薬，鎮痛薬などの薬剤性の場合はそれらの中止または減量をおこなうが，5剤以上の使用で転倒が生じやすくなることも報告されており[3)]，使用薬物数への配慮も必要である．二次性の起立性低血圧の場合は，原因疾患の治療をおこなう．

　薬物治療には循環血漿量を増加させる薬物や昇圧薬の使用があげられているが，それにより血圧変動性がむしろ悪化することが，高齢者ではしばしばみられる．そこで，起立性低血圧を示す高齢者において，降圧薬治療が必要か否かについて，エビデンスにもとづいた検討をおこなった．65歳以上の高齢高血圧患者を対象に，降圧薬内服前後での起立性低血圧の頻度について2年間追跡した検討[4)]では，治療開始前の血圧が高い群ほど起立性低血圧を示す割合が多く，収縮期180mmHg未満にくらべ180mmHg以上の群では半数以上に起立性低血圧を認めた．また降圧薬開始による血圧降下に伴い起立性低血圧の頻度が減少した．薬剤別の検討では，β遮断薬，アンジオテンシン変換酵素（ACE）阻害薬，Ca拮抗薬の内服者では1～3ヵ月後から，サイアザイド系利尿薬では2年後に，起立性低血圧の頻度が有意に減少したが，α遮断薬では起立性低血圧の減少はみられなかった．70歳以上の高齢高血圧患者において降圧薬の治療状況と起立性低血圧の頻度とを検討した報告[5)]によると，コントロール不良群（140/90 mmHg以上）では19％，コントロール良好群（140/90mmHg未満）では5％に起立性低血圧を認め，血圧コントロール不良群において有意に起立性低血圧の頻度が高かった．65歳以上の高齢高血圧患者に対する降圧薬の起

立性低血圧への影響を検討した報告[6]では，治療8週間後の起立性低血圧の頻度はCa拮抗薬群にくらべACE阻害薬群で少なかった．以上から，高齢者高血圧における第一選択薬であるCa拮抗薬，レニン-アンジオテンシン（RA）系阻害薬，サイアザイド系利尿薬を用い，コントロール良好な状態にすることが，起立性低血圧の頻度を減らすには有効であると考えられる．

一方，起立性高血圧については，高血圧者を臥位から立位で収縮期が20mmHg以上増加した者を起立性高血圧群，20mmHg以上低下した者を起立性低血圧群，それ以外を正常群に分け，血管特性との関連を検討した報告[7]では，起立に伴う頸動脈augmentation index（AI）の変化は，起立性高血圧群で正常血圧群にくらべ有意に高値を示し，脈拍には差を認めなかったことから，起立性高血圧には血管の構造的な異常ではなく，血管反応性の異常が関与していることが示唆された．家庭血圧により早朝高血圧（収縮期135mmHg以上）を示した高血圧患者にα遮断薬による介入をおこなった研究[8]において，起立時の血圧変動度の分位により起立性高血圧群と正常群，低血圧群に分けたところ，α遮断薬による介入群では，起立性高血圧群で有意に起立時の血圧上昇が抑制されたことから，α遮断薬の交感神経遮断作用が血圧上昇抑制に有効であるといえる．しかし，高齢者では起立性高血圧と起立性低血圧が併存する症例もあり，α遮断薬の是非については更なる検討が必要である．

4）臨床的意義

起立性低血圧によるふらつき，立ちくらみなどにより転倒が生じると，骨折により要介護のリスクが高まること，また頭部打撲により脳出血を引き起こす場合もあるため，とくに後期高齢者では，問診による症状の聴取と，それに応じた降圧治療の調整が必要である．また，起立性高血圧は臓器障害と関連することが報告[9]されており，日内変動をABPMや家庭血圧により同定し，対応することが求められる．

食後血圧変動

1）概念・定義

高齢者，とくに後期高齢者における血圧動揺性に起因する血圧変動として，食後血圧変動がある．症状としては，食事摂取後に眠気，全身倦怠感，脱力感，めまい，立ちくらみなどであり，意識消失をきたす場合もある．失神や転倒を伴う高齢者の23％に食後低血圧が認められたという報告もある[10]．原因としては，起立性低血圧とオーバーラップする部分が多く，高齢者や糖尿病患者における自律神経障害がそのベースに存在する．食後低血圧の機序は完全には解明されていないが，食後腸管血流増加に伴う血圧低下への代償機構が破綻することが主因と考えられている（表❸）．

2）診断と原因疾患

食後低血圧は，食後2時間以内の収縮期20mmHg以上の低下または食前の収縮期100mmHg以上が食後に90mmHg未満に低下することで定義される．食後低血圧の診断はABPMを用いた評価が一般的であるが，患者や家族の理解があれば家庭血圧でも簡便に評価できる．食後低血圧は朝食後や昼食後に起こりやすく，1回でも陽性であれば診断できるが，陰性であっても否定はできないため，反復測定による同定が必要である[11]．

3）治療とそれに関連するエビデンス

食後低血圧の治療については，一般には食前の飲水，食事内容の変更（炭水化物を多く含む内容から蛋白質や脂肪を多く含む内容に変更）のほか，カフェインの摂取などがあげられる（表❹）．

高血圧患者230人（平均年齢73.6歳）を対象にした報告[12]では，家庭血圧にて食後低血圧を認めた群は，認めない群と比較し有意に外来収縮

表❸　食後低血圧の危険因子

服薬	多剤の内服 利尿薬の内服
食事	炭水化物の多い食事 朝食 熱い食事
合併症	糖尿病 高血圧 交感神経不全 パーキンソン病 透析導入腎不全 脆弱X症候群

（Luciano GL et al, 2010[11] より引用）

表❹　食後低血圧の治療

非薬物治療	薬物治療
食前の飲水	カフェイン
炭水化物の制限	αグルコシダーゼ阻害薬
1回食事量の制限と食事回数の増加	グアーガム
食後の座位保持	オクトレオチド

（Luciano GL et al, 2010[11] より引用）

期血圧が高く，多変量解析後も食後低血圧と外来収縮期血圧は有意に関連していた．65歳以上の高血圧患者401人を対象とした報告[13]では，ABPMにて食前の収縮期血圧値が高いほど食後の収縮期血圧低下が大きかった．以上から，高血圧患者でかつ血圧コントロール不良であることが食後低血圧の増悪因子であることが示唆される．介護老人保健施設入所中の高齢者179人を対象とした観察研究[14]では，高血圧は食後低血圧と関連し，全死亡の予測因子であること，また降圧薬治療により食後血圧低下が改善したとされている．70歳以上の高齢心不全患者を対象に，降圧薬の起立性低血圧および食後低血圧への影響をみた報告[15]では，ACE阻害薬は食後低血圧に影響を与えずループ利尿薬では投与初期に食後低血圧の悪化を認めた．また別の高血圧患者を対象とした観察研究[16]では，45％に食後低血圧を認め，利尿薬内服群でそれ以外の降圧薬内服群と比較し有意に食後の血圧低下が大きかった．以上から，降圧により食後低血圧が改善するが，利尿薬は食後低血圧を悪化させると考えられる．

また，食後腸管血流増加防止をターゲットとし，糖尿病治療薬であるαグルコシダーゼ阻害薬が有効であることを示す報告があり，食前のαグルコシダーゼ阻害薬の服用により食後血圧低下が抑制され，血管拡張因子である食後インスリン分泌の抑制[17]や血管拡張作用を有する消化管ホルモンであるニューロテンシンの分泌抑制[18]の関与が示唆されており，治療法として期待できる．しかし，いずれも最近の報告ではなく，食後低血圧領域のエビデンスは十分でないといわざるを得ないのが現状である．

4）臨床的意義

食後低血圧は，失神や転倒の原因になるだけでなく，虚血性心疾患や脳卒中のリスクになることが報告されており，起立性調節障害とともに重要な病態である．とくに食後低血圧の頻度が増加する後期高齢者では，問診による食後低血圧を示唆する症状の聴取と，それに応じた対応が必要である．

おわりに

以上，短期血圧変動として，とくに起立性調節障害と食後血圧変動について，エビデンスを交え概説した．これらの血圧変動は降圧治療中でかつ血圧コントロール不良例でいずれも生じやすい病態でありかつ予後規定因子でもあるため，高齢者の血圧管理に関し，臨床症状の聴取と，家庭血圧やABPMによる血圧変動性の同定が重要である．しかし治療に関するエビデンスがいずれもまだ十分ではなく，今後のエビデンスの蓄積が期待される．

（杉本　研／楽木宏実）

● 文　献 ●

1) 竹内茂雄：起立性低血圧．食事性低血圧―新たな血圧異常の臨床，監修：高橋昭，編集：長谷川康博ほか，南山堂，2004, pp.46-54
2) 低血圧または起立性低血圧．高血圧専門医ガイドブック，日本高血圧学会編，診断と治療社，2009, pp.220-224
3) Kojima T et al：Geriatr Gerontol Int **12**：425-430, 2012
4) Masuo K et al：Am J Hypertens **9**：263-268, 1996
5) Gangavati A et al：J Am Geriatr Soc **59**：383-389, 2011
6) Slavachevsky I et al：J Am Geriatr Soc **48**：807-810, 2000
7) Hoshide S et al：Hypertens Res **28**：15-19, 2005
8) Hoshide S et al：Hypertens Res **35**：100-106, 2012
9) Kario K et al：J Am Coll Cardiol **40**：133-141, 2002
10) Le Couteur DG et al：Gerontology **49**：260-264, 2003
11) Luciano GL et al：Am J Med **123**：281.e1-e6, 2010
12) Barochiner J et al：Hypertens Res **37**：438-443, 2014
13) Zanasi A et al：J Hypertens **30**：2125-2132, 2012
14) Fisher AA et al：J Am Geriatr Soc **53**：1313-1320, 2005
15) Mehagnoul-Schipper DJ et al：Am J Cardiol **90**：596-600, 2002
16) Mitro P et al：Wien Klin Wochenschr **111**：320-325, 1999
17) Shibao C et al：Hypertension **50**：54-61, 2007
18) Maruta T et al：Neurology **66**：1432-1434, 2006

第3章 血圧変動の表現型とそのエビデンス

3. 日内血圧変動
（仮面・白衣・ストレス下高血圧）

> **Key Points**
> - 高血圧治療の目標は循環器系の臓器障害や合併症を抑制して長期予後を改善することであり，そのためには24時間にわたる血圧コントロールが重要である．
> - 血圧の評価に際しては診察室血圧よりも家庭血圧や自由行動下血圧測定（ABPM）による診察室外血圧の測定値を重視する．
> - 白衣高血圧は，心血管系のリスクは少なく積極的な降圧薬治療はおこなわれないが，持続性高血圧への移行が多く継続的な経過観察をおこなう．
> - 仮面高血圧の心血管リスクは持続性高血圧と同等であり，要因の改善や長時間作用の降圧薬などによる24時間の血圧コントロールをおこなう．
> - 仮面高血圧の一病型である昼間高血圧では，ストレスの内容と患者の特徴を把握して，効果的な身体的，精神的負荷の軽減を図る．

はじめに

　数多い高血圧患者の診療は受診時に聴診法で測定された診察時血圧を指標としておこなわれることが多い．また，今までに集積されている大規模な臨床研究によるエビデンスも，多くは診察時血圧にもとづいて得られたものである．これに加え，近年では，携帯式自動血圧計を用いた自由行動下血圧のモニター（ambulatory blood pressure monitoring：ABPM）により，血圧の日内変動に関しさまざまな情報が示されている．また，家庭血圧計も十分な精度をもつ機種が数多く市販されており，患者自身が自宅で測定した血圧値，すなわち家庭血圧のデータが得られる機会も増加している．

　降圧治療の最終的な目標は，単に血圧を正常化することだけではなく，心肥大，腎障害などの臓器障害の進展や脳卒中，心筋梗塞などの心血管疾患の発症を抑制し，患者の予後を改善することにある．血圧の日内変動に関する知見が集積された結果，診察時血圧だけでなく24時間の血圧のプロフィールを考慮した降圧治療をおこなうことが臓器保護のうえで重要であることが明らかにされている．

　ABPMや家庭血圧の測定により診断される血圧日内変動の異常のなかで，本稿では白衣高血圧と仮面高血圧およびその一病型であるストレス下高血圧について概述する．

ガイドラインにおける血圧日内変動の評価

　日本高血圧学会が作成した高血圧治療ガイドライン2014（JSH2014）[1]では，高血圧の診断において診察室血圧よりも診察室外における血圧の測定，とくにわが国では数多くの高血圧患者に普及している家庭血圧の評価が重視されている．**表❶**はJSH2014に示された診察室血圧，家庭血圧およびABPMによる高血圧の診断基準値である．診察室血圧による高血圧の診断基準は世界的に140/90mmHg以上とされており，家庭血圧によ

る高血圧の基準値はこれより5mmHg低く，ABPMの24時間平均値ではさらに5mmHg低い値が判定基準値とされている．

図❶はJSH2014における診察室血圧および家庭血圧の評価による高血圧と日内血圧変動の評価の手順であるが，家庭血圧のデータが得られない場合を除き，高血圧の確定診断には診察室血圧よりも家庭血圧の測定値のほうが優先される指針となっている．すなわち，診察室血圧と家庭血圧がいずれも表❶に示された基準値以上であれば持続性高血圧の診断が確定され，診察室血圧が高値で家庭血圧は正常であれば白衣高血圧，診察室血圧は正常で家庭血圧が高値であれば仮面高血圧と判断される．

表❶ 異なる測定法における高血圧基準（mmHg）

	収縮期血圧		拡張期血圧
診察室血圧	≧140	かつ／または	≧90
家庭血圧	≧135	かつ／または	≧85
自由行動下血圧			
24時間	≧130	かつ／または	≧80
昼間	≧135	かつ／または	≧85
夜間	≧120	かつ／または	≧70

（JSH2014[1]より引用）

白衣高血圧

診察時血圧で高血圧を呈する患者のうち15〜30％は普段の血圧は正常域にあるが，医師の診察時には緊張により血圧が上昇する白衣高血圧が存在すると推測されている．血圧の上昇には交感神経活動の亢進が寄与し，高齢者，女性や非喫煙

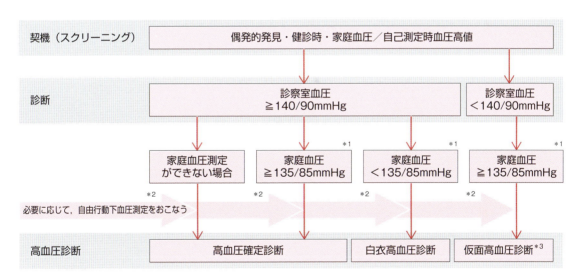

図❶ 血圧測定と高血圧診断手順
 *1 診察室血圧と家庭血圧の診断が異なる場合は家庭血圧の診断を優先する．自己測定血圧とは，公共の施設にある自動血圧計や職域，薬局などにある自動血圧計で，自己測定された血圧を指す．
 *2 自由行動下血圧の高血圧基準は，24時間平均130/80mmHg以上，昼間平均135/85mmHg以上，夜間平均120/70mmHg以上である．自由行動下血圧測定が実施可能であった場合，自由行動下血圧基準のいずれかが以上を示した場合，高血圧あるいは仮面高血圧と判定される．またすべてが未満を示した場合は正常あるいは白衣高血圧と判定される．
 *3 この診断手順は未治療高血圧対象にあてはまる手順であるが，仮面高血圧は治療中高血圧にも存在することに注意する必要がある．

（JSH2014[1]より引用）

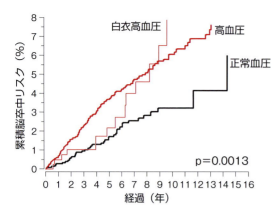

図❷ 日・伊・米における白衣高血圧の脳卒中発症率
（Verdecchia P et al, 2005[15] より引用）

者において頻度が高い．白衣高血圧においては，概して心肥大や腎障害などの臓器障害は少ないと考えられているが，高齢者において正常血圧者にくらべ左室拡張機能の低下や頸動脈壁肥厚を認めた成績も報告されており[2)3)]，正常血圧と持続性高血圧の中間に位置するようである．心血管イベントの発症に関しては，Pierdomenicoらによる8つの疫学的研究のメタ解析などでは，白衣高血圧患者と正常血圧者のあいだに有意差は認められなかったが[4)5)]，わが国の大迫研究などを含む家庭血圧と心血管疾患リスクに関する国際的なデータベースであるIDHOCO研究の解析においては，白衣高血圧が正常血圧にくらべリスクが42％高いという結果が示された[6)]．また，白衣高血圧では肥満や糖・脂質代謝異常などメタボリックシンドロームに関係する因子を合併する頻度が高く[7)8)]，糖尿病を有する場合には，正常血圧にくらべ臓器障害や心血管疾患のリスクが高くなることが報告されている[9)]．

白衣高血圧に対する降圧薬による治療効果に関し，血圧上昇に交感神経活動の亢進が関係することから予測されるように，α遮断薬であるドキサゾシンを用いることにより，24時間の平均血圧に有意な影響を与えることなく診察室血圧が降圧されることが示されている[10)]．降圧薬治療による心血管イベントの抑制効果に関しては，収縮期高血圧患者にCa拮抗薬を用いたSyst-Eur研究の白衣高血圧群におけるサブ解析では，降圧薬投与により有意な心血管イベントの減少は観察されなかった[11)]．しかし，80歳以上の高齢者を対象としたHYVET研究でABPMが施行された症例の半数が白衣高血圧を呈しており，そのサブ解析でも利尿薬とアンジオテンシン変換酵素（ACE）阻害薬による降圧薬治療により全体と同様の心血管イベント抑制効果が認められている[12)]．

白衣高血圧を経過観察した場合，長期的に持続性高血圧を呈する症例が多くなることが示されており，大迫研究では白衣高血圧128例を平均8.2年追跡した結果60例（46.9％）が持続性高血圧に移行している[13)]．イタリアのPAMELA研究においても白衣高血圧の42.6％が10年後に持続性高血圧となっている[14)]．また，日本，イタリア，米国における追跡調査を合わせた解析では，白衣高血圧の脳卒中発症率が，6年後までは正常血圧と同等であったが，9年後以降では高くなっており，多くの白衣高血圧が持続性高血圧に移行したことが影響したと推測される（図❷）[15)]．

このように，白衣高血圧においては相対的に心血管系のリスクは少なく，降圧薬治療による予後改善のエビデンスも十分ではないと考えられるため，降圧薬の投与により過度の血圧低下や副作用の発現などマイナス面が懸念される．したがって，白衣高血圧に対し過剰な降圧薬の投与は避けるべきであるが，継続的に経過観察をおこない，持続性高血圧に移行した場合には適切な降圧治療をおこなうことが重要であると考えられる．

仮面高血圧

仮面高血圧は，外来で測定される診察室血圧は140/90mmHg未満であるが，家庭血圧やABPMなど診察室外で測定される血圧値が高値である場合と定義される．表❷に示すように，仮面高血圧

3. 日内血圧変動（仮面・白衣・ストレス下高血圧）

表❷　仮面高血圧に含まれる病態とその因子

早朝高血圧	アルコール・喫煙 寒冷 起立性高血圧 血管スティフネスの増大 持続時間の不十分な降圧薬
昼間高血圧 （ストレス下高血圧）	職場での精神的ストレス 家庭での精神的ストレス 身体的ストレス
夜間高血圧	循環血液量の増加 　（心不全・腎不全） 自律神経障害 　（起立性低血圧，糖尿病） 睡眠時無呼吸症候群 抑うつ状態 認知機能低下 脳血管障害

（JSH2014[1]）より引用）

表❸　血圧の変動に影響を及ぼすストレス

・運動による身体的ストレス
・気温の変化による身体的ストレス
・職場における仕事によるストレス
・家庭や生活環境におけるストレス
・教育や社会環境によるストレス
・災害によるストレス
・情動などによる精神的ストレス

には複数の血圧日内変動パターンが含まれ，それぞれさまざまな因子が関係する[1]．このなかで，早朝に血圧が著明に上昇する早朝高血圧と夜間に血圧が低下せず高い血圧値が持続する夜間高血圧は次稿（p.60参照）で取り上げられるため，本稿ではおもにさまざまなストレスにより日中の時間帯に血圧が上昇する昼間高血圧すなわちストレス下高血圧について記述する．

表❸にあげたような身体的あるいは精神的ストレスはさまざまな程度に血圧を上昇させ，ストレスが多い環境にある者は高血圧の頻度が高い．身体的には適度な運動を習慣的に持続することにより降圧効果が得られるが，強度の運動により血圧が上昇し仮面高血圧の状態を起こしうることに注意するべきである．逆に運動不足がストレスになり，血圧や心血管リスクを高めるおそれがある．このようなことから，心血管疾患のリスクの改善を目的として運動療法を施行する場合には，著明な血圧変動をきたすような激しい運動は避け，より軽度の運動を継続的におこなうことが望ましい

と思われる．具体的には，JSH2014では，最大酸素摂取量の50％程度の有酸素運動を中心に1回30分以上，週3回以上おこなうことが推奨されている[1]．これはおおむね早歩きあるいはゆっくりとした階段歩行に相当する強度の運動である．冬季の寒冷刺激など気温の変化も血圧を上昇させる．空調で室温がコントロールされた診察室にくらべ，外気温の変化が身体的ストレスとなり，仮面高血圧をきたす原因になる．高血圧患者の外来診察時血圧および自宅で自己測定した家庭血圧は夏季に低く冬季に上昇する季節変動を示すが[16]，24時間の血圧変動を検討すると冬季においても就眠中の血圧上昇は認められず，寝具や暖房設備による温度調節が血圧上昇の抑制に有効であると考えられる[17]．わが国において1995年1月17日に起こった阪神・淡路大震災は人口の多い地区を直撃したため，6,000名を超える死亡者を出すとともに，その後の地域住民の生活にもストレッサーとなり大きな影響を及ぼした．震源地より50km以内に居住し家庭血圧を測定していた36例の高血圧患者の記録では，前年の同時期にくらべ震災当日には明らかな上昇が認められ，数日後においても前年にくらべ血圧の変動が大きかった[18]．同様に1991年に勃発した湾岸戦争，2001年9月11日に世界を震撼させたニューヨーク世界貿易センターへのテロ攻撃や2011年3月11日の東日本大震災などの災害，事件などにおいても被害住民の非医療環境下の血圧を上昇させたことが推測される．このようなストレスに

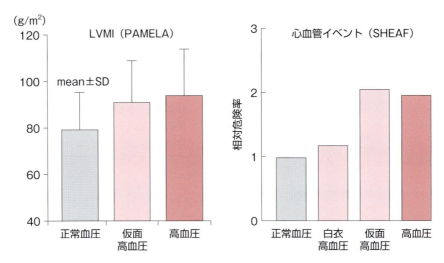

図❸ イタリアの PAMELA 研究の対象者における左室心筋重量（LVMI）の比較，治療中の高齢高血圧患者において診察室血圧および家庭血圧と心血管疾患の関係を検討した SHEAF 研究における心血管イベントの発症率

（Sega R et al, 2001[23]，Bobrie G et al, 2004[24] より引用）

よる血圧上昇には主として交感神経活動の亢進が関与するため，降圧薬のなかでβ遮断薬が災害時においても血圧上昇抑制効果にすぐれると考えられている[19]．

このほかに家庭や職場における環境や社会的な背景因子などのストレスが血圧を上げ仮面高血圧をきたす原因となる場合があるが，これらのストレスに対するマネージメントの具体的な方策については系統的なものが確立されていない．その大きな理由の1つは，ストレッサーの性質が状況に応じ多彩多様であり，共通のスケールを当てはめて評価することが困難であることにある．また，ストレスによる血圧の上昇は，ストレスを与える外因，すなわちストレッサーの種類だけでなく，ストレスを受ける患者の側の感受性によっても程度が異なることが知られている[20]．たとえばFriedman ら[21] が示した攻撃的な性格（A型）と非攻撃的な性格（B型）ではストレスに対する反応が異なり，A型では自分の仕事の方針について決定権が与えられないなど攻撃的な行動を抑制されること，B型では叱られることや責任を負うこ

とが大きなストレスとなる[22]．したがって，ストレスマネージメントの第一歩は，個々の症例においてストレッサーの性質と程度を評価するとともに個人の性格の特徴を分析し，ストレスによる負荷の構造を明確にすることが重要であると思われる．また，ストレスマネージメントとして精神科医療的なカウンセリングをおこなう際に，患者と必要に応じその家族を含めてストレスに対する方策が図られるが，場合によってはそれだけで状況の十分な改善が達成されず，医療サイドからさらなるアプローチをおこなうことが困難な局面が生じることも少なくない．具体的な方策としては，

①家庭内の不和，家族の病気・死亡，子供の受験，高齢者の独り暮らしなどの問題に対し家族，近親者，隣人，友人の協力も含めた対応を考えること

②仕事のやりがいや労働時間，休暇取得状況などを把握し適正化すること

③趣味や運動の習慣に留意し体重の変化など体調の維持を図ること

などがあげられるが，その実現は必ずしも容易で

はない.

　早朝，昼間，夜間高血圧を含め仮面高血圧は正常域血圧を示す一般住民において 10〜15％の頻度を占め，降圧薬治療中で診察室血圧のコントロールが良好な高血圧患者でも約 30％が診察室外血圧で仮面高血圧を呈することが示されている．そして，仮面高血圧では，持続性高血圧と同様に，内皮依存性血管拡張反応の低下，脈波伝播速度の増加，頸動脈内中膜厚の増加のような動脈硬化所見や心肥大などの臓器障害が認められる（図❸左）[23]．また，追跡調査においても，仮面高血圧の心血管イベントや死亡のリスクは持続性高血圧と同等であることが示されている（図❸右）[24]．したがって，成因や病型によらず仮面高血圧に対しては，長時間作用の降圧薬を用いた 24 時間にわたる血圧コントロールなど，積極的な降圧治療を進めるべきである．

おわりに

　高齢化が進行するわが国において国民生産性を維持するためには健康寿命を延長し，高齢者の社会的活動を高めることが必須の課題であると思われる．そのためには，高齢者の健康を脅かす大きな原因である心血管疾患を抑制することが必要であり，その危険因子となっている生活習慣病の改善が求められる．とくに高血圧は生活習慣病のなかで最も頻度が高い疾患であり，わが国には約 4,000 万人が罹患していると推定されているため，血圧を適切に管理することの重要性は高い．冒頭で述べたように高血圧治療の目標は単に血圧を正常化することだけではなく，心肥大，腎障害などの循環器系臓器障害や脳卒中，冠動脈疾患などの心血管疾患を抑制し長期予後を改善することである．この目的のためには，24 時間にわたり厳格な血圧管理をおこなうことが必要であり，本稿で記述した白衣高血圧や仮面高血圧に対する適切な管理を実践し，高血圧治療の質を高める努力が広められることが望まれる．

（石光俊彦／武島　宏／小口　渉）

● 文　献 ●

1) 高血圧治療ガイドライン 2014（JSH2014），日本高血圧学会高血圧治療ガイドライン作成委員会編，日本高血圧学会，東京，2014
2) Kuwajima I et al : *Hypertension* 22 : 826-831, 1993
3) Fukuhara M et al : *Stroke* 44 : 1512-1517, 2013
4) Pierdomenico SD et al : *Am J Hypertens* 24 : 52-58, 2011
5) Sega R et al : *Circulation* 111 : 1777-1783, 2005
6) Stergiou GS et al : *Hypertension* 63 : 675-682, 2014
7) Weber MA et al : *Circulation* 90 : 2291-2298, 1994
8) Martin CA et al : *J Hypertens* 29 : 749-757, 2011
9) Eguchi K et al : *Stroke* 34 : 2471-2474, 2003
10) Pickering TG et al : *Am J Hypertens* 7 : 848-852, 1994
11) Fagard RH et al : *Circulation* 102 : 1139-1144, 2000
12) Bulpitt CJ et al : *Hypertension* 61 : 89-94, 2013
13) Ugajin T et al : *Arch Intern Med* 165 : 1541-1546, 2005
14) Mancia G et al : *Hypertension* 54 : 226-232, 2009
15) Verdecchia P et al : *Hypertension* 45 : 203-208, 2005
16) Minami J et al : *Blood Press Monit* 3 : 101-106, 1998
17) Minami J et al : *J Hypertens* 14 : 1421-1425, 1996
18) Minami J et al : *Am J Hypertens* 10 : 222-225, 1997
19) Saito K et al : *Am J Hypertens* 10 : 217-221, 1997
20) Lindquist TL et al : *Hypertension* 29 : 1-7, 1997
21) Friedman M et al : *J Am Med Assoc* 169 : 1286-1296, 1959
22) Schnall PL et al : *Hypertension* 19 : 488-494, 1992
23) Sega R et al : *Circulation* 104 : 1385-1392, 2001
24) Bobrie G et al : *JAMA* 291 : 1342-1349, 2004

第3章 血圧変動の表現型とそのエビデンス

4. 日内血圧変動（早朝・夜間高血圧）

Key Points

- 早朝高血圧，モーニングサージとも心血管イベントのリスクである．
- 日内血圧変動は再現性の問題があり，近年は夜間血圧に注目が移っている．
- 夜間血圧は家庭血圧を用いても測定が可能である．
- 家庭血圧で測定した夜間血圧は，ABPMのそれと同等かそれ以上に臓器障害との関連がある．

はじめに

ヒトの血圧は常に変動しており，夜間に低下し早朝にかけて上昇してくる．近年，下がるべきところが下がらない夜間高血圧と，生理的な上昇を超えるような早朝高血圧が，通常の診察室血圧測定にくらべて心血管イベント予測因子であることが報告されている．

概念・定義

高血圧は心血管イベント発症の重要なリスク因子の1つである．高血圧の診断，治療は第一に診察室血圧で評価される，これまでの多くの臨床研究の結果から，診察室血圧の血圧コントロールが良好であれば，心血管イベント発症はかなりの程度抑制できることが証明されている．しかしながら，それでもなおイベントは発生する．そのリスクの積み残しが，早朝および夜間高血圧といえる．当然のごとく，何らかの診察室外血圧の評価法が必要となり，家庭血圧か24時間自由行動下血圧測定（ambulatory blood pressure monitoring：ABPM）を用いることになる．早朝高血圧という厳密な定義でいえば，早朝に測定された血圧のみが高血圧を示し，他の時間帯で測定された血圧値が正常であることになる．早朝高血圧は，家庭血圧が普及してきてから汎用されるようになった概念といえる．通常，家庭血圧の朝の測定は，起床後，朝食前に測定されるため，その値が高血圧を示せば早朝高血圧とよばれることが多い．そういった意味では，朝食の影響などを完全に除外しきれないABPMでは早朝高血圧を定義することは難しい．ABPMの場合は，夜間の血圧の状況を含めたモーニングサージとして評価することになる．

夜間高血圧に関していえば，ゴールデンスタンダードの測定法はABPMである．もともとは，ABPMの特徴から日中の血圧も加味した血圧日内変動の概念があり，夜間血圧が下がりにくいnon-dipperやriser型が心血管イベントのリスクであるということがはじまりである，しかしながら，血圧日内変動の再現性，とくにdipperとnon-dipperの再現性がよくないことから，夜間血圧レベルそのものに焦点が当てられるように

なってきた．わずか1日のABPMで測定した夜間血圧の値であっても，心血管イベントのきわめてすぐれた予後予測能になっている．近年，家庭血圧の進歩により家庭血圧でも夜間血圧を測定できるようになってきているが，測定状況，評価法に関しては，まだエビデンスも十分ではない．

診断

前述したように他の時間帯の血圧レベルを考慮しなければ，早朝高血圧は家庭血圧で評価した早朝の血圧値が135/85mmHg以上であれば早朝高血圧，ABPMで評価した夜間睡眠中の血圧が120/70mmHg以上であれば夜間高血圧と診断される．

エビデンス

1) 早朝高血圧

家庭血圧で評価された早朝高血圧が心血管リスクであるということは，少なくとも診察室血圧が正常で，早朝血圧が高血圧を呈する集団が，診察室血圧と家庭血圧が正常の集団よりもリスクが高く，両者とも高血圧を示す集団と同等であるというエビデンスが必要である．これはいいかえれば，仮面高血圧がリスクであるかどうかを問うているのと同義である．一見当然のエビデンスと思われるが，実は家庭血圧で評価した早朝高血圧が心血管イベントの独立したリスクであるという報告はほとんどない．家庭血圧を用いた大規模コホート研究はいくつか報告されている．イタリアの一般住民を対象としたPAMELA（Pressioni Arteriose Monitorate E Loro Associazioni）研究においては，家庭血圧レベルは値の上昇とともに心血管イベントのリスクは上昇するが，家庭血圧と診察室血圧とで定義した仮面高血圧は，まったく補正をしなければ心血管イベントのリスクとなっていたが，年齢，性別で補正後はリスクには

ならなかった[1]．加えてこの場合の家庭血圧測定は，午前7時と午後7時の時間指定で測定された血圧値を用いているため早朝血圧自体を議論できない．フィンランドのFinn-Home研究も，家庭血圧で評価した早朝血圧レベルは，値の上昇とともに心血管イベントのリスクは上昇していたが（本研究では，夕方に測定された家庭血圧も早朝血圧同様心血管イベントのリスクとなっていたため，研究の結論は，家庭血圧の測定時間によってイベント予測は変わらないという結論である），PAMELA研究と同様，補正後は朝・夕の家庭血圧値を用いて定義された仮面高血圧はイベントリスクとはならなかった[2]．ベルギーでおこなわれた高血圧患者を対象にしたSHEAF（Self-Measurement of Blood Pressure at Home in the Elderly：Assessment and Follow-up）研究においては，仮面高血圧はさまざまな心血管リスク因子で補正しても心血管イベントのリスクにはなっていた[3]．しかしながら，これも早朝高血圧ではなく，朝と夕の家庭血圧を平均したもので定義されているため，早朝高血圧がリスクであるかどうかはわからない．しかしながら，最近，わが国より興味深い研究が報告された．HONEST研究は，20,000人の高血圧患者を2年間追跡し，治療中の家庭血圧レベルが心血管イベントに関連するかどうかを検討した研究である．その研究においては，診察室血圧も家庭血圧レベルも心血管イベントのリスクと比例関係にはあったが，診察室収縮期血圧130mmHg未満，早朝家庭血圧125mmHg未満を基準とした場合，診察室収縮期血圧が130mmHg未満であっても早朝家庭収縮期血圧が145mmHg以上であった場合には，約2.5倍の心血管イベントリスクになっていた[4]（図❶）．治療中の高血圧患者において，明確に早朝高血圧がリスクになると証明したはじめての研究結果である．

第3章 血圧変動の表現型とそのエビデンス

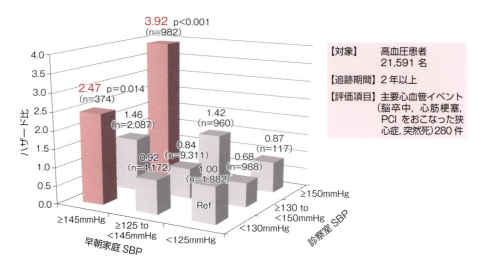

図❶ 早朝家庭血圧の心血管イベントへのインパクト（HONEST研究）
調整因子：性，年齢，CVD家族歴，脂質異常症，糖尿病，CVD既往歴，CKD，喫煙．

(kario K et al, 2014[4]) 引用）

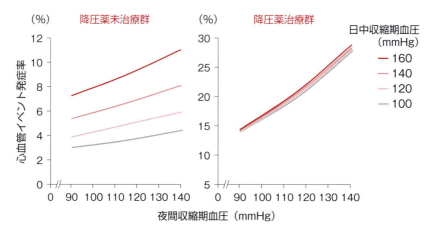

図❷ ABPMで評価した日中血圧および夜間血圧と心血管イベントとの関連（IDACO研究）
7,458人，平均9.6年の追跡期間．

(Boggia J et al, 2007[5]) より引用）

2）夜間高血圧

　降圧薬未治療の集団の場合は，ABPMで評価した日中血圧も夜間血圧レベル上昇も心血管イベントリスクの上昇に関連しているが，降圧薬治療中の集団においては，日中血圧レベルにはその関連はなく，夜間血圧レベルにおいてのみみられることが報告されている[5]（図❷）．このABPMのデータが登録された頃がそれほど長時間作用型の降圧薬が使用されていなかった時代背景もあり，夜間まで降圧薬の降圧効果が持続していなかった結果を反映しているとも解釈できる．以前われわれも地域一般住民において，診察室血圧が正常血圧（140/90mmHg未満）を示し，ABPMで評価した24時間血圧が正常（125/80mmHg未満）であっても，夜間血圧が高い値を示すようなnon-dipperやriser型を呈する集団は，そうでない集

4. 日内血圧変動（早朝・夜間高血圧）

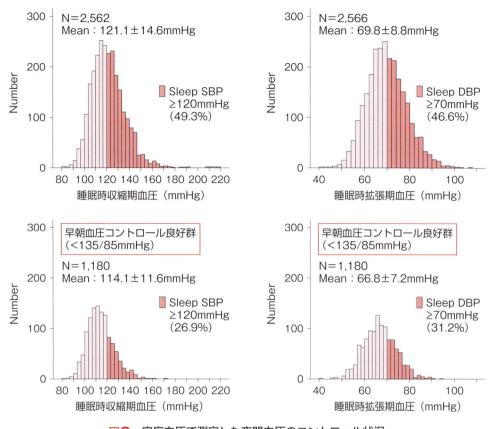

図❸ 家庭血圧で測定した夜間血圧のコントロール状況

(Kario K et al, 2015[9]）より引用）

団にくらべ心臓超音波検査で評価した左室相対的壁肥厚やANP，BNPといった心負荷を示唆するバイオマーカーが高値を示し[6]，同様の集団で家庭血圧が正常値（135/85mmHg未満）であっても，ABPMで評価した夜間血圧が高血圧（120/70mmHg以上）を示す集団は高血圧性臓器障害の進行を認めていた[7]．

近年，家庭血圧においても夜間血圧測定が可能になっている．われわれがおこなったJHOP研究においては，夜間血圧測定が可能な家庭血圧計を用いて，午前2時，3時，4時の3回を測定した．ほぼ同時期にABPMを施行した854名において，尿中アルブミン，左室重量係数といった臓器障害との関係をみてみると，家庭血圧で測定された夜間血圧と臓器障害との関連のほうがより強かった[8]．家庭血圧で測定された夜間血圧の基準値のコンセンサスはないが，ABPMで夜間高血圧と診断される120/70mmHgを閾値とした場合，J-HOP研究においては，通常の高血圧診療において血圧コントロール良好と診断される診察室血圧140/90mmHg未満，早朝家庭血圧135/85mmHg未満の集団において，家庭血圧の夜間高血圧を呈する割合は，約20〜30％であることがわかっている（図❸）[9]．しかしながら，早朝高血圧同様，ABPMにしても家庭血圧にしても純粋に夜間高血圧と診断される集団が，そうではない集団にくらべて心血管イベントリスクとなるのか，あるいは介入することによって臓器障害やイベント抑制につながるかどうかはほとんどエビデンスはない．

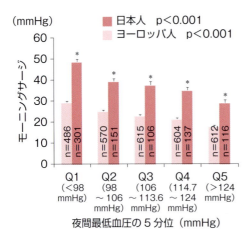
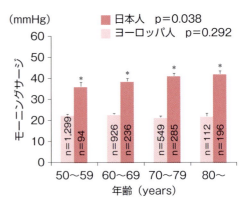

図❹ モーニングサージの人種差（日本人 vs. ヨーロッパ人）
Values are expressed as means ± s.e.m. *p<0.001 vs. ヨーロッパ人（同じカテゴリーでの）
(Hoshide S et al, 2015[10] より引用)

臨床的意義

　早朝あるいは夜間の血圧が上昇していることが心血管イベントリスクになることは明らかである．わが国では，欧米にくらべて冠動脈疾患よりも脳卒中発症率が高いとされているが，日本人においてABPMで評価したモーニングサージが顕著な場合は，脳卒中発症リスクが高いことを報告した．このモーニングサージの程度に人種差があるかどうかを検討したところ，ヨーロッパ人と比較して明らかに日本人のモーニングサージは高かった[10]（図❹）．したがって，わが国における高血圧診療において早朝高血圧に焦点をあてることはきわめて重要であると思われる．夜間高血圧においては，家庭血圧で簡易に測定可能になってきたとはいえ，基準値，測定回数，測定日数などいまだ問題は山積である．技術の進歩が先だつのは当然であるが，それに伴う臨床のエビデンスも遅れをとってはならない．

おわりに

　早朝，夜間高血圧とも心血管イベントのリスクになることは間違いないが，介入することによってイベント抑制につながるのかどうかのエビデンスはまだない．今後もこの分野の更なる研究の発展に期待する．

（星出　聡）

● 文　献 ●

1) Mancia G et al：*Hypertension* **47**：846-853, 2006
2) Hänninen MR et al：*J Hypertens* **30**：705-712, 2012
3) Bobrie G et al：*JAMA* **291**：1342-1349, 2004
4) Kario K et al：*Hypertension* **64**：989-996, 2014
5) Boggia J et al：*Lancet* **370**：1219-1229, 2007
6) Hoshide S et al：*Am J Hypertens* **16**：434-438, 2003
7) Hoshide S et al：*Hypertens Res* **30**：143-149, 2007
8) Ishikawa J et al：*Hypertension* **60**：921-928, 2012
9) Kario K et al：*J Clin Hypertens*（*Greenwich*）**17**：340-348, 2015
10) Hoshide S et al：*Hypertension* **66**：750-756, 2015

第3章 血圧変動の表現型とそのエビデンス

5. 日間血圧変動

Key Points

- 家庭血圧測定の有用性は確立されており，日常臨床で活用されている．
- 家庭血圧測定からは，日間血圧変動性を評価することが可能である．
- 日間血圧変動は，他の因子とは独立して予後や臓器障害に影響しうる．
- 日間血圧変動についてのエビデンスは，まだ十分ではない．
- 日間血圧変動について，今後も更なる検討が待たれる．

はじめに

家庭血圧測定には，一定した条件のもとで，長期間にわたる多数の測定値を得ることができるため，ばらつきが比較的少なく再現性が高いという特徴がある．また，他のメリットとして，患者の治療継続率の改善が期待できること，過剰降圧・不十分な降圧や薬効の持続時間の評価に有用であること，白衣高血圧，仮面高血圧や治療抵抗性高血圧の診断・治療方針の決定に有用であることなどがあげられる．加えて，診察室血圧と比較しても，家庭血圧は生命予後や心血管イベント発症のすぐれた予測因子であることを示す報告[1)～3)]が多数なされており，各国の高血圧治療ガイドラインにおいて，高血圧診療における家庭血圧測定の重要性が指摘されている[4)]．

血圧変動性の点からみると，家庭血圧測定により，早朝血圧と就寝前血圧の差としてのM/E（morning/evening）差や，季節間血圧変動を含む血圧長期変動性を評価できるのみならず，日間血圧変動性を評価することが可能である．とくに，上述の「一定した条件のもとで多数の測定値を得ることができる」という特徴から，家庭血圧は日間血圧変動を評価するのにふさわしいとされている[5)]．

こうしたことをふまえて，おもに家庭血圧から評価された日間血圧変動性について，複数の成果が報告されている．本稿ではそれらのエビデンスにもとづいて，日間血圧変動の概念や臨床的意義について概説する．

概念・定義

他の血圧変動の指標と同様に，血圧日間変動も，対象者の個人内での日々の血圧測定値を用いて，その標準偏差（standard deviation：SD）が日間血圧変動の指標として用いられることが多い．変動係数（coefficient of variation：CV，SDを平均値で割ったもの）が評価されることもある．最近は新しい日間血圧変動の評価指標として，血圧の最高値と最低値の差（maximum-minimum difference：MMD）や，平均変動幅（average real variability：ARV，連続した複数回の測定において，前回測定値と今回測定値の差の

絶対値を平均したもの）に加え，平均値とは独立した変動性（variability independent of mean：VIM，対象患者全員の血圧のSDと血圧値をプロットし，その近似曲線から計算される値を用いてSDを統計処理することにより，平均値と独立するように補正したもの）を用いた研究もみられる．SDやCVは血圧の平均値の影響を受けることを避けられないことから，多変量モデルにSDやCVと血圧の平均値を同時に含めることは望ましくない．こうした問題を避けるために考案された指標がVIMである[6)〜8)]．

診断（指標）

日間血圧変動の概念自体は前述のとおり明確である．しかしながら，日間血圧変動の評価指標のうち，どれが最もよく心血管イベントや予後に相関するのかは，いまだ確立されていない．また，日間血圧変動を評価するための血圧値として，朝・夕どのタイミングで血圧を測定するべきか，何日分の血圧値を用いて変動性を評価するのが適切なのか，また，家庭血圧は1機会で原則2回の測定が推奨され，各測定機会においてくり返して測定すれば血圧値が漸減していくことが知られるが，一回目，二回目のどちらを，もしくは2回の平均値を用いるべきか，などについても確立された基準はない．さらに，血圧変動がどの程度以上に大きければ臓器障害や心血管イベント発症の高リスクと考えられるか，といったカットオフ値も明らかになっていない．

日間血圧変動についての報告はまだその数が十分でなく，こうした問題を解決するためには，今後更なる検討が必要である．

エビデンス

1）疫学研究

一般住民を対象とした疫学研究において，家庭血圧測定にもとづく日間血圧変動の意義を検討した複数の報告がなされている．24時間自由行動下血圧測定（ambulatory blood pressure monitoring：ABPM）と家庭血圧を用いた世界初の住民ベースの疫学研究である大迫研究では，看護師が参加者に家庭血圧の測定方法を指導し，標準化された血圧測定器を用いるなど，家庭血圧測定の均質性を担保できるように計画されており，日間血圧変動に関しても多数の成果が報告されている．Kikuyaらは，平均26日間，朝の一回の血圧測定から計測した収縮期・拡張期のSDおよびCVが大きいと，平均血圧や他のリスク因子とは独立して心血管死亡，総死亡，脳卒中死亡が多いことを報告した（図❶）[9)]．また，脳卒中の既往がない男性にかぎって検討すると，朝の収縮期血圧の日間変動（SD）は喫煙者においては脳卒中発症と有意に正の相関を示したが，非喫煙者では相関がみられなかったことも報告されている[10)]．夕の家庭血圧値から求めた日間血圧変動が，朝の家庭血圧値から求めた日間血圧変動よりも大きいことも明らかにされている[11)]．同じく大迫研究において，家庭血圧から求めたSDとNT-ProBNPが他の因子とは独立して正の相関を示していたことから，日間血圧変動と臓器障害との関連を示唆した報告[12)]や日間血圧変動が認知機能低下と有意に相関していたとの報告[13)]もある．

一方，Cox比例ハザードモデルの予後予測への寄与度を表すR二乗値を用いて，上述の新しい血圧変動性指標であるVIM，ARV，MMDの有用性を検討したところ，朝・夕ともに，どの日間血圧変動もモデルの改善は1%に満たなかった．さらに，降圧薬の非服用者にかぎって解析すると，VIMが総死亡を弱く予測し得たのみで，他の変動性指標はいずれも有意なイベント予測能を示さなかった（表❶）．こうしたことから，Asayamaらは，一般住民において，家庭血圧による日間血圧変動が心血管イベント発症や総死亡のリスクであることは確かであるが，血圧平均値を超える有

5. 日間血圧変動

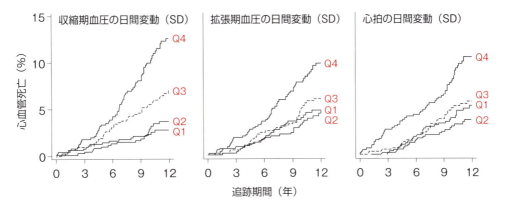

図❶ 家庭血圧から求めた日間血圧変動・日間心拍変動と，心血管死亡との相関
　日間変動の大きさで4群に分けると，収縮期・拡張期血圧，心拍の日間変動のいずれも，最も大きい群で心血管死亡が多くなっている．

(Kikuya M et al, 2008[9]) より改変引用）

表❶ 家庭血圧値を含んだ生存分析の基本モデルに，朝の家庭収縮期血圧から求めた日間血圧変動の各指標を追加した場合の，それぞれのモデル改善度をR二乗値で示したもの

エンドポイント（人）	基本モデル R^2値（%）	追加モデル		
		VIM R^2値（%）	MMD R^2値（%）	ARV R^2値（%）
全患者				
総死亡（412）	22.9 *	0.30 †	0.06	0.16 *
心血管死亡（139）	10.7 †	0.31 †	0.10	0.25 *
脳卒中発症（223）	8.3 §	0.15	0.12	0.14
降圧薬非服用者				
総死亡（231）	20.1 *	0.30 *	0.15	0.17
心血管死亡（68）	7.9 †	0.08	0.04	0.14
脳卒中発症（113）	6.8 †	0.06	0.04	0.09
降圧薬服用者				
総死亡（181）	23.9	0.33	< 0.01	0.20
心血管死亡（71）	13.5	0.88 *	0.21	0.50
脳卒中発症（110）	5.7 ‡	0.39	0.31	0.32

* $p<0.05$，† $p<0.01$，‡ $p<0.001$，§ $p<0.0001$

(Asayama K et al, 2013[14]) より改変引用）

用性をもたず，また，少なくとも降圧薬非服用者に関しては，日間血圧変動は予後予測に有用とはいいがたいと結論づけている[14]．
　フィンランドの一般住民を対象とし，家庭血圧に関する検討をおこなっている Finn-Home 研究では，連続7日間，朝夕それぞれ2回ずつの家庭血圧測定をおこなった結果，大迫研究と同様に日間血圧変動が心血管イベント発症の独立した予測因子であることが示された（**表❷**）[15]．一方で，ベルギーで一般住民を対象としておこなわれた研

表❷ 朝のみ／夕のみ／朝夕すべてのそれぞれの家庭血圧値から求めた日間血圧変動，朝の家庭血圧値－夕の家庭血圧値の差のSD，各セッションでの一回目の測定値と二回目の測定値の差のSDと，心血管イベントおよび総死亡との関連

	心血管イベント（n=179）		総死亡（n=130）	
	ハザード比（95%CI）	p値	ハザード比（95%CI）	p値
収縮期血圧				
朝の血圧のSD	1.04（1.00-1.07）	0.03	1.05（1.02-1.09）	0.006
夕の血圧のSD	1.02（0.98-1.06）	0.27	1.04（0.99-1.08）	0.11
朝夕すべての血圧のSD	1.02（0.98-1.07）	0.39	1.05（1.00-1.11）	0.04
朝夕の血圧差のSD	1.04（1.01-1.07）	0.006	1.04（1.01-1.07）	0.01
一回目と二回目の測定値の差のSD	1.01（0.97-1.06）	0.51	1.06（1.01-1.10）	0.02
拡張期血圧				
朝の血圧のSD	1.10（1.04-1.16）	0.002	1.17（1.11-1.23）	<0.001
夕の血圧のSD	1.05（0.99-1.12）	0.11	1.09（1.01-1.17）	0.03
朝夕すべての血圧のSD	1.09（1.00-1.18）	0.04	1.19（1.09-1.29）	<0.001
朝夕の血圧差のSD	1.10（1.05-1.15）	<0.001	1.12（1.07-1.16）	<0.001
一回目と二回目の測定値の差のSD	1.09（1.04-1.15）	<0.001	1.09（1.03-1.16）	0.003

（Johansson JK et al, 2012[15]）より改変引用）

究では，日間血圧変動が心血管死亡や総死亡を予測できないという結果であった．ただし同研究では，通常の家庭血圧測定ではなく，看護師が対象者の家庭を2～4週間空けて2回訪問し，10回測定した血圧にもとづいて日間血圧変動を評価しており，それが影響して他の疫学研究とは異なる結果が得られた可能性がある[16]．

これら疫学研究からは，日間血圧変動に影響する因子の検討もなされている．大迫研究では，家庭血圧から求めた日間血圧変動と正の相関を示していたのは，女性であること，年齢，家庭血圧値，家庭心拍変動（SD），アルコール摂取であり，負の相関を示していたのは，家庭心拍値および歩行時間であった[17]．Finn-Home研究においては，高齢，アルコール過剰摂取，家庭血圧値[18]，および持続的な不眠[19]が，またベルギーの疫学研究においては，男性であること，高齢，BMI低値，末梢血管障害の既往[16]が，それぞれ日間血圧変動と正の相関を示したと報告されている．

2）臓器障害と日間血圧変動

356人の未治療高血圧患者を対象とした検討で，連続14日間で朝夕3回ずつ測定した家庭血圧値から求めた日間血圧変動（SD）が，年齢・性別・診察室血圧など他のリスク因子で補正した場合，左室心筋重量係数（LVMI）とは有意に相関していた一方，頸動脈の内膜中膜肥厚（IMT）や尿中アルブミン／クレアチニン比（UACR）とは相関がなかったとの報告[20]や，正常血圧，前高血圧，軽度高血圧，中程度高血圧の全314人を対象に，連続7日間に朝夕2回ずつ測定した家庭血圧値から求めた日間血圧変動（SD）は血圧値と有意に相関しており，また他の因子とは独立してIMT，スティフネスパラメーターβ，血流依存性血管拡張反応（FMD），血清エンドセリン1レベルと相関しており，血管・臓器障害との

5. 日間血圧変動

関連が示されたとの報告[21]がある.

糖尿病患者に関しても，858人の2型糖尿病患者を対象に，連続14日間で朝夕3回ずつ測定した家庭血圧値から求めた日間血圧変動（CV）が，他のリスク因子とは独立して微量アルブミン尿と相関していたとの報告[22]，268人の微量アルブミン尿を有する2型糖尿病患者を対象に，7日間で朝夕1回ずつ測定した家庭血圧値から求めた日間血圧変動（SD）が，推定糸球体濾過量（eGFR）低値と相関したとの報告[23]がなされている．また，重症の大動脈弁狭窄を有する104人の患者で，最低4日間の入院中の血圧から求めた日間血圧変動（CV）が大動脈弓のcomplex plaqueと相関していたとの報告[24]があるし，健常成人についても，フィンランドの健常人150人を対象に，連続7日間に朝2回ずつ測定した家庭血圧値から求めた日間血圧変動（SD）は，他のリスク因子で補正した場合UACRとは相関しなかったが，LVMIとは有意に相関した[25]との報告がある．

家庭血圧値による日間血圧変動の評価ではないが，脳梗塞後の入院中の日間血圧変動について検討した研究が最近2報なされた．2,645人の脳出血後の患者を対象に，入院中の急性期の日間血圧変動（SD）が死亡や後遺症などの予後と有意に相関したこと[26]や，初回の虚血性脳梗塞を起こした2,566人の患者を対象に，入院中の亜急性期（4～10日目）の血圧日間変動（SD，CV，VIM）が，他の因子で補正した後も機能的予後不良と相関していたこと[27]が示されている．

このように，日間血圧変動と臓器障害に，少なくとも一部の関連を示す研究は多い．その一方で，256人の未治療高血圧患者を対象に，血圧値そのものはLVMIやUACR，脈波伝播速度（PWV）と有意に相関したが，連続7日間で朝夕3回ずつ測定した家庭血圧値から求めた日間血圧変動（VIM，MMD，ARV）は，これら臓器障害のマーカーと相関を認めなかったとの報告[28]や，332人の2型糖尿病患者を対象に，連続14日間で朝夕3回ずつ測定した家庭血圧値から求めた日間血圧変動（SD）がPWVと相関しなかったとの報告[29]，135人のstage 3～5の慢性腎臓病（CKD）患者を対象に，連続7日間の朝夕1回ずつ測定した家庭血圧値から求めた日間血圧変動（SD，CV，ARV）はeGFRの変化と相関せず，CKD悪化との関連が認められなかったとの報告[30]など，日間血圧変動と臓器障害の関連を示さなかった報告も複数あり，その結論は一致していない．

こうした結論のばらつきの背景としては，各報告で用いられている血圧変動性の評価手法が一定していないことに加え，日間血圧変動そのものが，測定前の安静時間・測定姿勢，カフの位置などのばらつきなどによる血圧自己測定のエラー，測定前の活動の違い，睡眠サイクル，肉体的・精神的ストレス，気温など多くの因子によって影響されうることなどがあげられる．さらに大きな問題点として，降圧薬服用者を対象とした研究では，内服アドヒアランス不良の患者では日間血圧変動が増大し，また臓器障害や予後も悪化しうることから，内服アドヒアランス不良が交絡因子としてはたらいている可能性もある．

なお，直接心血管イベントや生命予後をエンドポイントとした研究ではないが，310人の高血圧患者を対象に，連続7日間で朝夕2回ずつ測定した家庭血圧値から求めた日間血圧変動（SD）および尿中アルブミン排泄を追跡したところ，治療介入による尿中アルブミン排泄の低下は治療介入による血圧値の低下とは相関していた一方，治療介入による日間血圧変動の低下とは相関していなかったことを示す報告もある．同結果より著者らは，日間血圧変動そのものは血圧を超えて治療のターゲットとなるものではないと結論づけている[31]．

3）日間血圧変動と薬物治療

大迫研究から，降圧薬を内服している患者ではそれ以外の患者と比較して日間血圧変動が大きいことが示されている[11)14)]．β遮断薬を内服している患者で日間血圧変動が大きいとの報告[16)]や，α遮断薬内服と日間血圧変動低値との関連を示唆した報告[29)]，また，治療歴が1年未満の患者では，アンジオテンシンⅡ受容体拮抗薬（ARB）内服と日間血圧変動高値には相関が認められたが，Ca拮抗薬ではそのような相関は認められなかったとの報告[32)]もある．

薬剤間で日間血圧変動に対する影響の差を比較した研究では，ARBを投与されていた207人の高血圧患者に，Ca拮抗薬もしくは利尿薬を追加して24週間追跡したところ，血圧値の低下は同程度であったが，連続5日間の家庭血圧測定から求めた日間血圧変動は，Ca拮抗薬追加群のほうがより低下していたとの報告[33)]や，一過性脳虚血発作や軽度の脳卒中を起こした患者では，Ca拮抗薬や利尿薬を内服している患者は，レニン-アンジオテンシン（RA）系阻害薬を内服していた患者よりも日間血圧変動が小さかったとの報告[34)]がなされている．ただし，いずれの報告においても，薬剤による日間血圧変動の低下が直接予後の改善につながったかどうかについては明らかではなく，現時点で，日間血圧変動への介入目的で降圧薬を選択することを支持するエビデンスはない．

臨床的意義

日間血圧変動性の上昇は，加齢や高血圧による血管スティフネスの亢進や，自律神経障害の存在など，患者の病態を反映している可能性があり，現時点では血圧変動性が予後悪化のリスク因子であるのか，こうした病態のマーカーであるのかについて，はっきりとした答えは得られていない．わが国において家庭血圧測定は広く普及しており，家庭血圧測定による日間血圧変動の評価を臨床に応用しやすい環境が整っているといえる．しかしながら，家庭血圧がイベント発症や予後とよく相関することはすでに証明されている一方，日間血圧変動と臓器障害やイベント発症・予後についてのエビデンスは，まだかぎられた数しかない．これまでの報告を総合すると，日間血圧変動が血圧値とは独立して予後に影響する可能性が示されているが，少なくとも現時点では，予後予測として血圧値そのものを上回る有用性をもつとはいいがたい．こうした現状においては，まずは家庭血圧そのものを確実に臨床に活用したうえで，リスクとしての日間血圧変動性を定量的にとらえて，それぞれの患者に対応することが望ましいと考えられる．

おわりに

日間血圧変動は，日常臨床で頻用されている家庭血圧測定から簡便かつ安価に評価することができる指標であり，予後や臓器障害との関連について，その相関を示す報告は多くなされてきている．しかしながら日間血圧変動についてのエビデンスの集積は，他の日内血圧変動や外来血圧変動などと比較してもいまだ十分ではない．日間血圧変動についてはまだ解明すべき点が多く，今後も更なる検討が待たれる．

（河合達男）

● 文　献 ●

1) Ohkubo T et al：J Hypertens 22：1099-1104, 2004
2) Stergiou GS et al：J Hypertens 25：1590-1596, 2007
3) Niiranen TJ et al：Hypertension 57：1081-1086, 2011
4) Shimamoto K et al：Hypertens Res 37：253-390, 2014
5) Stergiou GS et al：Hypertens Res 34：1246-1248, 2011
6) Rothwell PM et al：Lancet Neurol 9：469-480, 2010
7) Rothwell PM et al：Lancet 375：895-905, 2010
8) Dolan E et al：Hypertension 56：179-181, 2010
9) Kikuya M et al：Hypertension 52：1045-1050, 2008
10) Hashimoto T et al：Am J Hypertens 25：883-891, 2012

11）Imai Y *et al*：*J Hypertens* **17**：889-898, 1999
12）Satoh M *et al*：*J Hypertens* **33**：1536-1541, 2015
13）Matsumoto A *et al*：*Hypertension* **63**：1333-1338, 2014
14）Asayama K *et al*：*Hypertension* **61**：61-69, 2013
15）Johansson JK *et al*：*Hypertension* **59**：212-218, 2012
16）Schutte R *et al*：*Hypertension* **60**：1138-1147, 2012
17）Kato T *et al*：*Am J Hypertens* **23**：980-986, 2010
18）Johansson JK *et al*：*J Hypertens* **28**：1836-1845, 2010
19）Johansson JK *et al*：*J Hypertens* **29**：1897-1905, 2011
20）Matsui Y *et al*：*Hypertension* **57**：1087-1093, 2011
21）Liu Z *et al*：*Blood Press Monit* **18**：316-325, 2013
22）Ushigome E *et al*：*Hypertens Res* **34**：1271-1275, 2011
23）Nishimura M *et al*：*Hypertens Res* **36**：705-710, 2013
24）Iwata S *et al*：*Atherosclerosis* **241**：42-47, 2015
25）Johansson JK *et al*：*Blood Press Monit* **20**：113-120, 2015
26）Manning L *et al*：*Lancet Neurol* **13**：364-373, 2014
27）Fukuda K *et al*：*Stroke* **46**：1832-1839, 2015
28）Wei FF *et al*：*Hypertension* **63**：790-796, 2014
29）Fukui M *et al*：*Hypertens Res* **36**：219-225, 2013
30）Okada T *et al*：*Blood Press Monit* **17**：1-7, 2012
31）Hoshide S *et al*：*Hypertens Res* **35**：862-866, 2012
32）Ishikura K *et al*：*Clin Exp Hypertens* **34**：297-304, 2012
33）Matsui Y *et al*：*Hypertension* **59**：1132-1138, 2012
34）Webb AJ *et al*：*Stroke* **45**：2967-2973, 2014

第3章 血圧変動の表現型とそのエビデンス

6. 受診間血圧変動

> **Key Points**
> - 受診間血圧変動(VVV)は心血管イベントや脳卒中の予後予測に有用である.
> - VVV は心血管イベントや脳卒中のみならず eGFR や蛋白尿とも相関する.
> - VVV の増加は心拡張機能障害,頸動脈内膜肥厚,血管内皮障害,認知機能などとも相関する.
> - Ca 拮抗薬は各種降圧薬のなかで VVV を抑制する作用が最も強い.
> - VVV の source として,どの血圧測定法を用いるべきかという検討も今後必要である.

はじめに

血圧の変動性が心血管イベントや予後と相関することは,以前から報告されていたが,2010年に Rothwell らが来院ごとの血圧変動性が脳・心血管イベントリスクであることを報告して以来,血圧変動性指標に対する関心がさらに高まり,多くの研究成果が報告されるようになった[1].一方で血圧変動性指標,評価方法にはさまざまな種類があり,血圧の絶対値とは別に血圧コントロールの指標としてどのように利用すべきか,降圧療法とどのように結びつけて治療に役立てるかなど解明されていない点も多い.本稿では,受診間血圧変動(visit-to-visit variability：VVV)とその評価,降圧療法との関連などについて概説する.

定義・概念

血圧の受診間変動は,外来受診時ごとの診察室血圧における変動と定義される.すなわち平均値は同じであっても,血圧の変動性(ばらつき)は人それぞれで,変動性が大きいとイベントに相関するというエビデンスが近年多数報告されている.VVV の指標としては数回(少なくとも3回以上)の受診時における収縮期血圧(SBP)と拡張期血圧(DBP)の標準偏差(SD)-SBP/DBP と SD を平均血圧で除した coefficient of variation (CV)-SBP/DBP が代表的である.

一方,これらの指標は血圧の絶対値によって修飾されたり,隣接する血圧の変動を必ずしも反映しない可能性があることから SD のほかに average real variability (ARV), peak value, standard deviation independent of the mean (SDIM) などの指標も用いられる.表❶に VVV として用いられている指標と数式を示す[2].

エビデンス

これまで,家庭血圧の day-to-day variability は脳卒中の予後予測に有用であることが報告されていたが,血圧の最高値の予後予測能や外来血圧における VVV と予後に関してはごく少数の報告しかなされていなかった.

Rothwell らは 2010 年,大規模のコホート研

表❶ 受診間血圧変動に用いられる数式

Formula 1 Standard deviation (SD)	$SD = \sqrt{\dfrac{\sum (x_i - \overline{x})^2}{n-1}}$
Formula 2 Standard deviation independent of the mean (SDIM)	$SDIM = \dfrac{SD}{\overline{x}_i^a}$ $\quad$ a is derived by fitting a curve to $SD = k \times \overline{x}^a$, where k is a constant
Formula 3 Coefficient of variation (CV)	$CV = \dfrac{SD}{\overline{x}_i}$
Formula 4 Peak size	Peak size $= \max x_i - \overline{x}$
Formula 5 Trough size	Trough size $= \overline{x} - \max x_i$
Formula 6 Successive variation (SV)	$SV = \sqrt{\dfrac{1}{n-1} \sum_{i=1}^{n-1} (BP_{i+1} - BP_i)^2}$ $\quad$ where BP_i represents the *ith* BP measure-ment for $i = 1, 2, ..., n$.
Formula 7 Average real variability (ARV)	$ARV = \dfrac{1}{n-1} \sum_{i=1}^{n-1} |BP_{i+1} - BP_i|$

(Howard SC *et al*, 2009[2]) より引用)

究データをもとに VVV(診察室来院時毎血圧変動)が脳卒中の危険因子となることを報告した[1]。彼らは外来受診時収縮期血圧(SBP)の標準偏差:SD と SD を平均外来収縮期血圧で除した CV を UK-TIA 研究,ASCOT-BPLA〔外来血圧および自由行動下血圧測定(ambulatory blood pressure monitoring:ABPM)〕で解析し,SBP の血圧変動が大きいと脳卒中発症率が高くなること,maximum SBP も脳卒中の強力な予測因子になることを報告した(図❶).さらに ASCOT-BPLA 研究においては,①血圧の residual VVV が TIA コホートと同等に大きいこと,②外来 SBP の血圧変動は脳卒中,心不全,狭心症,心筋梗塞の強力な予測因子になること,③ SBP の VVV は心拍数や心拍変動とは独立した予後予測指標であること,④ within-visit-variability(1 回の診察における血圧変動)は VVV と相関するが,心血管イベントの予測指標としては弱いこと,⑤ SBP の VVV は白衣効果と相関しないこと,⑥アムロジピンベース群における心血管イベントがアテノロールベース群より低率であることは平均血圧の変化や他のリスク因子では説明し難く,SBP の VVV の差(アムロジピンベース群が低値)で説明可能であることを報告した.また ASCOT-BPLA,ABPM 研究においては,①診察室血圧の VVV は測定時刻に依存しないこと,②複数回の ABPM 測定による平均 daytime SBP の変動は診察室 SBP の VVV と相関すること,③ ABPM 上の血圧変動よりも VVV のほうが心血管イベント予測能にすぐれること,④ SBP の VVV は,全外来血圧測定の平均値や複数回の ABPM 測定における平均値とは独立した予後予測指標になることを報告した.Rothwell らによって上記の研究結果が報告されて以来,血圧変動に関する注目が急速に高まり,彼らはさまざまな血圧変動指標のなかで,SBP の VVV が最も強力な予後予測因子であることを強調している.

Rothwell は,これまでの臨床研究が主として

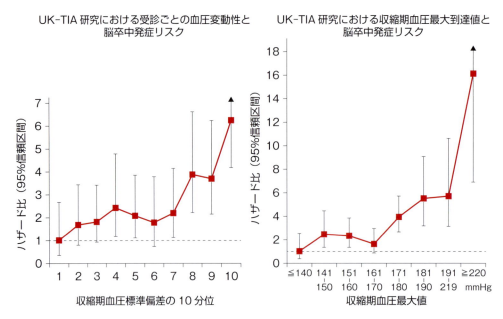

図❶ 収縮期血圧変動性，収縮期最大値と脳卒中発症リスク
収縮期血圧変動性が大きいほど，最大収縮期血圧が高いほど脳卒中発症リスクは増大した.
（Rothwell PM et al, 2010[1]）より引用）

平均血圧をもとに脳心血管イベントの関係を検討されており，episodic hypertension や血圧のinstability の関与が考慮されていなかったことに着目した[3]．すなわち平均血圧が至適値であっても発作性の血圧上昇や下降が脳出血や脳梗塞のリスクになりうることから，平均血圧値の評価だけでは不十分であり episodic hypertension が重要であるとした．その代表的な現象がモーニングサージであり仮面高血圧も血圧変動増大の代表的な病態とした．また白衣高血圧の予後についてはいまだに議論があるが，長期的にみると脳卒中イベント発生が高いとの報告もあり，血圧変動増大の病態の1つともみなすことができるとした．さらに起立性高血圧や起立性低血圧患者でも自律神経異常や血圧調節障害のため血圧変動が増大し，このような血圧変動の大きい症例においては，血管スティフネスの増大や圧受容体反射異常，交感神経活動の亢進などといった心血管イベントを起こしやすい病態が内在している可能性が

あり，正常高値血圧患者においてすら血圧変動の大きい症例はイベントリスクが高い可能性があると推論している．

Rothwell はとくに血圧変動と脳血管障害の関連性を強調しているが，脳卒中患者でみられるイベント後の血圧上昇は結果ではなく原因となっている可能性もあること，Syst-Eur 試験において血圧変動を最も抑制する Ca 拮抗薬で認知症が改善する可能性が示唆されたことなどから，血圧変動が絶対値とは意義を別にする重要なリスク因子であるとした[3]．

Rothwell の報告以降，VVV と脳心血管イベントの関連について多くの報告がなされている．Muntner らは一般集団において3回のVVV測定においても SBP の CV が全死亡と相関することを示している[4]．Brickman らは65歳以上の非認知症患者686人を血圧の平均値と SD をもとに4群に分類し，high mean BP, high SD 群が白質病変，脳血管障害ともに最も頻度が高いことを報告

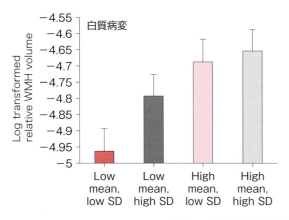
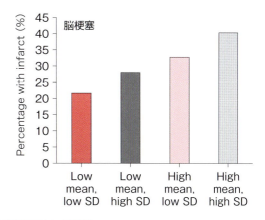

図❷　血圧変動と脳心血管病リスクの関係

(Brickman AM et al, 2010[5] より引用)

した（図❷）[5]．

　Hsiehらは2,161人の2型糖尿病患者のVVVを解析しVVVが大きいほど心血管死が多いことを報告した[6]．KawaiらはVVVが高血圧患者において心血管イベントや脳卒中のみならず推算糸球体濾過量（eGFR），蛋白尿やresistive indexと相関することを報告した．さらに動脈硬化の指標としての脈波伝播速度（PWV）や左室心筋重量係数（LVMI）などとも相関することを報告している[7]．Okadaらも2型糖尿病患者においてSBPのCVとアルブミン尿が相関することを報告している[8]．そのほかに，VVVの増加は心拡張機能障害，頸動脈内膜肥厚，血管内皮障害，高齢者の認知機能と相関するとの報告がなされている[9]．

　さらに，これまでの大規模臨床研究におけるサブ解析としてもVVVと心血管イベントの関係が多数報告されている．2型糖尿病患者を対象としたADVANCE trialでは微小血管病変，大血管病変ともにBPのVVVおよび最大SBPと相関することが示されている[10]．17年間のfollowがなされたSHEP試験においてもVVVは心血管死亡と相関することが示されている[11]．またRENAAL試験とIDNT試験ではVVVと腎臓病の悪化〔クレアチニン値の倍化，末期腎不全（ESRD）の発生，死亡の複合〕に相関があることが示されている[12]．一方，Syst-Eur試験においては，心血管死亡と血圧下降レベルのあいだに相関がみられたものの，血圧変動とは有意な相関はみられなかった[13]．さらに冠動脈疾患を伴った高血圧患者のMACEを検討したHIJ-CREATE substudyにおいてもMACEと血圧変動のあいだには相関は得られなかった[14]．

季節変動

　血圧は冬に高く，夏に低い季節変動を呈することはよく知られた事実であり，末梢血管抵抗上昇がその機序として考えられている[15]．実臨床では，夏に降圧薬を減量し，冬に増量することがよくおこなわれているが，ABPMを用いたイタリアにおける検討では，夏季には昼間のSBP，終日のDBPは減少するものの，夜間血圧は夏季のほうが高く，non-dipper，孤立性夜間高血圧も夏季に多いという興味深い報告がなされており，夏季における睡眠習慣や薬剤の減量が影響している可能性が指摘されている[16]．血圧の季節変動も心血管イベントと相関していることが指摘されており，上記のような血圧季節変動は，治療上重要なポイン

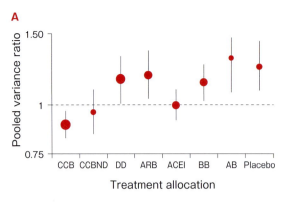
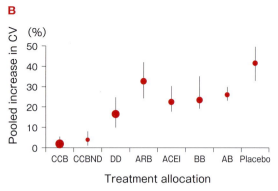

図❸　各種降圧薬の血圧変動性に対する効果
収縮期血圧変動は Ca 拮抗薬，利尿薬で減少しレニン-アンジオテンシン系阻害薬，β遮断薬で増加した．
CCB：Ca 拮抗薬，CCBND：非ジヒドロピリジン系 Ca 拮抗薬，DD：サイアザイド系利尿薬，ARB：アンジオテンシンⅡ受容体拮抗薬，ACEI：アンジオテンシン変換酵素阻害薬，BB：β遮断薬，AB：α₁遮断薬．
(Webb AJ et al, 2010[18]) より引用)

トと考えられる．VVV による血圧変動評価にも季節変動による影響が考慮されるべきであろう．

降圧薬と血圧変動性

Rothwell らの MRC 研究を用いた解析では，アテノロール群より利尿薬群が血圧変動を抑制することが示されている[17]．ASCOT-BPLA 試験のサブ解析ではアムロジピン群で SBP の変動性が低く，アテノロール群で変動性が高いことが示された[17]．Webb らの血圧の変動と降圧薬の class effect に関するメタ解析においても，Ca 拮抗薬は各種降圧薬のなかで血圧変動性を抑制する作用が最も強く，アンジオテンシンⅡ受容体拮抗薬（ARB）は変動性を増大させる可能性が示唆されている（図❸）[18]．ALLHAT でも chlorthalidone とアムロジピンがリシノプリルにくらべて VVV の 4 つの指標（SD, ARV, peak value, SDIM）いずれも有意に低値であることが報告されている（図❹）[19]．一方，J-HOME study では ARB はむしろ VVV を減少させるとの報告もなされている[20]．

Rothwell らによる VVV に関する報告では降圧治療後の residual VVV も有用な指標とされているが，VVV に対する前向きの介入研究結果はなく，降圧薬の VVV に及ぼす意義については，今後更なる検討が必要と思われる．また，降圧薬内服下における血圧変動には服薬アドヒアランスの影響についても十分考慮すべきである．すなわち，アドヒアランスの低下は血圧変動を増大させることが予測されるため，降圧薬服用患者の血圧変動評価の際にアドヒアラスの評価は必須と考えられる．

併用療法と VVV の報告は希少であるが，われわれは ARB 単剤療法効果不十分な高齢者高血圧症例に対する ARB/利尿薬合剤と ARB/Ca 拮抗薬併用による積極的併用治療に関する無作為比較試験（CAMUI 研究）において，VVV，最大最小血圧差は，ARB＋Ca 拮抗薬群において有意に低下しており，血圧変動の面からは ARB/Ca 拮抗薬群が有利である可能性を報告した[21]．また Rakugi らも高齢者高血圧における至適降圧併用療法について検討し（COLM 研究），オルメサルタンとアゼルニジピンまたはアムロジピン併用群が ARB＋サイアザイド系利尿薬群よりも VVV を減少させることを報告した．同試験では 75 歳以上の高齢者において，ARB＋Ca 拮抗薬群が ARB＋利

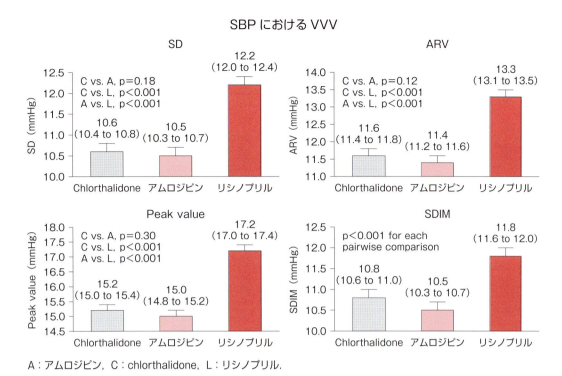

図❹　各種降圧薬のVVVに及ぼす効果

（Muntner P et al, 2014[19] より引用）

尿薬群より脳卒中イベントを有意に抑制しており，血圧変動抑制効果がイベント抑制に寄与した可能性を考察している[22]．

血圧変動性測定上の問題点

　VVVによる血圧変動性の評価には，至適測定回数として何回が最適であるか再現性はどうかなど，未解決な議論が存在する．再現性については，Muntnerらが14回以上血圧測定を施行した772例の症例の血圧変動を検討し，最初の7回とつぎの7回の血圧測定によるデータでは再現性が低いことを報告している[23]．

　またVVVが心血管イベント指標として有用かどうかについては，高リスク患者には有用との報告が多い反面，低リスク患者の予後指標になるかどうかについてはいまだ十分に明らかにされていない[9]．

　そのほか，受診ごとの診察室血圧値がある期間における患者の血圧の代表値としてふさわしいかどうかという議論も存在する[9]．診察室血圧は白衣効果を生じやすく，外気温など環境因子による影響も受けやすい．Rothwellらは，これら環境因子による変動や白衣現象も血圧変動の一部とみるとらえ方をしているが，ABPMや家庭血圧は，これら外気温や環境因子の影響を受けにくいと考えられている．現在のVVVに関する研究は受診ごとの診察室血圧によるものが主流であり，ABPMは元来24時間における血圧変動を，家庭血圧は元来日間変動をみる指標であるが，ABPMや家庭血圧を用いてVVVと同様の指標を求めることも可能であり（ManciaらはEuropean Lacidipine studyを用いて外来血圧，ABPMを用いたVVVを比較し，visit-to-visit 24-h SBP/DBP

は clinic BP variability より 20〜25％小さく，両指標が弱いながらも相関を示すことを報告した[24])，今後 VVV の source として，外来血圧，家庭血圧，ABPM のどの測定法を用いるのが適当かという検討も必要と思われる．

おわりに

受診間血圧変動性が脳・心血管イベントリスクであることは，ほぼ確立されつつある．一方でさまざまな血圧変動指標のなかでどの指標が望ましいか，生理的な血圧変動と異常な血圧変動の境目はどこにあるか，薬剤による修飾をどのように評価するかなど，未解決の問題も多く，今後この分野でのますますの研究の発展が期待される．

（佐藤伸之／長谷部直幸）

● 文　献 ●

1) Rothwell PM *et al*：*Lancet* **375**：895-905, 2010
2) Howard SC *et al*：*Cerebrovasc Dis* **28**：331-340, 2009
3) Rothwell PM：*Lancet* **375**：938-948, 2010
4) Muntner P *et al*：*Hypertension* **57**：160-166, 2011
5) Brickman AM *et al*：*Arch Neurol* **67**：564-569, 2010
6) Hsieh YT *et al*：*Eur J Clin Invest* **42**：245-253, 2012
7) Kawai T *et al*：*Hypertens Res* **35**：239-243, 2012
8) Okada H *et al*：*Atherosclerosis* **220**：155-159, 2012
9) Parati G *et al*：*Nat Rev Cardiol* **10**：143-155, 2013
10) Hata J *et al*：*Circulation* **128**：1325-1334, 2013
11) Kostis JB *et al*：*J Clin Hypertens*（*Greenwich*）**16**：34-40, 2014
12) McMullan CJ *et al*：*Am J Kidney Dis* **64**：714-722, 2014
13) Hara A *et al*：*PLoS One* **9**：e103169, 2014
14) Arashi H *et al*：*Am J Cardiol* **116**：236-242, 2015
15) Handler J：*J Clin Hypertens*（*Greenwich*）**13**：856-860, 2011
16) Fedecostante M *et al*：*J Hypertens* **30**：1392-1398, 2012
17) Rothwell PM *et al*：*Lancet Neurol* **9**：469-480, 2010
18) Webb AJ *et al*：*Lancet* **375**：906-915, 2010
19) Muntner P *et al*：*J Clin Hypertens*（*Greenwich*）**16**：323-330, 2014
20) Obara T *et al*：*Clin Exp Hypertens* **35**：285-290, 2013
21) Sato N *et al*：*Clin Exp Hypertens* **37**：411-419, 2015
22) Rakugi H *et al*：*J Hypertens* **33**：2165-2172, 2015
23) Muntner P *et al*：*J Hypertens* **29**：2332-2338, 2011
24) Mancia G *et al*：*J Hypertens* **30**：1241-1251, 2012

第3章 血圧変動の表現型とそのエビデンス

7. 週・季節変動

Key Points

◆ 血圧は通常，気温の高い季節に低く，気温の低い季節に上昇する季節変動を有する．

◆ 血圧には週単位の変動も認められ，とくに，週はじめの月曜日に高い．

◆ 脳，心臓疾患の発症にも季節変動や週変動がみられ，血圧の変動と類似する．

◆ 自己血圧測定の普及により，血圧の週変動や季節変動をとらえることが可能になった．

◆ 個々の患者の血圧変動を考慮することが，質の高い個別化高血圧治療につながる．

はじめに

血圧は絶えず変動し，その周期にはさまざまなものがある．とくに，季節に関連して生ずる変動が季節変動である．血圧は，一般的に気温の高い季節には低く，気温の低い季節に上昇する季節変動を示す．この季節性の変動は，高齢者では若年者にくらべ大きいことが報告されている[1]．寒冷期に脳，心臓疾患が増加する一因として，この季節性の血圧変動が関連すると考えられている．一方，24時間自由行動下血圧測定（ambulatory blood pressure monitoring：ABPM）の普及により，血圧には週単位の変動がみられ，とくに週はじめの月曜日で高いことが明らかにされた[2]．興味深いことに，月曜日は他の曜日より，脳，心臓疾患発症率が高いというデータがある[3,4]．すなわち，血圧の変動はその機序や周期にかかわらず，脳，心臓疾患発症と相関するという興味深い事実が存在する．したがって，個々の患者の週・季節変動を正確に把握し，対処することは，高血圧の個別化治療を考慮するうえできわめて重要である．本稿では最新のエビデンスと自験例データを紹介し，これらの血圧変動に対する実地的対処法についても紹介する．

概念

血圧に季節変動のあることがはじめて報告されたのは1961年であり，50年以上も前である[5]．その後 Medical Research Council's treatment for mild hypertension（通称MRC研究）の大規模な集団で，血圧が冬季に高く，夏季には低い季節変動があり，その変動に男女差はなく，加齢とともに大きくなる傾向があることが報告された[1]．また，痩せた人で季節変動が大きいことから，寒冷による血管収縮が冬季の血圧上昇の主要な要因と推測された．われわれは，日本人の正常血圧女性を対象として家庭血圧測定をおこない，季節変動と，体重，外気温，日照時間との関連を検討した（図❶）[6]．家庭血圧は7月に最低値，1月に最高値を示した．この血圧変動は，位相はややずれるものの日照時間や外気温と相関を示した．随時血圧には明瞭な季節変動を認めなかった．本研究は血圧の季節変動をとらえるうえで随時血圧より家

79

第3章　血圧変動の表現型とそのエビデンス

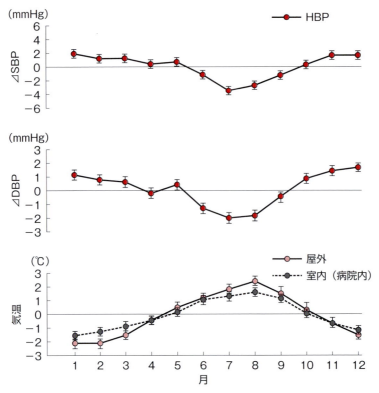

図❶　正常血圧女性16名の家庭血圧の季節変動と屋外気温，室内気温の関係
それぞれのパラメータは年間の平均値との差で表示されている．
SBP：収縮期血圧，DBP：拡張期血圧．
(Imai Y et al, 1996[6] より改変引用)

庭血圧がすぐれることをはじめて示した．

　外気温は血圧に大きな影響を与えるので，居住環境や暖房設備の普及は冬季の血圧上昇に影響を及ぼしうる．Lewingtonらは中国の10地区52万人を対象とし，2004年から2008年にかけてさまざまな季節に血圧測定をおこない，外気温との関係を調べた．外気温と収縮期血圧には密接な関係がみられ，外気温が10℃低下すると収縮期血圧は5.7mmHg上昇するとの関係がみられた[7]．ただし，この関係は，central heatingの普及している地区では明確でなかった．このことは通常居住する場所の気温が血圧の季節変動に影響することを示している．Modestiらは，気温と血圧の季節変動をより詳細に検討するため，1,897名の被験者で，温度計付きのABPMを用いて，昼間血圧，夜間血圧，個人レベルの気温の関係を調べた[8]．その結果，昼間の血圧は個人レベルの気温と有意な負相関を示したが，夜間血圧とは相関しなかった．また，夜間血圧は日照時間と有意な正相関を示すものの，個人レベルの気温とは相関せず，夜間血圧の季節変動の制御因子は，気温以外の季節性の要因（内因性か環境性かは不明）と推測された．したがって，昼間血圧の季節変動は気温の高低に対する血管の拡張–収縮反応により大きく影響されるが，その反応は血圧調節機構の季節変動の影響を受ける可能性がある．われわれは，病院の男性事務職員104名（平均年齢38歳）を対象とし，冬季と夏季の血圧変化ならびに各種内分泌ホルモン，腎機能などを検討した[9]．血圧は，冬季，夏季で室温がほぼ一定に設定され

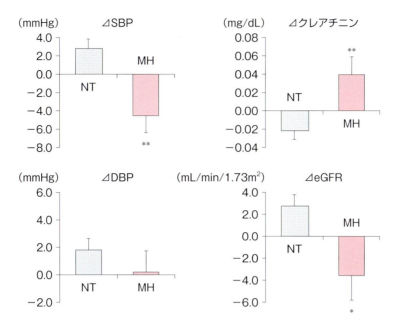

図❷ 正常血圧者ならびに軽度血圧上昇者における血圧，血清クレアチニン，推定糸球体濾過量の季節変動
⊿は冬季と夏季の値の差．
SBP：収縮期血圧，DBP：拡張期血圧，NT：正常血圧群，MH：軽度血圧上昇群．
*p<0.05, **p<0.001 VS. NT群

(Hattori T et al, 2015[9] より改変引用)

ている検査室で安静臥位10分の後に測定した．正常血圧者，軽度血圧上昇者に群分けすると，正常血圧者では，夏季から冬季にかけて収縮期，拡張期血圧が有意に上昇したのに対し（それぞれ2.5mmHgと1.9mmHg），軽度血圧上昇者では，収縮期血圧は有意に低下した（−4.6mmHg）．外気温，室内温度，外気温と室内温度の差異に両群で差異はなかった．両群で，内分泌系反応には差異がなかったが，血清クレアチニンの濃度や推算糸球体濾過量（eGFR）の季節変動に差異がみられたことから，体液量の調節系に両群で差異が生じていた可能性がある（図❷）．これらの結果は，血圧の季節変動が，血圧調節系の季節変動の影響を受けることを示唆する．おそらくヒトは，日常最も長く生活する環境の影響を受け，血圧制御系もその環境に対する季節性の適応を示す．しかし，病院の診察室のように，季節を通じて快適な温度に維持されている場所で血圧測定をおこなった場合，その血圧反応は，血圧制御系の適応パターンにより異なる可能性があり，本来の血圧の季節変動を正確に反映しない可能性がある．この意味で通常生活する状況で毎日測定する家庭血圧値は正確な血圧の季節変動を把握するうえで重要な情報源になると考えられる．

一方，Murakamiらは，135名の住民（平均年齢56.6歳，男性43.7％）で7日間連続24時間血圧モニタリングをおこなった[2]．その結果，明瞭な早朝血圧の週変動が認められ，novelty効果と思われる初日（金曜日）の値を除くと，収縮期，拡張期血圧ともに，月曜日に最も高くなる傾向を認めた（図❸）．この血圧の週変動の要因は明らかでないが，日曜日に最低値をとり，月曜日に急に上昇することから，休息と労働のリズムに連動したものの可能性が示唆される．われわれは，こ

第 3 章　血圧変動の表現型とそのエビデンス

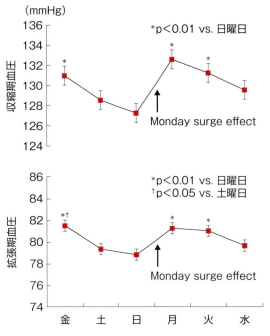

図❸　一般住民 135 名の早朝血圧（覚醒後 3 時間）の週変動
（Murakami S et al, 2004[2]）より改変引用）

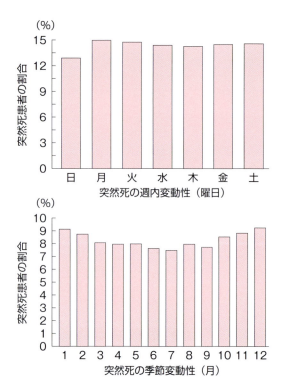

図❹　突然死（外傷，溺水，あきらかに心臓死でないものを除く）の週変動と季節変動
（Arntz HR et al, 2000[11]）より改変引用）

の血圧の週変動と労働ストレスの定量的関係を明らかにする全国労災病院多施設共同研究を遂行中である[10]．

臨床的意義

血圧の変動は脳，心臓疾患の発症と密接に関連することを示した報告は多いが，Arntz らの報告は興味深い．彼らは，西ベルリンの救急搬送データを 1987〜1991 年まで分析し，18 歳を超える対象者の突然死（外傷，溺水，明らかに心臓死でないものを除く）を調査し，その週変動，季節変動を分析した[11]．その結果，週レベルでは，日曜日に突然死は最も少なく，月曜日に最も多かった．また，冬季に増加し，夏季に減少するという明瞭な季節変動を認めた（図❹）．これらは，心筋梗塞が月曜日に多い[3]，冠動脈疾患や脳出血が冬季に増加し，夏季に減少するとの報告[12)13)] と矛盾しない．興味深いことに，週変動は 65 歳以下の群で 65 歳を超える群より大きく，季節変動は 65 歳を超える群で，65 歳未満群にくらべ大きかった．65 歳未満群で週変動が大きいという報告は，労働年齢層で退職者年齢層にくらべ週変動が大きいことを意味しており，仕事を有する集団では，仕事をしていない集団より，心筋梗塞の週変動が大きいという過去の報告と一致する[3]．心臓突然死のリスクはさまざまなものがあるが，日内変動，週変動，季節変動のすべてが一致するリスクは血圧以外にない．これらの事実は，血圧変動の把握と適切な対処が循環器疾患の個別化治療にきわめて重要であることを示している．

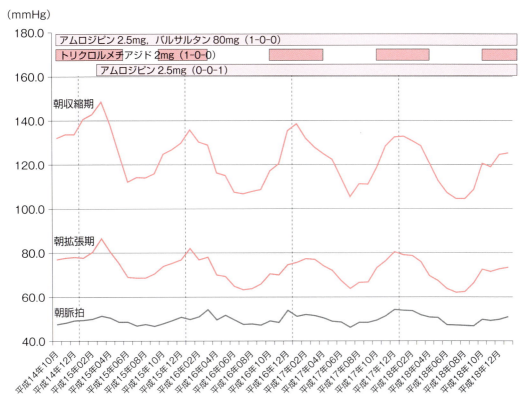

図❺ 65歳男性高血圧患者の4年間にわたる早朝家庭血圧の変動

症例提示

図❺に著明な季節変動を示した症例に対する個別化治療の例を提示する．症例は65歳の男性で退職された方である．平成14年10月～平成18年までの朝の家庭血圧の変動（月平均で表示）が示されている．平成14～15年冬頃のデータでは冬季と夏季では，朝の家庭収縮期血圧に30mmHg程度の差異がみられる．平成15年1月よりアムロジピン2.5mgを夜に追加したところ，朝の血圧低下がみられたが，夏場に収縮期血圧が115mmHg程度まで低下し，めまいなどが生じたため利尿薬を中止した．冬場になると再度血圧上昇がみられたことから，利尿薬を再開，その後，冬場と夏場に利尿薬のオン，オフをおこなうことで各季節を通じ，朝の収縮期血圧が135mmHgを超えないようコントロールされるようになった．このように家庭血圧の測定を毎日おこなうことで，特徴的な血圧の季節変動が明らかとなり，個別的な投薬治療が可能となる．

おわりに

血圧の週・季節変動の意義について最新のエビデンスをもとに概説した．血圧の週・季節変動は脳，心臓疾患の週・季節変動と一致しており，このような一致を示すのは数ある心血管リスクのなかで血圧以外にない．血圧の週・季節変動の把握と適切な対処は高血圧の個別化治療の質を向上させ，循環器疾患の抑制を図るうえできわめて重要なポイントである．

（宗像正徳）

● 文 献 ●

1) Brennan PJ et al：Br Med J（Clin Res Ed）**285**：919-923, 1982
2) Murakami S et al：Am J Hypertens **17**：1179-1183, 2004
3) Willich SN et al：Circulation **90**：87-93, 1994
4) Kelly-Hayes M et al：Stroke **26**：1343-1347, 1995
5) Rose G：Nature **189**：235, 1961
6) Imai Y et al：Clin Sci（Lond）**90**：55-60, 1996
7) Lewington S et al：J Hypertens **30**：1383-1391, 2012
8) Modesti PA et al：Hypertension **61**：908-914, 2013
9) Hattori T et al：Clin Exp Hypertens **37**：317-322, 2015
10) 井上信孝ほか：日職災医会誌 **63**：36-40, 2015
11) Arntz HR et al：Eur Heart J **21**：315-320, 2000
12) Ornato JP et al：J Am Coll Cardiol **28**：1684-1688, 1996
13) Suzuki K et al：Stroke **18**：402-406, 1987

第4章

実臨床で役立つ血圧測定の工夫と実践

第4章 実臨床で役立つ血圧測定の工夫と実践

1. 各種血圧測定法の特性と臨床意義

Key Points

- 今日，臨床的血圧測定手段として，診察室血圧測定，ABPM，家庭血圧測定がある．
- 血圧情報の信頼性，安定性を決定する要因は測定条件の標準化と測定頻度である．
- 血圧値の再現性が最も高い測定法は家庭血圧である．ついでABPとなる．
- 予後予測能は家庭血圧，ABPで診察室血圧より高い．
- 家庭血圧は日間変動，長期変動，ABPは日内変動，短期変動をとらえる方法として重要である．
- 薬効の評価，薬効持続時間，最大薬効発現時間などを家庭血圧測定は最も適切にとらえる．
- 入手可能性，測定受容性／忍容性，コストなどの点から，家庭血圧は最も実用性が高い．

はじめに

今日高血圧診療に用いられる血圧情報として，医療環境における診察室血圧測定，非医療環境における家庭血圧や，自由行動下血圧測定（ambulatory blood pressure monitoring：ABPM）がある．これまで，高血圧診療の基本は診察室血圧にあったが，近年では，診察室血圧に内在する大きな変動性や，それに伴う低い信頼性を補償する測定法として，家庭血圧やABPが臨床の場に広く導入されてきた．ことに，家庭血圧は，高血圧の診断・治療の基本情報として診察室血圧の上位に位置づけられるに至っている[1]．本稿においては，これら3つの血圧測定法の特性を比較し，それらの臨床的意義について記すこととする．

3つの血圧測定法の一般的性格（表❶）

表❶に3つの血圧測定法の一般的な性格を比較している[2]．高血圧の診断手法として最も大切な点は，測定値の信頼性である．これは，測定値の再現性という言葉で置き換えられるだろう．測定値の再現性を担保するものは，測定の標準化と測定頻度である．診察室血圧は，今日の診療では1〜2ヵ月に1回の受診機会に測定されるものであり，かつ，測定条件の標準化が困難であることは，これまでの高血圧臨床で明らかにされている．これに対し，家庭血圧もABPも測定頻度という観点からは診察室血圧に優る．また家庭血圧は，標準化された測定条件で血圧を測定することが前提であり，一方ABPは自由行動下血圧とよばれるように，測定条件を設定せず，さまざまな精神活動，行動様式の下で測定される．したがって，測定値の再現性，安定性という点では家庭血圧が最もすぐれている．ABPに求められるものは血圧の再現性・安定性ではなく，むしろ血圧の変動性をとらえることである（後述参照）．

さらに測定の実用性という観点からも3つの方法は大いに異なる．これらの方法は，被験者にとって容易に入手可能なのだろうか？ 診察室血圧は，受診という行動によってのみ得られる方法である．ABPは，まず装置の医療機関での保有状況からして，測定が困難である．一方，家庭血圧計は，わが国にすでに4,000万台あるとされ，

1. 各種血圧測定法の特性と臨床意義

表❶　3つの血圧測定法の一般的な性格

	診察室血圧	自由行動下血圧	家庭血圧
測定頻度	低	高	高
測定標準化	可〜不可	不要	可
測定値再現性／安定性	低	中	高
血圧変化感度	低	中〜高	高
実用性			
入手可能性	低〜中	低	高
実行可能性	低〜中	低	高
多目的性	低	低	高
受容性／忍容性	中	低	高
追跡可能性	中	低	高
即時還元性	高	低	高
反復測定能	中	低	高
測定費用	低（高）	高	中
患者負担（負荷）	低〜中	高	低
医療者負担（負荷）	高	高	低

（Imai Y et al, 2013[2]）より改変引用）

表❷　3つの血圧測定法の臨床的見地

	診察室血圧	自由行動下血圧	家庭血圧
臨床エビデンスの蓄積	高	中	中
標的臓器障害の反映	弱	高	高
予後反映	弱	高	高
非高血圧者での測定	不適	不適	適
高血圧認識の改善効果	不明	不明	改善
患者の医療への参加意識改善効果	不明	不明	改善
降圧薬自己調節の可能性	不明	不明	有
生活習慣是正の手段	不適	適〜不適	適
自己管理ツール	不明	不明	適
日常生活の障碍	強	強	弱
測定への不安	有	有	有
警鐘反応	有	初期に有	初期に有
平均集束効果	有	弱	弱〜無
観察者バイアス	有	無	無
患者の選択／報告バイアス	無	無	可能性有
薬物忍容性の改善効果	不明	不明	改善
医師の積極的治療への貢献	不明	改善	改善

（Imai Y et al, 2013[2]）より改変引用）

入手は容易である．すなわち，家庭血圧は，最も実行が可能な血圧測定であり，それに伴い，さまざまな有益性／多目的性がある．この裏づけとなるのは，測定に対する高い受容性，忍容性である．したがって家庭血圧は，長期測定，反復測定が可能であり，結果として血圧値の追跡や，測定値の患者への還元が速やかとなる．ABPでは，測定時の肉体的，精神的負荷が多く，受容性は低い．

診察室血圧測定のコストは，受診費用という観点から高く，またABPMは，被験者，医療者の双方にとって費用負担が大きい．一方，家庭血圧計は，すでに4,000万台稼働していることから，現実的な費用負担は，小さいと算定される．総合的に患者，医療者への負担が最も小さいのは，現在では家庭血圧測定であるといえる．

3つの血圧測定法の臨床的見地（表❷）

これまでの高血圧診療が歴史的に診察室血圧にもとづいてきたことから，臨床エビデンスの蓄積は診察室血圧で最も高い．しかし，問題は，エビデンスの根拠となる血圧値の信頼性である．一方，歴史の浅いABPや家庭血圧には，エビデンスの蓄積が乏しいとする批判もあるが，近年の疫学，臨床疫学的成果の蓄積は著しく，そのいずれもが，家庭血圧，ABPの予後予測能，臓器障害反映は，診察室血圧より高いことが明らかにされている[2]．

さらに，家庭血圧計の普及により，家庭血圧は非高血圧者においても広く測定され，高血圧スクリーニングに貢献することから，高血圧への認識が改善する．同時に薬物忍容性を向上させることが知られている．

また家庭血圧測定は，生活習慣の是正，自己管理のフィードバックツールとして有用である．これらのことは，家庭血圧測定が日常生活を障碍しないことで可能となる．測定への警鐘反応は家庭

表❸ 3つの血圧測定法の技術的な差

	診察室血圧	自由行動下血圧	家庭血圧
自動／手動	自動／手動	自動	自動
装置の精度	不明〜低	高	高
観察者バイアス	有	無	無
医療者のトレーニング	不可欠	不可欠	要
患者への説明	不要	不可欠	要
テレメディシンへの応用	不可	不可〜可	可
コンピュータへの転送	不可〜可	可	可
測定値の平均算出	不可〜可	可	可

(Imai Y et al, 2013[2] より改変引用)

表❹ 3つの血圧測定法により得られる情報と高血圧診断

	診察室血圧	自由行動下血圧	家庭血圧
長期血圧の平均値	入手可	入手不可	入手可
1日血圧の平均値	入手不可	入手可	一部入手可
早朝血圧／高血圧	入手不可	入手可	入手可
モーニングサージ	入手不可	入手可	一部入手可
晩血圧／高血圧	入手不可	入手可	一部入手可
夜間血圧（睡眠時）	入手不可	入手可	一部入手可
白衣高血圧／現象	入手可	入手可	入手可
仮面高血圧／現象	入手可	入手可	入手可
血圧短期変動	入手不可	入手可	一部入手可
血圧日内変動	入手不可	入手可	一部入手可
血圧長期変動（季節変動）	入手可	入手不可〜可	入手可
血圧日間変動	入手不可	入手不可	入手可
血圧朝晩較差	入手不可	入手可	入手可
心拍数	入手可	入手可	入手可

(Imai Y et al, 2013[2] より改変引用)

血圧でも初期に認められるが，診察室血圧やABPにくらべて小さい．小さい警鐘反応は，少ない平均集束効果に連なる．血圧を自動で測定し，電子的にデータの記録される家庭血圧測定では観察者の選択バイアスはなくなる．家庭血圧測定は，患者の医療への参加意識を向上させ，また医師の治療的怠慢を改善する効果も期待されている．

3つの血圧測定法の技術的な差（表❸）

表❸に，3つの血圧測定法の技術的な差を示す．現在の家庭血圧測定は総じて他の2つの測定法にくらべて，測定，記録，訓練が容易であるといえる[2]．

3つの測定法により得られる情報と高血圧診断（表❹）

いずれの血圧測定も，一義的には血圧レベル（平均値）の判断が目的となるが，どういった期間の血圧平均値がとらえられるのかは，測定法により異なる．診察室血圧は，受診ごとの血圧の平均値を得られるが，その再現性／信頼性は乏しい．ABPでは，ある特定の（特別な）1日の血圧の平均値が得られるが，これも再現性は不良である．一方，家庭血圧は測定条件が標準化されたほぼ同一時刻の長期にわたる血圧の平均値が得られ，この再現性は良好である．今日ABP，家庭血圧で得られる血圧情報として注目されているのは，血圧の変動性である．診察室血圧における受診間血圧変動（visit-to-visit variability：VVV）が，予後を予測するとの報告が注目されたが[3]，VVVは，本来ランダムかつエピソディックな血圧変動であり，偶発的な血圧変動でさえ，予後を反映するという点では興味深いが，臨床的指標としては信頼性が乏しいだろう．一方，ABPMによる血圧短期変動や日内変動，家庭血圧測定による日間変動，長期変動は，臨床的指標となりうるだろう[2]．

さらにABPMも家庭血圧測定も，夜間血圧，早朝血圧，モーニングサージをとらえうることから，白衣高血圧，仮面高血圧，夜間高血圧，日内変動の異常の診断には不可欠である[1)2)]．

近年では，家庭血圧計による夜間睡眠時の血圧測定も可能となり，これは今後高血圧診療の重要

表❺ 3つの血圧測定法の降圧治療に関する見地

	診察室血圧	自由行動下血圧	家庭血圧
降圧効果の判定	不安定	不安定〜安定	安定
診断基準	有	有	有
降圧目標達成への効果	不明	不明	改善
降圧目標基準	有	未定	未定〜有
血圧コントロールの改善効果	無	無	有
降圧効果持続の評価	不可	T/P比	M/E比
最大降圧効果発現時間の評価	不可	不可	可
血圧変動への効果	可（受診間）	可（短期）	可（日間, 季節）
偽薬効果	有	無	無
薬物忍容性改善効果	無	不明	有
血圧測定自身の降圧作用	無	無	有？
降圧効果判定必要症例数	多	少ない〜不明	少ない

T/P比：trough/peak, M/E比：morning/evening.

(Imai Y et al, 2013[2] より改変引用)

な情報となるであろう．

今日の高血圧診療では，血圧の季節変動に対する薬物タイトレーションが大切であるが，この長期変動は，家庭血圧で最も適切にとらえられる．

3つの血圧測定法の降圧治療に関する見地（表❺）

これまで述べてきた3つの血圧測定法の特性から，降圧治療（降圧度の判定）の評価に最も適切な血圧測定法は，家庭血圧測定であると考えられる．ただ問題は，家庭血圧，ABPによる降圧目標レベルのエビデンスの蓄積が乏しいことである．しかしながら，近年，観察研究（例：大迫研究）や介入試験（HOMED-BP研究）の成果から，本態性高血圧や，糖尿病合併高血圧の家庭血圧における降圧目標はエビデンスにもとづいて設定されるに至っている[1]．

降圧効果の判定には近年では，薬効の持続性，最大効果，最大効果発現時間，血圧変動への作用なども求められるようになり，そこでは，ABPMも手段となるが，家庭血圧測定がより適切な手段であろう．

家庭血圧測定では，偽薬効果（時間効果）の乏しいこと，また家庭血圧測定が薬物忍容性を高めることも薬物治療における家庭血圧の特性といえる．

おわりに

3つの血圧測定法にはそれぞれ特徴があり，それらのもたらす情報を選択することにより，高血圧診療はおこなわれるが，今日では，家庭血圧測定が血圧情報として最も信頼性，応用性，有用性が高いと考えられる．

（今井　潤）

● 文　献 ●

1) 高血圧治療ガイドライン2014（JSH2014），日本高血圧学会高血圧治療ガイドライン作成委員会編，日本高血圧学会，東京，2014
2) Imai Y et al：Hypertens Res 36：661-672, 2013
3) Rothwell PM et al：Lancet 375：895-905, 2010

第4章 実臨床で役立つ血圧測定の工夫と実践

2. 家庭血圧とABPM測定の実際

> **Key Points**
> ◆ 正確な血圧測定は血圧の変動性を評価するうえで大前提である．
> ◆ 家庭血圧の測定法はまだ確立されていない部分がある．
> ◆ 血圧とはそもそも変動するものであり，変動性の大きさは心血管リスクのマーカーである．
> ◆ 家庭血圧と24時間血圧の変動性には互いにある程度の相関がみられる．
> ◆ 血圧変動性の評価においても，診察室以外での測定が重要である．

はじめに

血圧を正しく測定することは最も基本的で重要なことであり，血圧を評価する際の大前提である．正しい方法で測定した血圧値に変動があれば，被験者に血圧変動が存在することになる．本稿では，家庭血圧を正確に長期にわたり測定する方法や自由行動下血圧測定（ambulatory blood pressure monitoring：ABPM）のコツについて解説する．

家庭血圧

1）測定機

BHS，AAMI，ESHなどの国際基準で承認された機種が望ましい．dabl® Educational Trustのホームページに使用が推奨されるオシロメトリック法の血圧計がリストアップされている[1]．上腕式については，具体的にはA&D社から12機種，Citizen社から4機種，Nissei社から10機種，Omron社より60機種，Panasonic社より3機種が推奨する血圧計としてあげられている（2016年3月現在）．

2）方法（測定条件）

安静時間，測定間隔，測定回数など家庭血圧の測定回数については高血圧治療ガイドライン2014（JSH 2014）[2]に詳細が記載されている．簡単にまとめると，家庭血圧の測定は，1～2分の安静臥位後，一機会につき2回測定し，その平均をとる．朝起床後1時間以内と夜就寝前の2回で，長期間継続して測定することを推奨している．しかし，これは確立されているわけではなく，とくに家庭血圧の測定回数については，いまだ議論の余地がある．家庭血圧測定の臨床的意義について，1回目と2回目の測定では予後や左室心筋重量，尿中アルブミンとの関連が同等であるという報告がある．一方，家庭血圧を3回測る場合，60％の人で1～3回目にかけて低下し，30％で1～3回目にかけて上昇，10％で変化しないという報告や，家庭血圧で，1回目よりも2回目3回目の血圧値が上昇傾向していくと臓器障害が進行しているという報告[3]もあり，更なる検討が必要である．一般に，上腕式のほうが誤差が少なく

手首式より有用であるとされているが，高度な肥満者の場合は手首式のほうがベターであるという意見[4]もあり，技術の進歩によりウェアラブルモニターなど血圧測定法をさらに改善していく可能性がある．

3）家庭血圧測定での血圧変動性と予後指標

血圧変動性と予後については，大迫研究およびフィンランドの研究により，家庭血圧の変動性が予後予測に役立つことが示された．一方，家庭血圧での血圧変動性は血圧レベルと比較すると予後の予測にあまり役立たなかったという報告もある[5]．こちらもさらに追試が必要である．

ABPM

1）測定機

BHS，AAMI，ESHなどの国際基準にパスしたものが望ましい．現在わが国で利用可能なものが上記ホームページ[1]および日本循環器学会ABPMガイドラインに掲載されている[6]．

2）条件

あらかじめ被験者に，測定時には上腕を安静にするよう説明しておく．最初の1時間は緊張，すなわち白衣現象により高くでるため，最初の数回の測定データは解析に用いない．測定間隔は昼間15〜30分間隔，夜間は30分間隔とする．行動記録表に就床と起床時間，食事や日常活動を記録してもらう．

3）方法

詳細については，日本循環器学会ABPMガイドライン[6]を参考にされたい．測定開始にあたっては，聴診法との交互測定を少なくとも3回おこない，その平均の誤差が5mmHg以内であることを確認する．

4）評価と意義

ABPMの最も得意とするところは白衣高血圧の診断や白衣現象の除外および夜間血圧の評価である．ABPMで評価した血圧短期変動性については，高血圧性臓器障害や心血管予後に関連し，これらの予知因子となることが示されている．われわれは，糖尿病患者において，夜間血圧の変動性増大が心血管イベントの独立した予測因子であることを報告した[7]．

家庭血圧とABPMでの血圧変動性評価の実際（実例呈示）

家庭血圧で血圧変動性が大きい人はABPMでも変動性が大きいのだろうか．これまで，これについてはあまり検討されていないが，相関は弱いとされている[8]．

では，実際の症例ではどうだろうか．

症例①（図❶〜❹）は60歳男性，高血圧で降圧薬を3剤服用中であった．血圧の変動性が大きく，外来収縮期血圧（SBP），拡張期血圧（DBP）の変動性（SD）はそれぞれ，SD SBP 13.7 mmHg，SD DBP 8.7mmHgであった．家庭血圧では，SD SBP 12.0mmHg，SD DBP 7.2mmHgと同程度の変動を認め，ABPMでは，それぞれ昼間SD SBP/DBP 20.8/12.2mmHg，夜間SD SBP/DBP 15.8/9.4 mmHgであった．この症例では，外来，家庭，ABPMのいずれの血圧指標での変動性も大きく，これらの血圧測定から約5年後に腹部大動脈瘤を発症し，ステントグラフト内挿術を実施し治療に成功した．

症例②（図❺，❻）は65歳女性であるが，外来血圧160〜170/70〜90mmHg，家庭血圧118/73mmHgと両者の差が大きく，アムロジピン2.5mg服用していた．同時期にABPMを施行したところ，ABPM 120/74mmHgと家庭血圧とほぼ同等の血圧値であったが，24時間の変動性が大きく，家庭血圧の日間変動も同様に変動が

第4章　実臨床で役立つ血圧測定の工夫と実践

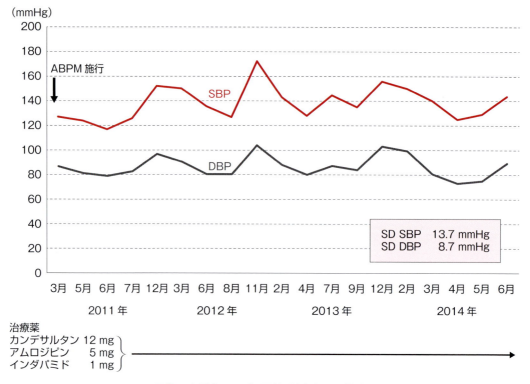

図❶　症例① 60歳 男性 外来血圧の推移

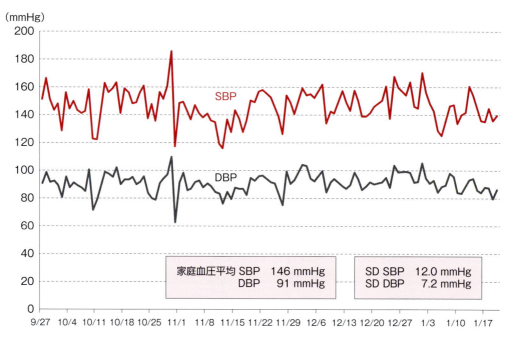

図❷　症例① 60歳 男性 家庭血圧の推移

2. 家庭血圧とABPM測定の実際

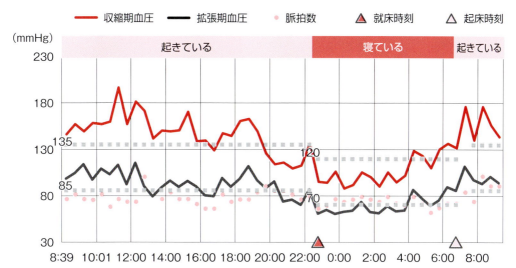

	血圧値（mmHg）	脈拍数（bpm）
24時間平均	135/86	77
覚醒時血圧	148/94	79
睡眠時血圧	106/69	72
早朝血圧	155/97	82

■血圧変動性（SD）
- 24hr　SD 27.5/16.2 mmHg
- 昼間　SD 20.8/12.2 mmHg
- 夜間　SD 15.8/ 9.4 mmHg

夜間血圧低下度（％）	28
モーニングサージ（mmHg）	60
睡眠時間（時間）	8
睡眠障害	有・無

図❸ 症例① 60歳 男性 ABPM

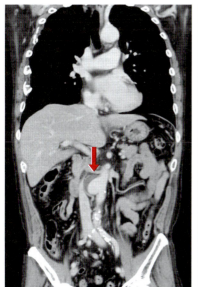
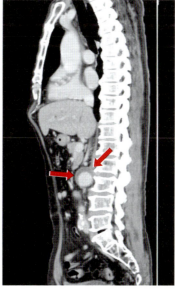

腎動脈分岐部下に4.5×3.6cmの真性瘤
→ ステントグラフト内挿術施行

図❹ 症例① 60歳 男性 胸腹部CT（血圧測定より5年後に大動脈瘤を発症）

第4章 実臨床で役立つ血圧測定の工夫と実践

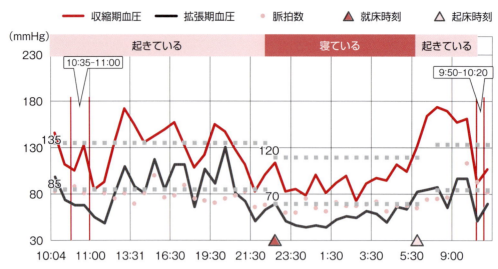

図❺ 症例② 65歳 女性 ABPMの推移
生来健康．HT 162cm, BW 40kg．外来血圧 160〜170/70〜90mmHg．血液・生化学検査：すべて正常，尿蛋白(-)．内服薬：アムロジピン OD 錠 2.5mg 朝1回．

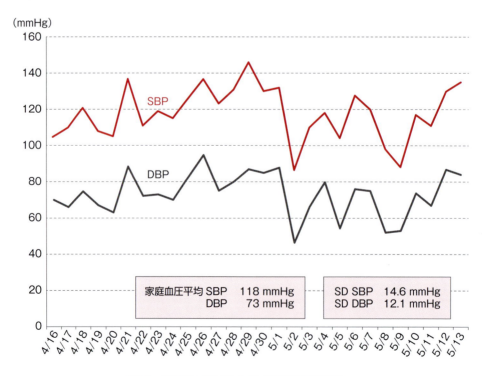

図❻ 症例② 65歳 女性 家庭血圧の推移

2. 家庭血圧と ABPM 測定の実際

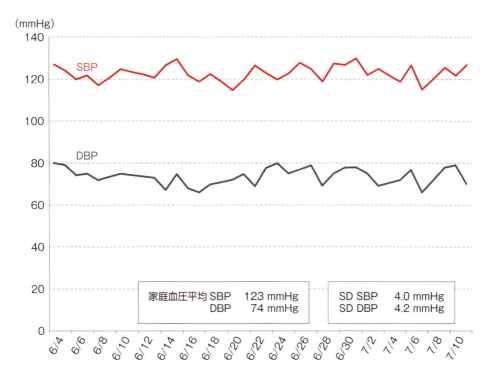

図❼ 症例③ 42 歳 男性 家庭血圧の推移
HT 172cm, BW 67kg. 人間ドックで血圧 150/100mmHg を指摘され受診. 外来血圧 1 回目 188/126mmHg, 脈拍 78/min. 2 回目 178/116mmHg, 脈拍 77/min.

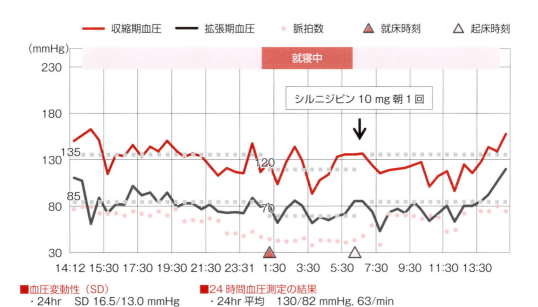

図❽ 症例③ 42 歳 男性 ABPM の推移

表❶ 家庭血圧, 外来血圧, ABPM の変動性の相関

	早朝家庭	就寝前家庭	外来	夜間 ABPM	昼間 ABPM
早朝家庭	-	0.71***	0.08	0.38**	0.46**
就寝前家庭	0.75***	-	0.24	0.44**	0.46**
外来	-0.16	0.005	-	0.19	0.15
夜間 ABPM	0.27	0.28*	0.09	-	0.51***
昼間 ABPM	0.39**	0.39**	0.01	0.30*	-

N=53, *p<0.05, **p<0.01, ***p<0.001
表中の色づけの数値は SBP, 黒の数値は DBP を示す.

大きかった．したがって，症例①と②では，家庭血圧の変動性と ABPM での変動性がきわめてよく一致しており，これらの症例から見ると ABPM と家庭血圧の変動性には相関がありそうである．

症例③（図❼, ❽）では，普段の外来血圧測定では 168/103 mmHg, 脈拍 74/ 分程度であったが，家庭血圧は自己申告で 117〜127/70〜80mmHg 程度とシルニジピン 1T1 ×朝服用中であったが強い白衣現象を示していた．本人が持参した家庭血圧記録表から朝の家庭血圧をプロットしてみると SD は 4.0/4.2mmHg と家庭血圧の変動性は軽度であった．ただし，家庭血圧は安静時間の取りかたや測定間隔によって数値が変わりうること，その数値をレポートしてくるかによっても数値が大きく異なるため，この症例で本当に症例①，②のような家庭血圧の日間変動データがないかどうかはわからない．すなわち，患者が家庭血圧を複数回測定後，低くなった数値を選んでレポートしてきている可能性がある．実際この症例は ABPM の約半年後に血圧上昇による鼻出血が止まらないため緊急搬送されている．

家庭血圧測定と ABPM の血圧変動の相関がどのくらいあるのかについて筆者自身が米国でおこなった既存のデータベースを再解析してみた．この研究は，家庭血圧を 3 回測定する場合，10 秒間隔と 60 秒間隔のどちらで測定した数値が期間中に施行した ABPM のデータと近似しているか

ということを検証した研究である[9]．その結果，表❶に示すように家庭血圧測定と ABPM の SD の相関係数は早朝血圧 vs. 昼間血圧で r=0.459, p<0.01, 就寝前 SBP vs. 夜間 SBP r=0.439, p<0.01 と中等度の相関を示した．DBP では SBP よりやや弱いもののそれぞれ r=0.391, p=0.004, r=0.279, p=0.043 と有意な相関を示した．一方，ABPM 装着時に 4〜5 回測定した短期の外来血圧の SD は SBP, DBP ともに ABPM, 家庭血圧の変動性と相関しなかった．したがって，これまでの報告とは異なり，家庭血圧測定と ABPM のそれぞれで評価した血圧変動については一定の相関があると思われる．

おわりに

実臨床で役立つ血圧測定の工夫と実践として，家庭血圧と ABPM 測定の実際について述べた．血圧とはそもそも変動するものであり，その変動性が大きいものは家庭血圧であれ ABPM であれ，心血管リスクのマーカーであり，しかも両者は互いにある程度の相関がある．ただし，外来血圧を数回測定したときにみられる変動性については，家庭血圧測定や ABPM との相関は弱く，予後とも相関しない．血圧変動性の評価においても，診察室以外での測定が重要であり，今後血圧測定によるリスク層別化を実臨床で生かせるような基準

作りをしていく必要がある．

（江口和男）

● 文　献 ●

1）http://www.dableducational.org/.
2）Shimamoto K *et al*：*Hypertens Res* **37**：253-390, 2014
3）Shibasaki S *et al*：*Am J Hypertens* **28**：1098-1105, 2015
4）Palatini P *et al*：*J Hypertens* **29**：425-429, 2011
5）Asayama K *et al*：*Hypertension* **61**：61-69, 2013
6）2009年度合同研究班：24時間血圧計の使用（ABPM）基準に関するガイドライン（2010年改訂版），日本循環器学会ほか，2010
7）Eguchi K *et al*：*Am J Hypertens* **22**：46-51, 2009
8）Juhanoja E *et al*：*J Hypertens* **33**：e42-e43, 2015
9）Eguchi K *et al*：*Blood Press Monit* **16**：142-148, 2011

第4章 実臨床で役立つ血圧測定の工夫と実践

3. 診察室でできる家庭血圧日間変動性評価法
—標準偏差は必要か？—

> **Key Points**
> ◆ 今までは診察室で使用可能な血圧変動性評価法はなかった．
> ◆ 1ヵ月の血圧と脈拍では最大値と最小値の差は標準偏差と強い相関がある．
> ◆ 家庭血圧の最大値と最小値の差から標準偏差を予測できる．
> ◆ 最大値と最小値の差から予想される標準偏差を用いて既報から予後予測が可能．
> ◆ 1ヵ月間の朝の収縮期血圧の最大値と最小値の差が5mmHg広がると標準偏差は約1mmHg大きくなる．

はじめに

血圧の絶対値は生命予後に大きく影響することはよく知られている．血圧変動性も血圧絶対値とは独立して心，血管系合併症や生命予後に影響することが知られている[1)2)]．診察時の血圧変動性も予後に影響を与えることも知られる[3)4)]が，もともとの絶対値において診察室血圧より強く予後と相関する家庭血圧の重要性はよく知られ高血圧治療ガイドライン2014（JSH2014）[5)]でも強調されている．

以前の研究結果を示す（図❶）[6)]．この報告では，1ヵ月間での測定回数中央値26日間であった．その朝の収縮期血圧の日間変動性（標準偏差）が大きくなればなるほど，死亡率が高くなることがわかった．しかし，血圧変動性評価法は一般臨床で使用しうる簡便なものは知られていない．2011年2月日本高血圧学会発行の家庭血圧測定の指針第2版[7)]には，「朝，晩それぞれの家庭血圧の平均値を求め，同時に標準偏差を算出することも望ましい」とある．しかし，多忙な一般医が，外来診療において平均値や標準偏差を計算することは不可能である．そのうえ，患者に大量な家庭血圧データをもってこられ，そのデータをきちんとみることができずに，家庭血圧を患者に測ってもらうのを躊躇したくなることもよくあることである．

そこで本稿では，これらの問題点を解決するために，われわれが患者指導の一環として取り組んでいる家庭血圧集計方法につき，その正当性を検討した解析結果を紹介する．これは，標準偏差などを用いなくとも，一般臨床で使用しうる家庭血圧変動性の指標となりうると思われる．

対象と方法

1）研究①

外来高血圧患者12名（男性6名，女性6名），測定開始時平均年齢65.9±12.1歳を対象とした．家庭血圧測定方法は，家庭血圧測定の指針第2版にしたがった．測定回数は各機会1回以上で1回目を記録してもらった．1ヵ月ごとに平均と最大値，最小値を，朝と晩の収縮期，拡張期血圧，脈拍ごとに患者に計算させ，A4の一覧表（表❶）

3. 診察室でできる家庭血圧日間変動性評価法 —標準偏差は必要か？—

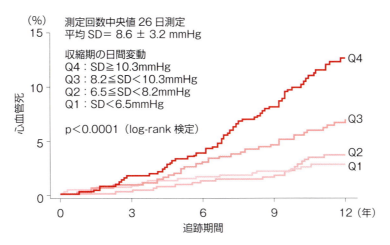

図❶ 早朝の家庭血圧の日間変動と心血管死の関係

大迫研究に参加した一般住民 2,455 名の家庭血圧のデータを用いて，血圧日間変動（標準偏差：SD）と心血管死について検討した．患者は，4 週間にわたって，毎朝 1 回，家庭血圧を測定するように指導された．

（Kikuya M et al, 2008[6]）より改変引用）

表❶ 家庭血圧のデータのまとめ方

当院で患者に毎日の記録と，平均値と最大最小の計算をお願いしている血圧記録表．エクセルが使える方はエクセルでデータを打ち込んでもらい直接メールで送信してもらっている．

日付	朝			夜		
	収縮期血圧	拡張期血圧	脈拍	収縮期血圧	拡張期血圧	脈拍
8月1日	123	70	78	134	70	67
2	134	66	80	123	54	68
3	163	64	70	124	64	69
4	134	66	65	133	66	70
5	145	56	64	129	60	76
27	123	78	58	133	78	80
28	146	56	59	128	78	70
29	123	66	78	134	54	65
30	125	64	78	134	52	64
31	123	65	66	134	65	60
平均（8月）	136	66	67	133	64	70
最大値	163	80	80	156	78	84
最小値	123	56	58	122	50	60

血圧計の前に座って 1～2 分安静にしてから計測してください．
朝は起床後すぐ，トイレを済ませて，服薬前，朝食前に計測してください．
夜も同様ですが，寝る前で結構です．
1ヵ月ごとに平均を出してください．

として提出してもらった．季節変動の因子を除外するため，対象の血圧を月ごとに連続12ヵ月のデータを提出した患者で，1ヵ月3回以上の朝の記録があるデータを採用し，1年間集計した．解析方法は，患者が提出したデータシートを1ヵ月ごとに平均，最大値，最小値を再度コンピュータ計算し，1ヵ月ごとの日間変動の標準偏差（SD），変動係数（CV）を計算し，相関をみた．

2）研究②

われわれが開発した携帯電話による血圧データ管理システムの，i-TECHO[8]を用いて，1年の血圧を測定していた血液透析患者6名（男性4名，女性2名），測定開始時平均年齢67.2 ± 7.5歳，透析期間95.5 ± 131.4ヵ月を対象とした．研究①と同様に朝の家庭収縮期血圧のSDと，最大値と最小値の差（MMD）を求め相関をみた．

結果

1）研究①

測定回数は朝平均記録数29.0 ± 4.5回／月．朝収縮期血圧（MSBP）130.4 ± 13.5mmHg 朝拡張期血圧（MDBP）75.5 ± 8.6mmHg，朝脈拍（MP）63.6 ± 9.3／分．朝の収縮期血圧の標準偏差（MSSD）は7.8 ± 2.7mmHg，最大値と最小値の差（MSMMD）は31.5 ± 11.9mmHgで，MSSD ＝ 1.275 ＋ 0.208 × MSMMD の関係式を得た．相関係数 R ＝ 0.923（図❷）．同様に拡張期血圧は MDSD ＝ 5.0 ± 1.9mmHg，MDMMD ＝ 21.4 ± 9.4mmHg で MDSD ＝ 1.029 ＋ 0.19 × MDMMD，R ＝ 0.934（図❸）．また，脈拍も MPSD ＝ 4.7 ± 2.4／分，MPMMD ＝ 20.0 ± 12.0／分で MPSD ＝ 0.873 ＋ 0.189 × MPMMD，R ＝ 0.954（図❹）であった．夜間も収縮期血圧（NSBP）127.5 ± 11.4mmHg，拡張期（NDBP）73.5 ± 9.4mmHg，脈拍（NP）68.5 ± 11.2／分．NSSD8.4 ± 3.3mmHg，NSMMD33.6 ±

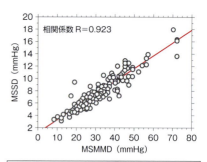

図❷ 朝収縮期血圧標準偏差（MSSD）と収縮期血圧最大値最小値の差（MSMMD）
両者には強い一次相関関係があり相関係数も大変よい．

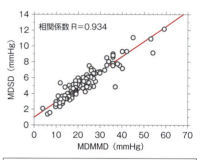

図❸ 朝拡張期血圧標準偏差（MDSD）と拡張期血圧最大値最小値の差（MDMMD）
収縮期のみではなく拡張期も同様に，両者には強い相関関係がある．

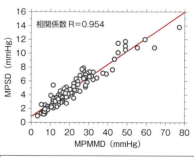

図❹ 朝脈拍標準偏差（MPSD）と脈拍の最大値最小値の差（MPMMD）
収縮期，拡張期のみではなく脈拍も同様に，両者には強い相関関係がある．

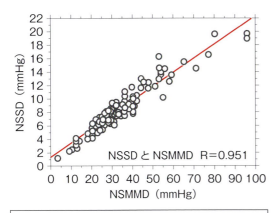

NSSD＝1.336＋0.21×NSMMD；R^2＝.905

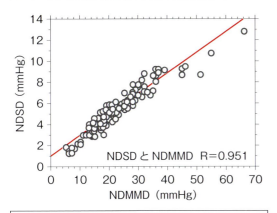

NDSD＝0.985＋0.197×NDMMD；R^2＝.904

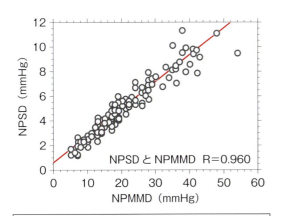

NPSD＝0.652＋0.217×NPMMD；R^2＝.921

図⑤　夜の収縮期（NSBP），拡張期血圧（NDBP），脈拍（NP）のSDとの相関
朝のみではなく夜も，朝と同様に血圧，脈拍において，標準偏差（SD）と最大値と最小値の差（MMD）は強い相関関係がある．

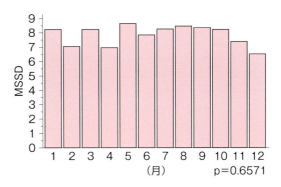

図⑥　朝収縮期血圧のSD（MSSD）の季節変動
季節変動は認められなかった．

15.0mmHgであった．夜間も朝と同様にSDとMMDはNSBP，NDBP，NPの三者ともに大変良好な相関を示した（図⑤）．データは示さないが，朝の家庭収縮期血圧も拡張期血圧も季節変動を示し，夏に低く（8月 123/73 mmHg）冬に高く（1月 136/79mmHg）なる変動を統計的に有意に認めた．また，SDの季節変動があるかを1ヵ月ごとにSDの変化をみたが，有意な変動は認められなかった（図⑥）．SDとCVどちらがよく相関するかを検討したが，SDをCVとしても，さらにMMDをCVとしても，もともとのMMDとSDが最もよく相関した（表❷）．

2）研究②

血液透析患者のi-TECHOのデータでは測定回数は朝平均記録数 17.4 ± 11.9 回/月であった．MSBP 148.8 ± 21.31mmHg，MDBP 72.2 ± 12.4mmHg，MSSD 11.6 ± 4.7mmHg，MSMMD 41.8 ± 19.7mmHg であった．研究①と比較して，SDとMMDは大きくなっていた．SDとMMDの相関はMSSD＝2.17＋0.22×MSMMDの関係式であり，R＝0.884（図❼）であった．

表❷ 標準偏差（SD）と変動係数（CV）の比較

SDをCV（SD/平均値）に変更しても相関係数は下がり、さらに差（MMD）をCVにしても、相関係数はやや上昇したものも、もともとのSDと差（MMD）とのあいだの相関係数が最も高かった。これは拡張期血圧、脈拍、その他の時間帯でも同様であった。

	朝	相関係数R		夜	相関係数R
SBP	SDとMMD（差）	0.923	SBP	SDと差	0.951
	CVと差	0.864		CVと差	0.922
	CVと差のCV	0.912		CVと差のCV	0.940
DBP	SDと差	0.934	DBP	SDと差	0.951
	CVと差	0.894		CVと差	0.855
	CVと差のCV	0.921		CVと差のCV	0.935
脈拍	SDと差	0.954	脈拍	SDと差	0.960
	CVと差	0.907		CVと差	0.883
	CVと差のCV	0.938		CVと差のCV	0.947

考察と今後の研究課題

　MSSDとMSMMD、MDSDとMDMMD、MPSDとMPMMDのそれぞれの相関性は非常に高く、このことから血圧、脈拍の日間変動性はSDなどに頼ることなく、1ヵ月のMMDにより変動性を推測できる。対象を透析患者に変えたi-TECHOを用いたデータでも、SDとMMDの関係は良好な相関関係であった。さらにその一次相関式の係数はほぼ同じ0.2であり、収縮期血圧の差5mmHgが標準偏差1mmHgにあたり、外来高血圧患者と血液透析患者で変わりがなかった。この方法を用いると家庭血圧日間変動性をSDの代わりにMMDで評価することが可能になり、MMDで5mmHg大きくなればSDが1mmHg上昇すると考えられ、実際の外来でも血圧変動性から患者予後を類推可能となる。実際に1ヵ月の朝の収縮期血圧のMMDが40mmHgであったとすれば、類推SDはSD＝1.275＋0.2×40＝約9.3mmHgとなり、図❶のKikuyaらの報告から類推するに、SD 6.5mmHg未満の群と比較して観察開始後12年後の死亡率が約2倍高くなることが類推できる。

　この変動性評価法がしっかりと使用に耐えうる

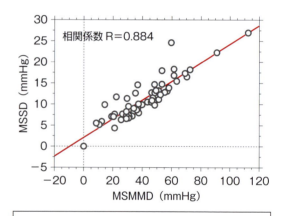

図❼ 研究②血液透析患者の朝の収縮期血圧の標準偏差（MSSD）と収縮期血圧の最大値と最小値の差（MSMMD）

動脈硬化が著しい血液透析患者においてもMSSDとMSMMDはやはり強い相関関係がみられる。

ものかどうか、今後検証すべき点を考察してみた。まず1つ目としては、一次関係式でのy切辺が研究①と研究②で異なっている点である。透析患者のように動脈硬化が進展すると、関係式の比例定数は変化しないものの、y切辺が増大する可能性がある。y切辺と動脈硬化度の関係式を検討すべきであるが、かなり多数の症例での検討が

必要となる．

2つ目の課題としては，どれだけの回数を測定すれば信用に足るデータとなるのかを検討する必要がある．SDもMMDも測定回数が増えれば，その絶対値は大きくなることが知られており，何割程度の測定頻度であれば100％測定時の値の何％程度の値になるかを知らないと実臨床では使用しにくい．この点も今後の検討を要する．

以上の2点は今後の検討が必要とは考えられるものの，本法はわれわれが世界で初めて開発したテレメディシンシステムのi手帳などのICT（information and communication technology）を用いずに，血圧変動性を実臨床の現場である診察室で手軽に評価・使用しうる家庭血圧変動性評価法と考えられる．

おわりに

診察室で手軽に使用可能な家庭血圧日間変動性評価法は現在まで知られていなかったが，本法はICTを用いなくとも変動性を評価できる画期的方法であり，広く一般臨床で実際に使用していただきたい．

（竜崎崇和／中元秀友）

● 文　献 ●

1) Mancia G et al：*Hypertension* **49**：1265-1270, 2007
2) Asayama K et al：*Hypertension* **61**：61-69, 2013
3) Rothwell PM et al：*Lancet* **375**：895-905, 2010
4) Grove JS et al：*Am J Epidemiol* **145**：771-776, 1997
5) 高血圧治療ガイドライン 2014（JSH2014），日本高血圧学会高血圧治療ガイドライン作成委員会編，日本高血圧学会，東京，2014
6) Kikuya M et al：*Hypertension* **52**：1045-1050, 2008
7) 家庭血圧測定の指針 第2版，日本高血圧学会学術委員会家庭血圧部会編，日本高血圧学会，東京, 2011
8) Ryuzaki M et al：*J Hypertens* **25**：2352-2358, 2007

第4章 実臨床で役立つ血圧測定の工夫と実践

4. 血圧手帳の活用

Key Points

◆ 早朝家庭血圧の日間血圧変動は独立した心血管イベントの危険因子である．

◆ 血圧の日間変動を求めるために，早朝家庭血圧測定の標準化が必要である．

◆ 早朝家庭血圧の日間変動は血圧の標準偏差で評価し，8mmHg以上であればばらつきが大きい．

◆ 早朝家庭血圧の日間変動のスクリーニングに血圧手帳を用いる．

◆ 早朝家庭血圧の日間変動の原因として，末梢血管抵抗の増大が考えられている．

はじめに

　虚血性心疾患，心不全，心房細動，脳血管障害は，高齢化に伴い増加することが予想される．その基礎疾患で最も重要なものが高血圧である．最近では，診療室血圧の管理だけでは，不十分であることが指摘されており，家庭血圧管理の重要性が強調されている．日本高血圧学会の高血圧治療ガイドライン2014（JSH2014）にも「診察室血圧と家庭血圧のあいだに診断の差がある場合，家庭血圧による診断を優先する．」と明記されている[1]．また，24時間自由行動下血圧測定（ambulatory blood pressure monitoring：ABPM）による血圧変動評価の重要性も指摘されており，血圧の日内変動のコントロールも重要な降圧療法の柱となっている[2)～4)]．近年，毎朝測定している早朝家庭血圧の変動性（日間変動）が注目されている．早朝家庭血圧の日間変動が心血管イベントの独立した危険因子となりうることも指摘されており，これからの高血圧治療の新たなる方向性が示唆される．本稿では，血圧の日間変動を家庭血圧計および血圧手帳を用いてどのように評価すべきか，実地医家の視点から解説する．

血圧の日間変動の意義

　家庭血圧計にて測定した早朝家庭血圧が記載された血圧手帳を外来時にみていると，きわめて血圧変動が大きい患者に遭遇する．患者側からも「血圧の日々変動が大きいと不安になる」と，外来で報告を受けるケースもまれではない．実際，「血圧のばらつきに対して不安を抱く患者はいませんか？」という実地医家へのアンケートで，94.3％の医師がいると答えている（返答医師数105名，m3 Fast survey，2013.5.16）．

　平均早朝家庭血圧が同じでも，図❶Aのように毎日の早朝家庭血圧が一定な患者と，図❶Bのようにバラバラな患者とを比較すると，Bの患者のほうが感覚的に予後が悪いと思われる．フィンランドの家庭医の研究であるFinn-Home研究では，血圧の日間変動と心血管イベントとの関係について報告している[2)]．血圧が120/80mmHg，140/90mmHg，160/100mmHgと上昇すればするほど，心血管イベント発生リスクは高まる．い

4. 血圧手帳の活用

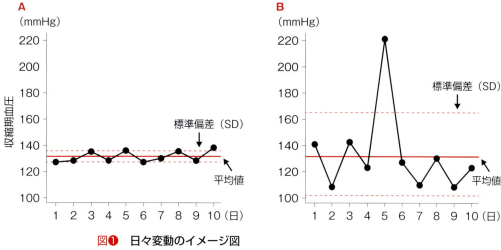

図❶ 日々変動のイメージ図
同じ平均血圧でもばらつきが少ない症例（A）と多い症例（B）．

ずれの血圧群においても，血圧が同じくらいの患者において家庭血圧の日間変動が大きいほど生命予後が悪くなることが示されている．たとえば，収縮期血圧 160mmHg で血圧のばらつきの標準偏差（SD）が 7mmHg と少ない患者群と，収縮期血圧 140mmHg で血圧のばらつきの SD が 15mmHg と大きい患者群では，収縮期血圧に大きな差があるにもかかわらず，同じくらいの心血管死発生リスクであることがわかる（図❷）．健康住民を対象とした大迫研究では，同レベルの血圧の住民において，早朝家庭収縮期血圧のばらつきの SD を 4 分画し，それぞれの経年的心血管死発生リスクを求めている[3]．SD が小さい Q1（SD＜6.5mmHg），Q2（6.5≦SD＜8.2mmHg）にくらべ，SD が大きい Q3（8.2≦SD＜10.3 mmHg）では約 2 倍，Q4（SD≧10.3 mmHg）では約 3 倍以上経年的心血管死発生が増加しているのがわかる（図❸）．このように，平均早朝家庭血圧が高いことだけではなく，そのばらつきすなわち日間変動が大きいことも，心血管死に対する独立した危険因子であることが示されている．

早朝家庭血圧の日間変動の測定の仕方

家庭血圧の日間変動を評価するためには，できるだけ同じ条件で測定することが望ましい．そのためには，早朝家庭血圧を用いると比較的同じ条件で測定しやすい．ただし，早朝家庭血圧を正しく測ることが前提である．早朝家庭血圧の測定は，日本高血圧学会の JSH2014 にある，「家庭血圧測定の方法・条件・評価」に準じておこなう（表❶）[1]．上腕カフ-オシロメトリック法にもとづく装置を用い，カフ位置を心臓の高さに維持できる環境で，原則として背もたれつきの椅子に足を組まず座って 1〜2 分の安静後におこなう．測定前に喫煙，飲酒，カフェインの摂取はおこなわない．起床後 1 時間以内，排尿後，朝の服薬前，朝食前におこなう．1 機会 2 回測定し，その平均をとる．1 機会に 1 回のみ測定した場合には，1 回のみの血圧値をその機会の血圧値として用いる．

このような状態で測定された早朝家庭血圧の収縮期血圧の 1 ヵ月の平均値を求め，統計ソフト（Excel 程度で十分）に入力し，その SD を求める．この SD が日間変動のばらつきの指標となる．SD

第4章 実臨床で役立つ血圧測定の工夫と実践

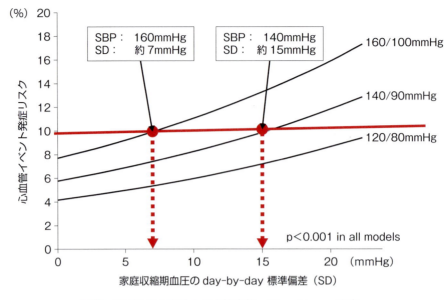

図❷ 血圧の日々変動と心血管事故〜Finn-Home 研究〜
（Johansson JK *et al*, 2012[2]）より引用）

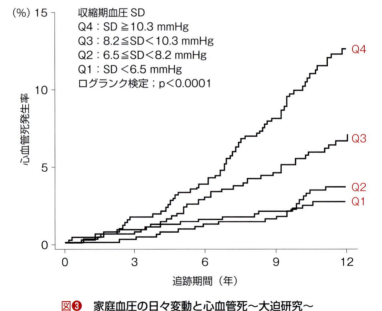

図❸ 家庭血圧の日々変動と心血管死〜大迫研究〜
（Kikuya M *et al*, 2008[3]）より引用）

を早朝家庭収縮期血圧で除したものを変動係数（CV）といい，日々変動のマーカーとして使用する場合もあるが，その有用性に関しては意見が分かれるところであり，一般的には簡易的な SD で評価する．拡張期血圧も同様に評価できるが，本稿では収縮期血圧を例にとって説明する．

表❶　家庭血圧測定の方法・条件・評価

1. 装置	上腕カフ-オシロメトリック法にもとづく装置	
2. 測定環境	1）静かで適当な室温の環境.	
	2）原則として背もたれつきの椅子に足を組まず座って1-2分の安静後	
	3）会話を交わさない環境.	
	4）測定前に喫煙，飲酒，カフェインの摂取はおこなわない.	
	5）カフ位置を心臓の高さに維持できる環境.	
	6）薄地の着衣の上にカフを巻くことは実用上許容される.	
3. 測定時の条件	1）必須条件	
	a）朝	起床後1時間以内
		排尿後
		朝の服薬前
		朝食前
		座位1-2分安静後
	b）就床前	座位1-2分安静後
	2）追加条件	
	a）指示により，夕食前，晩の服薬前，入浴前，飲酒前など.	
	その他適宜. 自覚症状のある時，休日昼間，深夜睡眠時.	
4. 測定回数	1機会2回測定し，その平均をとる.	
	1機会に1回のみ測定した場合には，1回のみの血圧値をその機会の血圧値として用いる.	
5. 測定期間	できるかぎり長時間	
6. 記録	すべての測定値を記録する	
7. 評価の対象	朝各機会1回目の5日（5回）以上の平均値，	
	晩各機会1回目の5日（5回）以上の平均値，	
	すべての個々の測定値およびそれらの平均値	
8. 評価	高血圧　朝・晩それぞれの平均値≧135/85mmHg	
	正常血圧　朝・晩それぞれの平均値＜135/85mmHg	

（JSH2014[1]，家庭血圧測定の指針第2版より改変引用）

血圧の日間変動の評価の仕方

早朝家庭血圧の日間変動が，どの値を超えればばらつきが大きいといえるか，まだ一定の見解はない．現時点では，日本人における大規模試験である大迫研究で，早朝家庭収縮期血圧のSDが8mmHgを超える群において，心血管死発生リスクが増加することが示されていることから，SDが8mmHg以上の患者群を日間変動が大きいととらえる[3]．

実際の評価の仕方であるが，早朝家庭血圧を一定期間測定後，全データを統計ソフトに読み込ませ，平均血圧値とそのSD値を求め評価する．期間に関しても現在確立されたものはないが，少なくとも5測定値は必要であることから，2週間以上，実践的には1ヵ月くらいが望ましい．

血圧の日間変動には，末梢血管抵抗の増大が関与している[4]．交感神経が賦活化する状態であれば，血圧の日間変動は増大するかもしれない．睡眠不足や，精神的ストレスが強い状態であれば，血圧の日間変動は過大評価されるかもしれないので，血圧手帳上血圧のばらつきが数日間だけ大きい場合は，観察期間を2〜3ヵ月と延ばしてみることも必要である．

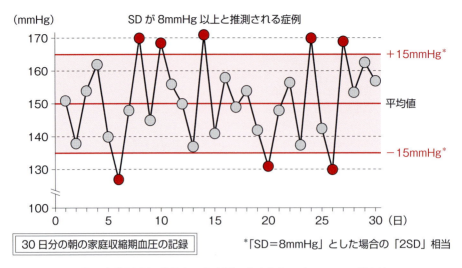

図❹ 変動是正を考慮すべき症例の大まかなスクリーニング方法

　ICチップのついた血圧計や，MedicalLINK®などの血圧遠隔管理システムを用いると専用の解析ソフトに移行がしやすく，簡便で入力ミスが減少するだけではなく，さまざまな早朝家庭血圧のトレンドが評価できるが，専用の血圧計と解析ソフトが必要であり，通常の家庭血圧計より患者負担は増える．

　日常の一般外来においても，早朝家庭血圧の日間変動の評価は重要であるが，すべての患者の血圧測定値を手作業で統計ソフトに組み込むことは煩雑であり，実践的とは思えない．そこで，グラフ式の血圧手帳を用い，簡易に日間変動をスクリーニングする方法について言及する（図❹）．患者自身が早朝家庭血圧だけを記入したグラフ式の血圧手帳を用いる．1ヵ月分の早朝家庭収縮期血圧がプロットされたグラフに，目でみて平均と思われるところに横線を引く．血圧のばらつきが大きい患者であれば，中央値と思われるところで代用可能である．SDが8mmHgという値は，収縮期血圧が140mmHgであれば，実測値として約15mmHgに相当する．大雑把にSDが8mmHgを外れるポイントをみつけるため，平均の線の上に15mmHg，下に15mmHgのところに線を引く．早朝家庭血圧の分布が正規分布の場合，1点でもそのラインより外れれば，日間変動が大きいといえる．早朝家庭血圧が非正規分布である場合は，全測定ポイントの25％がラインより外れれば，日間変動が大きいといえる．一般外来で統計ソフトを用いない場合，正規分布か非正規分布か評価が困難であるため，スクリーニングとして全測定値の25％以上がラインより外れている場合を日間変動が大きいととらえる．その患者のみ，早朝家庭収縮期血圧の全測定値を統計ソフトに入力し解析を進める．

おわりに

　早朝家庭血圧の測定はかなり普及してきた．早朝家庭血圧による血圧管理の重要性は認知されており，血圧手帳も広く普及している．平均早朝血圧だけではなく，血圧の日間変動も心血管イベントと関係することが指摘されはじめている．ただし，まだどのような評価法が最も正しいか，日間変動を是正することが生命予後の改善につながるか議論の残るところである．しかし，高血圧患者のリスクの層別化という点では，日間変動は重要

である．早朝家庭血圧を血圧手帳につけている患者が増えているので，それをうまく活用し早朝家庭血圧の日間変動のスクリーニングをおこなうことで，新しいエビデンスの発信につながるのではないかと期待する．

（大西勝也）

● 文　献 ●

1) 高血圧治療ガイドライン 2014（JSH2014），日本高血圧学会高血圧治療ガイドライン作成委員会編，日本高血圧学会，東京，2014
2) Johansson JK *et al*：*Hypertension* **59**：212-218, 2012
3) Kikuya M *et al*：*Hypertension* **52**：1045-1050, 2008
4) Matsui Y *et al*：*Hypertension* **57**：1087-1093, 2011

第4章 実臨床で役立つ血圧測定の工夫と実践

5. MedicalLINK®の活用

> **Key Points**
>
> ◆ 心血管イベントを抑制するには診察室外血圧を降圧目標値以下にコントロールすることが重要である．
>
> ◆ 家庭血圧手帳は利便性が高いが，測定バイアスもありまた来院ごとにすべての測定血圧値を評価することに限界がある．
>
> ◆ Information and communication technology（ICT）を用いた家庭血圧測定器の登場により，夜間血圧も含めた新たな血圧管理法を可能とした．

はじめに

降圧療法により心血管イベントを抑制するためには，診察室血圧値を降圧目標値に達成することのみでは困難であり，家庭血圧また夜間血圧を含めた24時間血圧コントロールが重要である．これを実践するためには，①24時間平均血圧を130/80mmHg未満とすること，②血圧のサーカディアンリズム（日内リズム）を正常化すること（dipperパターン），③血圧変動性を改善させること，が必要となってくる（図❶）[1]．

MedicalLINK®の可能性

まずは家庭血圧を降圧目標値以下にコントロールすることが第一歩となるが，現在実臨床で普及している家庭血圧手帳は利便性が高いが，来院ごとにすべての測定血圧値（測定バイアス・平均値・変動性など）を評価することに限界がある．その問題点を解決するためには測定した血圧値を即座に電子媒体に置換し，記録・評価できるようなシステムが理想的である．近年，information and communication technology（ICT）を用いて，この問題点を解決しうる家庭血圧測定器（HEM-7251G）を用いたシステム（MedicalLINK®）がオムロン社より世に出された．本体内に携帯電話通信（3G）モジュールが内蔵されており，自宅で測定した血圧データを自動でオムロン社の専用サーバーへ送信し蓄積する．患者はメディカルリンクIDカードを外来受診時に持参し，主治医が診察室でカードリーダーに置くことで記録された家庭血圧値をさまざまな角度から評価することが可能となる（図❷）．このシステムを用いると，測定された血圧値を遠隔地にいてもインターネット環境にいればリアルタイムに評価できるだけでなく，診察ごとの期間が長期であっても容易に家庭血圧平均値，日間変動の把握が可能となる．また診察室血圧と組み合わせることで，持続性高血圧とほぼ同程度の心血管イベントリスクのある仮面高血圧[2]を容易に診断することも可能となる．

MedicalLINK®の実践

当科でも数年前より本システムを取り入れた

5. MedicalLINK®の活用

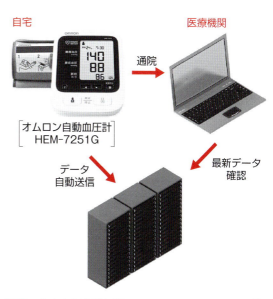

図❶ 24時間血圧コントロールにおいて重要な3要素
心血管イベントを抑制するためには，24時間血圧コントロール（24時間血圧レベル・サーカディアンリズム・血圧変動性）が重要．
（Kario K et al, 2012[1]より改変引用）

図❷ 家庭血圧自動転送システム MedicalLINK®
Information and communication technology (ICT)を用いた新しい血圧管理システム．

が，まず期待したことは下記の4項目であった．その各項目について述べる．

①診察時に短時間で受診間ごとのすべての家庭血圧値（平均値・変動性など）を正確に把握したい

②これまで治療抵抗性高血圧症例は入院加療をしていたが，主治医が遠隔地（自宅も含めて）にいてもリアルタイムに血圧値を把握（Web上の血圧回診）できるため外来治療にてコントロールしたい

③まだ使用経験のない新規降圧薬を投与した際に，次回受診日までの日々の血圧値を，受診前に知りたいタイミングで把握することにより，新規降圧薬の降圧スピード・降圧効果を評価したい

④独居高齢者に対しての見守りデバイスとして使用したい

1）短時間で正確な家庭血圧値の把握

高血圧診療に従事される多くの実地医家の先生方についても同様の悩みを感じられていると想定される．現在頻用されている家庭血圧手帳では，かぎられた診察時間内にすべての測定値を吟味することは困難である．そのため患者側が抱いている測定血圧値に対する自己評価と，医師が判断する評価とにギャップを生じる可能性も出てくるため，医師側が降圧不十分と判断して降圧薬変更または増量を検討しても，患者に受け入れられない可能性も出てくる．

MedicalLINK®で正確な測定血圧値が患者と医師双方に提示されれば，治療戦略に対するギャップも小さくなることが期待できる．当科ではさらに高血圧診療を円滑にするため，あらかじめ患者側にIDカードを渡さず当科で管理し，受診日前日にWeb上であらかじめ測定されたデータを出力する方法をとっている．そうすることにより患者が診察室に入室される前にすでに受診日までの測定血圧値をこちらは把握できていることになる

第4章　実臨床で役立つ血圧測定の工夫と実践

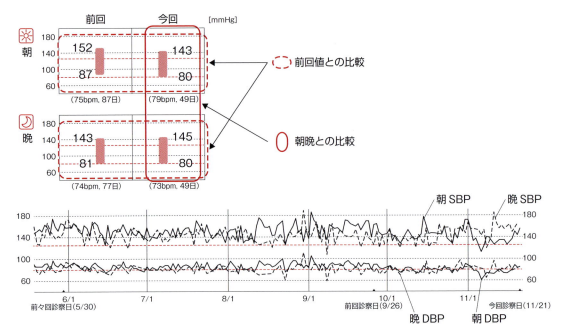

図❸　家庭血圧自動転送システム　MedicalLINK®
代表的なデータ画面の一部．前回受診時までの平均血圧値，前回受診時より今回受診時までの平均血圧値を容易に比較できる．またトレンドを示すことで"視覚的な日間変動"を評価可能である．
SBP：収縮期血圧，DBP：拡張期血圧．

ため，診察時間の効率化・短縮化につながっている．

また血圧変動性，とくに日間変動の評価も現行の家庭血圧手帳では困難である．この問題点に関してもMedicalLINK®には解決法がある．指定した期間の標準偏差（standard deviation：SD）を数値として出力できるため，SDによる血圧変動性を簡便に評価することが可能である．また測定した血圧をグラフ表示することにより指定期間の血圧トレンドを確認でき，**視覚的な日間変動を評価することも有用である**（図❸）．

2）リアルタイムの血圧値把握
　　（Web上での血圧回診）

MedicalLINK®システム導入前は，治療抵抗性高血圧や初診でも著しい高血圧（収縮期血圧値200mmHg以上など）症例の場合，短期間の入院精査・治療を必要とすることも多かった．しかし，

システム導入後は毎日Web上で家庭での測定血圧値を確認・評価できるため，外来での密な管理が可能となった．

たとえば，降圧薬開始・追加後，MedicalLINK®による測定血圧値の評価で，主治医が想定していたよりも降圧していなければ予定より早く受診していただくことで，早い段階で治療の修正ができる．導入前は降圧不十分であっても次回受診日まで受診していただくことは患者側から"血圧がなかなか下がらない"と病院への連絡がなければ不可能であった．しかしこのシステムを活用することで，これまでとは対照的に主治医側から受診をうながすことが可能となった．患者は主治医より"見守られている感覚"を得ることができ良好な医師患者関係を築くことで，つぎの降圧薬の一手が必要なときも受容されやすくなった．

3）使用経験のない降圧薬の薬効評価
　（Web上での血圧回診）

　新規降圧薬も含めて使用経験のない降圧薬を投与する際に，多くの場合，薬剤用量と降圧度の感覚が主治医にはまだないため，初期投与量に悩むケースがあると想定される．とくに高齢者の場合などは過降圧が懸念される．もちろん少ない用量から投与し反応をみることが推奨されるが，患者によってはほとんど降圧できず，次回受診日まで不安感を抱かせてしまうリスクもある．著者もはじめて使用した降圧薬の降圧効果を把握できておらず，少ない用量から投与した結果，投与開始前と比較してもほとんど血圧を下げることができず，次回受診日を待たずに他院へ患者が受診してしまった苦い経験がある．患者の治療満足度を得るにはある程度の降圧スピードも重要視しなければならないケースもあり，降圧薬の特性を理解しておく重要性を改めて考えさせられた．しかし一般的には使用経験のない新規降圧薬に対しては，承認時試験の臨床データしかなくその降圧薬の感覚をすぐにとらえるのは困難である．MedicalLINK®の導入により，Web上で家庭血圧をベースとした測定血圧値を日々評価する"血圧回診"をおこなうことで，使用経験のない新規降圧薬であっても，降圧スピードや降圧効果を理解することが可能となった．とくに高血圧治療歴のない高血圧患者では病院に受診することに慣れてないことが多く，白衣現象を認める頻度が降圧薬服用中の高血圧患者よりも多いと考えられるため，家庭血圧をベースとした新規降圧薬の評価の信憑性は高いと判断される．

4）独居高齢者に対する見守りデバイスとしての活用

　MedicalLINK®には任意で長期の測定忘れ（指定期間以上の未測定）や見逃せない血圧の変動（上限閾値を設定）を登録したアドレスにメールで自動通知するアラート機能がある．この機能を応用すれば独居高齢者などの安否確認や，とくに血圧変動性の大きな高齢者の頻回臨時受診を減少できる可能性がある．さらに訪問診療・看護などにこのシステムを組み入れれば，訪問前に主治医にある程度の病状を報告することができるため，訪問時に即座に介入することが可能となる．

　高齢独居（80歳代女性）の自験例を提示する．脂質異常症にて他院通院中であったが，ラクナ梗塞を発症し当院にて入院加療をした．幸い大きな後遺症なく退院され外来通院となった．また，退院後MedicalLINK®を導入し早朝・就寝前血圧測定を開始していただいた．入院経過中は収縮期血圧130〜140mmHg前後で推移しており退院時には降圧薬を投与していなかったが，退院後の早朝家庭収縮期血圧は180mmHg前後であったため，すぐに降圧薬投与を開始した．単剤では十分な降圧が得られなかったため，2剤目を追加し目標血圧値以下までコントロールできた．その後，受診期間は1ヵ月ごととしたが，高齢独居であり，また著者も長期フォローできていない患者であったため，安定するまで受診間の血圧推移パターンを確認するために，数日ごとにWeb上で測定値を評価していた．あるときにWeb上で確認した収縮期血圧が90mmHg前後まで低下し過降圧をきたしていた（図❹）．まだ受診前であったが，単なる降圧薬による過降圧と断定できないため，精査のため臨時受診いただいたが，十二誘導心電図検査で頻脈性心房細動を認めた．これまで心房細動の病歴はなく，MedicalLINK®を用いたことがきっかけで診断に至り，将来的に塞栓症を発症する前に抗凝固療法による一次予防を開始することができた．すべての高血圧患者に必要なシステムではないが，よりリスクの高い高血圧患者の密な血圧管理には非常に力を発揮すると考えられる．

MedicalLINK®の進化

　夜間高血圧は心血管イベント発症の強力なリス

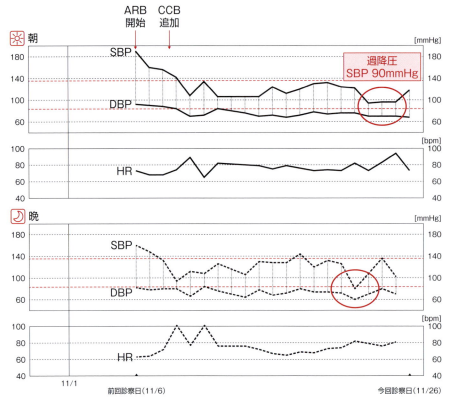

図❹ MedicalLINK®にて発作性心房細動を診断
80歳代独居女性．Web上で過降圧を認めたことがきっかけで未診断であった発作性心房細動をとらえることができた例．SBP：収縮期血圧，DBP：拡張期血圧，HR：脈拍，ARB：アンジオテンシンⅡ受容体拮抗薬，CCB：Ca拮抗薬．

ク[3)～5)]となるが，逆にこの夜間血圧を下げることができれば，同程度診察室血圧値を低下させて得られる心血管イベント抑制率よりも2倍以上の低減が期待できるとすでに報告されている[6)]．また当科の24時間自由行動下血圧測定（ambulatory blood pressure monitoring：ABPM）データベースでは，2型糖尿病合併高血圧患者で日内リズム異常（riser または non-dipper パターン）が有意に多く，また蛋白尿陽性，メタボリック症候群，睡眠時無呼吸症候群で夜間高血圧（120/70mmHg以上）が有意に多いことがわかった．さらに蛋白尿陽性，メタボリック症候群で早朝高血圧が有意に認められた．したがって，このような背景を有する高血圧患者では積極的に夜間血圧を評価し，介入することが心血管イベントを抑制するうえで重要である．しかしながらABPMはすべての高血圧診療機関で実施するには，マンパワーなどの環境的要因，患者への負荷などを考慮すると困難であり，多くの高血圧患者を抱えておられる実地医家にとっては悩ましい問題点と考えられる．その問題点を解決するべく近年MedicalLINK®がアップグレードされ，家庭で就寝中に夜間血圧を測定することが可能となった（図❺）．この新しいシステムを用いることによってABPMを用いなくても夜間血圧を容易に評価することが可能になった．また，夜間血圧測定が可能な家庭血圧計で測定した夜間血圧値は，ABPMで得られた夜間血圧値と同様に，臓器障害

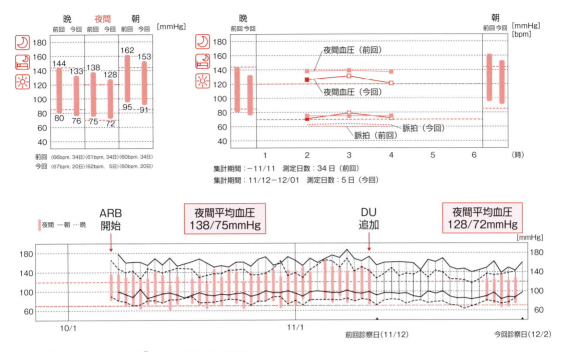

図❺ MedicalLINK®にて夜間血圧を評価
ARB開始後，まだ夜間平均血圧が138/75mmHgと高値であったためDU追加し128/72mmHgまで低下した例．ARB：アンジオテンシンⅡ受容体拮抗薬，DU：利尿薬．

のマーカーである尿中微量アルブミンや左室肥大係数と相関が得られたことが報告されており[7]，とくに臓器障害をきたしている高血圧患者においての夜間血圧評価に有用と考えられる．

おわりに

今後高血圧診療は日中の血圧のみではなく，夜間血圧また夜間血圧変動性もターゲットとする方向性へとシフトしていくと考えられる．われわれ臨床医はいかにその評価を施行するか，またどう解釈して治療戦略を立てていくか更なる議論が求められるところである．

(吉田哲郎)

● 文　献 ●

1) Kario K et al：In：*Special Issues in Hypertension*, eds by Berbari AE *et al*, Springer Int, 2012, pp.71-89
2) Bobrie G et al：*JAMA* **291**：1342-1349, 2004
3) Dolan E et al：*Hypertension* **46**：156-161, 2005
4) Ohkubo T et al：*J Hypertens* **20**：2183-2189, 2002
5) Boggia J et al：*Lancet* **370**：1219-1229, 2007
6) Hermida RC et al：*J Am Coll Cardiol* **58**：1165-1173, 2011
7) Ishikawa J et al：*Hypertension* **60**：921-928, 2012

第 5 章

実臨床で役立つ治療アプローチ

第5章 実臨床で役立つ治療アプローチ

1. 降圧薬の作用機序からみた血圧変動への作用

Key Points

- 血圧は常に変動しそこへ影響する因子は多い．瞬時瞬時における変動，日内変動，そしてより中長期における変動がある．昨今，受診間血圧変動（VVV）が注目されている．
- VVVには長時間作用型Ca拮抗薬の有用性を示唆する報告が多い．
- 同じレニン-アンジオテンシン（RA）系阻害薬でもARBとACE阻害薬でVVVに対する影響が異なると報告されているが機序は不明である．
- 血圧日内変動に対する効果はABPMによる検討から知見が積み重ねられている．
- VVVに対する各種薬剤の有効性は併用療法や個人の病態を考慮する必要がある．

はじめに

近年血圧値そのものに加え血圧変動性が大きな話題になっている[1)2)]．これはRothwellらの受診間血圧変動（visit-to-visit variability：VVV），つまり外来受診ごとの収縮期血圧変動値のばらつきの大きさが脳卒中の発症予知因子として重要であることをUK-TIA試験やASCOT-BPLAのメタ解析から報告し，大きなインパクトを与えたことがきっかけになっている[3)]．彼らの主張は現在の血圧測定のスタンダードである通常の血圧測定値の絶対値より受診ごとのばらつきの大きさ，不安定さ，ときに認められる大きな血圧上昇のほうが脳卒中発症予知因子として重要であるというものである（p.144参照）．一方，以前より日内血圧変動が24時間自由行動下血圧測定（ambulatory blood pressure monitoring：ABPM）などから解析され早朝高血圧やモーニングサージが心血管イベント発症を増加させることが注目されていた[4)]．これが朝晩の家庭血圧測定推奨につながっているわけである．ここでは降圧薬治療が血圧変動へどう作用するか，そしてどういう作用機序を介しているかについて現時点の知見と考えを述べる．

VVVの脳卒中リスクに対する各種降圧薬の効果

Rothwellらのグループの報告と同じ号のLancet誌で同じグループが各種降圧薬の影響について報告している[5)]．VVVに対してCa拮抗薬の優位性およびアンジオテンシン変換酵素（ACE）阻害薬，β遮断薬はむしろ増加させるという解析結果を示した点が特徴である[5)6)]（図❶）．アムロジピンを中心とする長時間作用型Ca拮抗薬は反射性交感神経活性化も少なく，血管抵抗をあるレベルまでしっかりと下げるため，血圧が高い人ほど降圧の程度は大きく過剰な降圧も生じないため変動性は少ないと考えられる．また，β遮断薬との違いについても単純に交感神経活性化との関係で考えるのは正しくない．血圧を規定する因子として心拍出量の観点より血管抵抗の要素が大きいことが考えられる．実際，現在使用されているβ遮断薬の多くはβ$_1$受容体選択性が高い薬

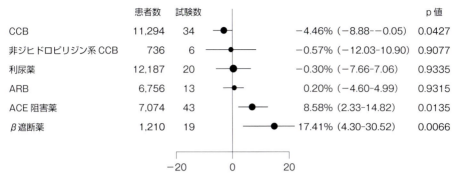

図❶　VVVに対する各種降圧薬の効果

(Webb AJ *et al*, 2010[5]) より引用)

剤であり血管抵抗を下げる方向へは作用しない．

　ACE阻害薬がVVVを大きくする機序は不明である．ただし，食塩摂取が多いと薬剤の降圧効果は小さくなるため，そのような生活習慣による受診時の状態が影響する可能性が考えられる．ARBはVVVに影響を与えないとされており，同じレニン-アンジオテンシン(RA)系阻害薬間での差については明確な答えはない．わが国で実施されたJ-HOME-Morning studyではアムロジピンはやはりVVVを抑制させているが，ARBについても同様の有効性が示されている．しかしACE阻害薬ではVVVを増加させている[7)8)](図❷)．ARBとACE阻害薬を同一に扱わない考え方は高血圧治療ガイドライン2014 (JSH2014)で第一選択薬として別個にあげられ併用療法を示す図においても別に示されている．実臨床ではACE阻害薬やARBはCa拮抗薬や利尿薬との併用で使用され，多くの高血圧患者で比較的良好な血圧管理ができている．

　忘れてならない要素が2つある．高齢化や動脈硬化進行に伴う血管の弾性の低下と腎機能低下である．一部の治療抵抗性高血圧患者にはこれらの要素がかかわっている．多くの高血圧患者で併用療法がおこなわれていることも忘れてはならない．わが国で実施されたCOPE (Combination Therapy of Hypertension to Prevent Cardiovascular Events) 試験のpost hoc解析でCa拮抗薬としてベニジピンをベースとして用いARB，β遮断薬，サイアザイド系利尿薬との併用療法でVVVについての検討が最近報告された (p.173参照)[9)]．利尿薬との併用はβ遮断薬との併用より血圧変動が小さかった．ARBとの併用はどの併用治療群とも差が認められなかった．血圧がどこまで高く到達したかについてはどの併用療法でも差はなかった．この結果によってβ遮断薬との併用が悪いとは結論できない．しかし，本試験でCa拮抗薬と利尿薬あるいはARBとの併用が有用であることが示唆されており，降圧目標達成とVVVを抑制する場合，これらの併用が好ましい可能性がある．ただ，本試験において主要評価項目でどの治療群にも差が認められなかったことから明確に結論づけることができないことは解釈するうえで注意が必要である．ARBとCa拮抗薬あるいは利尿薬との併用療法がVVVや季節血圧変動に対して同等に有効であったという報告も最近なされている[10)]．

第5章 実臨床で役立つ治療アプローチ

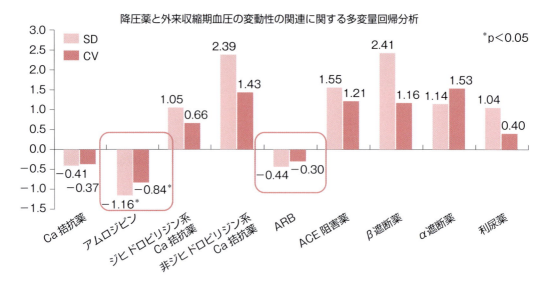

図❷ J-HOME-Morning study からの VVV に対する各種降圧薬の効果
SD：standard deviation（標準偏差），CV：coefficient of variation（変動係数）
対象：Japan Home versus Office Blood Pressure Measurement Evaluation（J-HOME）-Morning study に登録され，外来時血圧のデータがそろっていた本態性高血圧症患者 1,379 例のうち，単剤による降圧治療が施行された 485 例．
方法：外来時血圧は連続 2 回の来院時血圧を測定し，その平均値を用いた．診察間血圧変動性は連続した 2 回の診察時の外来時血圧から算出した標準偏差（SD）および変動係数（CV：SD を外来時血圧平均値で除したもの）を用いて評価した．
※アムロジピン以外の降圧薬の SD，CV に有意差は認められていない．
（Obara T *et al*, 2013[7]) より引用）

各種降圧薬の作用機序から VVV を中心とした血圧変動に期待される作用

1）Ca 拮抗薬

アムロジピンのような長時間作用型 Ca 拮抗薬が VVV を抑えることは先に述べたように理解しやすい．しかし，これがすべてのジヒドロピリジン系 Ca 拮抗薬で同じかどうかは明らかではない．少なくとも短時間作用型のジヒドロピリジン系 Ca 拮抗薬は，反射性交感神経活性化が生じるため日内血圧変動が大きいことが長期的にもデメリットとなる懸念から，その後の Ca 拮抗薬開発において長時間作用型 Ca 拮抗薬が登場し確固たる地位を得たわけである．アムロジピンの半減期の長さ，組織親和性，抗酸化作用などは交感神経活性化を抑制し，圧受容器反射機能へもよい方向

へ作用することが考えられる．また，より高い血管抵抗をあるレベルまできちんと抑えるため血圧が高いときほど降圧効果が強く低いときは過剰には下がりにくいというメリットがある．また，非ジヒドロピリジン系 Ca 拮抗薬は心拍数を低下させ，心拍数の変動性を抑制することが影響するのかもしれない．これはβ遮断薬でも同様な機序が関連する可能性がある．

2）ARB

ARB はあまり VVV に影響しないという Webb らの解析結果であるが，一方，先に述べたように，わが国での J-HOME-Morning study からは ARB は VVV を Ca 拮抗薬と同じように抑えるという報告がある[7,8]．ARB は食塩摂取が多いと降圧効果が弱くなる．また，単独での降圧効果はやはり

Ca 拮抗薬よりは弱いという感触をもっている．糖尿病や慢性腎臓病などで推奨されているように長期間使用した際の有効性は明らかであり，降圧目標を達成するには長時間作用型 Ca 拮抗薬との併用が現実的には多く，その場合の VVV への有効性を検討する必要がある．利尿薬との併用についても同様のことがいえる．

3) ACE 阻害薬

同じ RA 系阻害薬として ACE 阻害薬が VVV を大きくする機序は不明である．ARB と ACE 阻害薬では RA 抑制の作用機転が異なるのでそもそも同一にとらえることが難しいのかもしれない．実際，JSH2014 では主要降圧薬併用時組み合わせでも別々に記載されている．もう一点，注意すべき点は，ACE 阻害薬は中枢移行性が高い薬剤とそうでない薬剤間で違いがあることである．ACE 阻害薬が降圧薬として低〜正レニン性高血圧でも降圧効果があることに関しては組織アンジオテンシン系（とくに組織 ACE 活性）を抑制する作用についての報告がある．脂溶性が高く組織移行性が強い ACE 阻害薬は血圧変動性を抑制することも報告されている．

4) 利尿薬

利尿薬は高血圧の成因として腎臓での圧利尿曲線のシフトと食塩感受性高血圧患者での圧利尿曲線の傾きがねることなど，水・ナトリウム（Na）貯留を改善することで日内血圧変動の正常化や長期的な血圧変動を改善することが期待される[11]．長期間使用すると高血圧の成因としての圧利尿異常を改善し，水・Na 貯留のみならず血管抵抗を改善することが考えられる．現在，サイアザイド系利尿薬の少量投与を併用する治療が主体であり，実際，心血管イベントを抑制した成績を示した多くの大規模臨床試験でも利尿薬が併用されていることを思い出したい．ただし，代謝的副作用などの面から少量を他剤と上手に組み合わせる必要はある．一方，COLM 研究の解析ではオルメサルタンと Ca 拮抗薬の併用のほうがオルメサルタンと利尿薬との併用より VVV に対して有効であった成績がわが国からなされた（p.174 参照）[12]．今後の更なる検討が必要である．また，利尿薬は多種ありすべてが同じ作用を示すわけではない．新たな作用機序を有する利尿薬の開発も期待したい．

5) β遮断薬

β遮断薬は直接的に血管を拡張したり，Na 排泄を促すわけではない．心拍数抑制を含む心臓への作用が主体であり，心拍数変動は抑えるであろうが血圧変動性は抑制しなくても不思議ではない．これが悪い作用なのかどうかは検証されていないので必要な病態が考えられる場合はその使用をためらう必要はないと考える．

日内血圧変動に対する各種降圧薬の作用

日内血圧変動は早くからその重要性が注目されていた[1)2)13]．夜間に 10〜20％血圧が下がるものを正常型として dipper，夜間睡眠中の血圧低下がみられないものを non-dipper と規定されている．さらに夜間血圧が上昇するものを riser，逆に夜間 20％以上の血圧低下を認めるものを extreme-dipper と規定されている．いわゆる早朝起床時に血圧が急激に上昇する場合をモーニングサージとよび，早朝血圧が高い場合を早朝高血圧とよんでいる．このように血圧は 1 日のなかでいろいろなタイプの変動性を有するが，non-dipper やモーニングサージ，早朝高血圧は標的臓器障害や心血管病発症の危険因子となることが知られている．また，治療による介入でそのパターンが変わるとリスクが軽減されることもわかってきた．食塩摂取過剰や食塩感受性高血圧患者は non-dipper のパターンを示すといわれており，サイアザイド系利尿薬が non-dipper を dipper に戻すことが示されている．さらに ARB

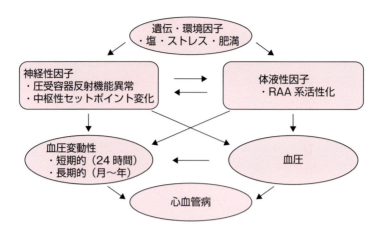

図❸ 血圧調節異常および変動性増大の機序
（廣岡良隆, 2011[1]より引用）

の効果も良好になるためこれらを組み合わせた配合剤が使用されるケースは多い．早朝高血圧の治療にあたっては長時間作用型Ca拮抗薬やARBのなかでも長時間作用型の薬剤を使用することが有効である．また，昼間活動時の血圧コントロールに問題がなければ就寝前投与も試みられている（p.186参照）．

また，交感神経系，レニン-アンジオテンシン-アルドステロン（RAA）系の概日リズム異常も高血圧患者では生じているため就寝前の長時間作用型$α_1$遮断薬の投与や中枢性交感神経抑制薬の投与を試みることもある．

日内血圧変動性について薬物治療で介入した試験としてX-CELLENT研究がある．やや短期間での観察ではあるがインダパミドとアムロジピンはカンデサルタンより血圧日内変動に対して有効であることが報告された[14]．この報告では両者の併用の有効性を示唆している[14]．

おわりに

そもそも血圧は生理的に変動するものである．どのような血圧変動が本当に心血管病イベントにつながるのかを明らかにする必要がある[1)15)]（図❸）．そうすれば各種薬剤の特色を生かして"悪い"血圧変動に対する適切な治療薬選択をおこなえるであろう．Hypertension paradoxに示されるように降圧薬開発はこの半世紀の大きな進歩であるにもかかわらずいまだ高血圧患者は増えつづけており，心血管病による死亡において高血圧がかかわっている割合は50％を占めている[16]．現時点での降圧目標に達していない患者数も多い．多くの患者で降圧薬治療は併用療法がおこなわれていることも考えて血圧変動に対応していく必要がある．

（廣岡良隆）

● 文 献 ●

1) 廣岡良隆：血圧 **18**：372-375, 2011
2) 廣岡良隆：動脈硬化予防 **9**：75-79, 2011
3) Rothwell PM et al：*Lancet* **375**：895-905, 2010
4) 廣岡良隆：血圧 **18**：980-984, 2011
5) Webb AJ et al：*Lancet* **375**：906-915, 2010
6) 中元秀友：血圧 **22**：553-558, 2015
7) Obara T et al：*Clin Exp Hypertens* **35**：285-290, 2013
8) 今井 潤ほか：*Angiotensin Research* **11**：154-160, 2014
9) Umemoto S et al：*Hypertens Res* **39**：46-53, 2016
10) Shiga Y et al：*J Clin Med Res* **7**：802-806, 2015
11) 宇津 貴：血圧 **18**：976-979, 2011
12) Rakugi H et al：*J Hypertens* **33**：2165-2172, 2015
13) 堀尾武史：血圧 **22**：543-547, 2015
14) Zhang Y et al：*Hypertension* **58**：155-160, 2011
15) 西原正章ほか：*Angiotensin Research* **11**：123-127, 2014
16) Chobanian AV：*N Engl J Med* **361**：878-887, 2009

第5章 実臨床で役立つ治療アプローチ

2. 血圧変動を考慮した降圧薬選択

Key Points

- 早朝高血圧には，原則的に，24時間にわたり作用が持続する長時間作用型Ca拮抗薬／アンジオテンシンⅡ受容体拮抗薬（ARB）を投与する．
- 塩分過剰摂取・糖尿病・肥満あるいは心不全といった体液貯留型高血圧が疑われる早朝血圧には利尿薬を試みる．
- モーニングサージ型早朝高血圧が疑われる場合には，α遮断薬，ACE阻害薬あるいはARB，中時間作用型Ca拮抗薬の眠前投与を試みる．
- 夕方や就寝前のHBPが低値であるにもかかわらず早朝高血圧のコントロールが不十分な場合には，朝食後投与を眠前投与または朝食後・眠前分2投与に変更してみる．
- Ca拮抗薬は，早朝血圧の日間変動や受診間血圧変動の減少に有効である．
- ARBは血圧変動軽減効果は小さいが，血圧変動が惹起する血管障害を抑制する可能性がある．

はじめに

元来，血圧は，1日のなかでも日中活動時間帯は高く夜間睡眠時間帯は低下するという生理的な概日リズム（日内変動：circadian variability）を有する．また血圧は超短期的には1心拍ごとに変動（beat-to-beat blood pressure variability）し，長期的には寒冷期に上昇し温暖期に低下する季節間変動（seasonal variability）を示す．また，自由行動下血圧測定（ambulatory blood pressure monitoring：ABPM）による数分から数十分間の測定間隔での短期的変動（short-term blood pressure variability），家庭血圧測定（home blood pressure：HBP）の日間変動（day-by-day variability：DDV）や診察室血圧の受診間血圧変動（visit-to-visit variability：VVV）といった中期的な測定機会ごとの血圧値の変動にも注目が集まっている[1]．本書の他稿で述べられているように，近年，これらの超短期的〜長期的なタイムスパンにおける血圧変動の増大は心血管臓器障害や合併症と相関している．しかしながら，血圧変動が血管障害発症・進展と因果関係を有した危険因子なのか，臓器障害の結果としての単なるマーカーなのか？治療介入の対象となるのか？なるとすればどのような降圧療法が望ましいのか？などはいまだに明らかでない．

その原因として，第一に，日内変動や季節間変動といった緩やかな長いタイムスパンの血圧のうねりと，短期的変動，DDV，VVVといった測定機会ごとの血圧のバラツキ・ゆらぎ（blood pressure fluctuation）が，重なり合っている複雑性，第二に，血圧変動にはあまりにも多くの要因が関与しているため（図❶），これまで適切な動物モデルがないため血圧変動増大そのものによる臓器障害のメカニズムが解明されていなかったことがあげられる．

本稿では，代表的な日内変動異常である早朝高血圧と，DDV・VVVを含めた短期〜中期的血圧に対する降圧治療についてエビデンスをふまえ，私見も交えて述べてみたい．

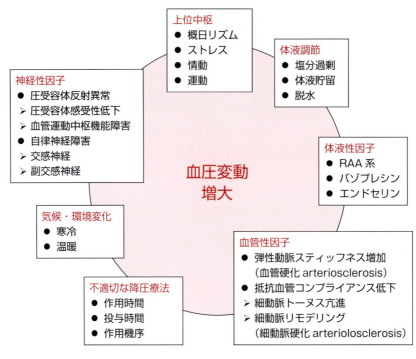

図❶ 血圧変動増大に関係する要因

(甲斐久史, 2015[1] より引用)

早朝高血圧

1) 早朝高血圧のタイプ

　早朝高血圧は最も代表的な日内変動異常で，HBPによる早朝血圧が135/85mmHg以上かつ診察室血圧140/90mmHg未満と定義される[2]．早朝高血圧にはABPMによるriser/non-dipper型夜間高血圧のもち越しによる早朝高血圧とモーニングサージ型早朝高血圧が含まれる（図❷）[3]．夜間高血圧のもち越しによる早朝高血圧には，塩分過剰摂取・糖尿病・肥満，心不全といった体液貯留，脳卒中後，睡眠時無呼吸症候群，作用時間が不十分な降圧薬療法が背景にあることが多い．モーニングサージ型早朝高血圧では早朝の交感神経・レニン-アンジオテンシン-アルドステロン（RAA）系過剰亢進に加え，弾性動脈硬化によるスティッフネス増大，抵抗血管である細動脈コンプライアンス低下や圧受容体反射障害の関与が考えられる．

2) 早朝高血圧に対する降圧治療（図❷）

　いずれのタイプの早朝高血圧に対しても24時間作用が持続する長時間作用型Ca拮抗薬およびアンジオテンシンⅡ受容体拮抗薬（ARB）は有効である．とくにアムロジピン，シルニジピン，アゼルニジピンは夜間血圧を過剰に下げることなく早朝血圧・昼間血圧を降圧する[4]～[6]．ARBでは血中半減期，組織移行性，アンジオテンシン受容体への親和性・解離速度の違いにより早朝高血圧への効果に差があるがテルミサルタン，カンデサルタン，オルメサルタン，アジルサルタン，イルベサルタンなどが有効である[7]～[11]．夜間高血圧型には体液貯留型高血圧が多いこと，作用時間が長いことから利尿薬，とくにレニン-アンジオテンシン（RA）系阻害薬との併用が有効であることが多い[12][13]．また，サージ型には早朝の交感神経およびRAA系過剰亢進を抑制するα遮断薬，アンジオテンシン変換酵素（ACE）阻害薬あるい

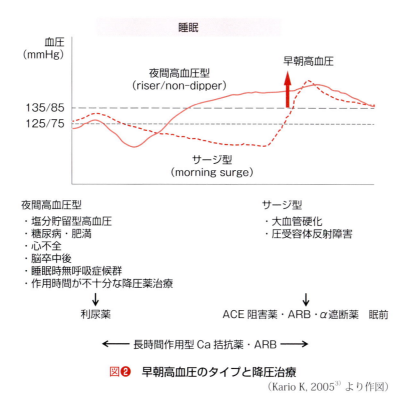

図❷　早朝高血圧のタイプと降圧治療

(Kario K, 2005[3] より作図)

はARBの眠前投与が有効である[14)15)]．また，ベニジピンやニフェジピン徐放剤など中時間作用型Ca拮抗薬の眠前投与も試みられる．

ABPMや最近市販されたタイマー付き夜間家庭血圧測定装置を用いれば，早朝高血圧の2つのタイプの鑑別ができるため，降圧薬の選択が容易になる．しかしながら臨床の現場ではしばしば，患者プロフィールと治療効果を手がかりに試行錯誤をくり返しながら治療をすすめていくことになる（図❸）．まず投与中の降圧薬を常用量まで増量する．24時間にわたり作用が持続する降圧薬でない場合，長時間作用型Ca拮抗薬またはARBに変更する．つぎに上述した体液貯留型高血圧の可能性が高い臨床プロフィール・病態を有する場合には少量の利尿薬を併用する．利尿薬の効果が不十分な場合には，いったん利尿薬を中止して，α遮断薬・ACE阻害薬またはARB・中時間作用型Ca拮抗薬の眠前投与あるいは長時間作用型Ca拮抗薬とARBの併用を試みる．日中，とくに夕方や就寝前のHBPが低値であるにもかかわらず早朝高血圧コントロールが不十分な場合には，朝食後投与を眠前投与または朝食後・眠前分2投与に変更してみる．さらに効果不十分な場合は上記の組み合わせを試みる．

短期・中期的血圧変動への降圧薬の効果

Webbらの大規模なメタ解析によればプラセボと比較して，ジヒドロピリジン系Ca拮抗薬はVVVを有意に減少させたが，非ジヒドロピリジン系Ca拮抗薬・利尿薬・ARBは血圧変動に影響せず，ACE阻害薬とβ遮断薬は変動を有意に増大した（図❹）[16)]．単剤治療のメタ解析ではプラセボと比較してCa拮抗薬と利尿薬が有意に個人間VVVを減少させた[17)]．短期的変動については，ABPMを用いた研究から，Ca拮抗薬と利尿薬は

第 5 章　実臨床で役立つ治療アプローチ

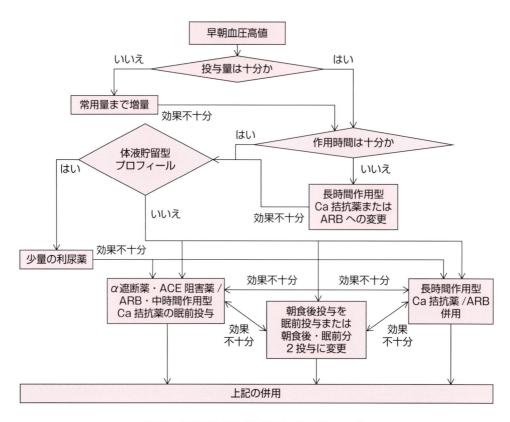

図❸　早朝高血圧の治療アルゴリズムの一例

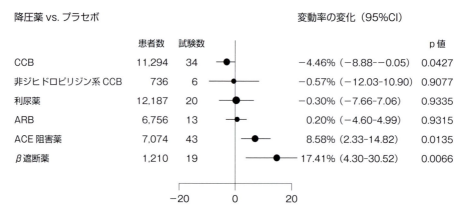

図❹　各種降圧薬の VVV 減少作用のメタ解析

（Webb AJ *et al*, 2010[16]）より引用）

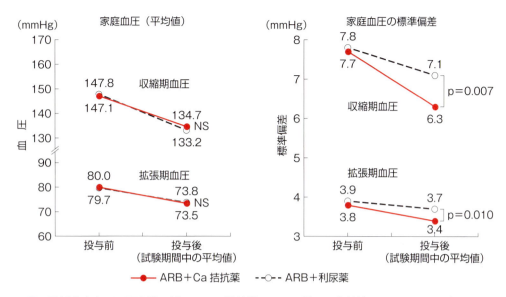

図❺ 早朝家庭血圧日間変動に対するCa拮抗薬とARB併用の有効性：J-COREサブ解析

(Matsui Y et al, 2012[19]より作成)

変動を有意に軽減するがARBは影響しないことが示された[18]．また，J-COREサブ解析は，ARBと利尿薬の併用と比較して，ARBとCa拮抗薬の併用は有意にDVVを減少させることを明らかにした（図❺）[19]．NOAHサブ解析やJ-COREサブ解析から脈波伝播速度の増大，すなわち血管スティフネスの増大がVVVやDDVの規定因子であることが示唆されている[19)20)]．したがってCa拮抗薬は弾性動脈から筋性動脈，細動脈に至る中膜平滑筋を直接的に弛緩させる作用により，血管スティフネスを軽減しコンプライアンスを増大することで血圧変動を減少すると考えられる．

Strain vessel vasculopathyにもとづく治療戦略

現在，血圧変動は血管障害発症・進展を引き起こす危険因子なのか，臓器障害の結果としての単なるマーカーなのかはいまだに明らかでない．われわれは血管硬化が進行していない若年の自然高血圧発症ラットに両側圧受容体神経離断術を施した短期的血圧変動増大高血圧ラットモデルを作製した[21]．本モデルでは，動脈硬化・血管硬化という血管性因子，循環カテコラミンおよびRAA系亢進といった神経体液性因子の影響を受けず，平均血圧を変えずに血圧変動が約2倍に増大する．本モデルを用いた研究により，血圧変動増大は，心筋RAA系活性化を介する慢性炎症が高血圧性心筋リモデリング（心筋線維化・心筋肥大）を惹起し収縮障害をきたすことが明らかにされた[21)~24)]．腎臓においては，腎皮髄境界領域の前糸球体細動脈の狭窄性肥厚病変とその灌流域の糸球体・尿細管の虚血性線維化病変が散在性に見られた[25]．一方，大動脈，冠動脈主幹部，腎弓状動脈・葉間動脈には明らかな高血圧性血管リモデリング増悪は見られなかった．すなわち，血圧変動増大は，血圧レベルや神経液性因子とは独立して，慢性的な線維-炎症性変化（fibro-inflammatory change）を惹起し，高血圧性血管障害を増悪させる原因であることが明らかとなった．さらにその影響は血管の部位や特性により異なる可能性が示唆された．

第5章 実臨床で役立つ治療アプローチ

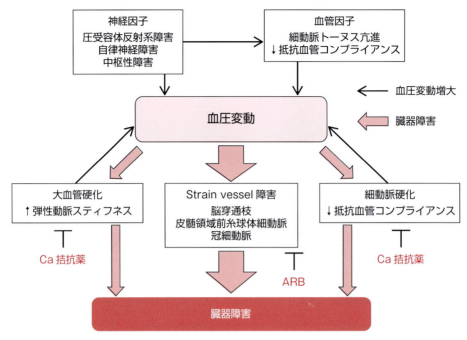

図❻ Strain vessel vasculopathy 仮説にもとづく血圧変動を考慮した降圧治療戦略

　一般の細動脈（generic vessel）が筋性動脈から徐々に分岐し徐々に細小化するため，それにつれて血行動態負荷も小さくなる．これに対して，脳穿通枝，腎皮髄境界領域の前糸球体細動脈，心筋内細動脈などの strain vessel は筋性動脈から直接分岐するため，強い血行動態負荷に直接さらされる．Ito は strain vessel が高血圧性臓器障害の主たる標的血管であり脳出血・脳梗塞，蛋白尿の原因になると指摘している[26]．われわれの検討から血圧変動は，弾性動脈，筋性動脈や generic vessel には大きな影響を与えないが，strain vessel を主たる標的として慢性炎症-線維性変化を介する strain vessel vasculopathy を引き起こすことが示唆された（図❻）．これは，これまでの臨床研究において血圧変動は，大動脈疾患や大血管の粥状硬化性疾患よりも，脳出血，脳梗塞，蛋白尿などの細小動脈障害による心血管イベントや臓器障害と相関が強いことと矛盾しない[1]．

　これらをふまえて，血圧変動増大が合併した高血圧の治療にあたっては，血圧変動を増大させる原因となる大血管スティフネス増加・血管コンプライアンス低下に対する治療（Ca 拮抗薬など）や圧受容体反射系機能減弱に対する治療（糖尿病・動脈硬化の進展予防など）に加えて，血圧変動によって引き起こされる strain vessel vasculopathy に対する治療（ARB・ミネラルコルチコイド受容体阻害薬など）の両面からの治療戦略が必要と思われる．

おわりに

　血圧変動を考慮した降圧療法について概説した．高血圧治療において血圧値をまず十分なレベルまで降圧することが第一であることはいうまでもない．しかし，さまざまなタイムスパンにおける血圧変動を，降圧目標を達成している高血圧患者の残余心血管イベントリスクとして考慮することで，より質の高い降圧治療が可能となると思わ

れる．そのためには今後のエビデンスの蓄積が必要である．一方，高血圧により動脈がガチガチに硬化してからでは血圧変動を減少させることは難しく，その合併症も予防できない．そのような観点からも，若年者や初期の段階からの「量」と「質」を考慮した血圧管理が重要であるといえよう．

（甲斐久史）

● 文　献 ●

1) 甲斐久史：短時間の血圧変動　血圧 **22**：536-541, 2015
2) 高血圧治療ガイドライン 2014（JSH2014），日本高血圧学会高血圧治療ガイドライン作成委員会編，日本高血圧学会，東京，2014
3) Kario K：*Am J Hypertens* **18**：149-151, 2005
4) Eguchi K *et al*：*Am J Hypertens* **17**：112-117, 2004
5) Kario K *et al*：*J Clin Hypertens (Greenwich)* **15**：133-142, 2013
6) Eguchi K *et al*：*J Cardiovasc Pharmacol* **49**：394-400, 2007
7) White WB *et al*：*Am J Hypertens* **17**：347-353, 2004
8) Eguchi K *et al*：*Am J Cardiol* **92**：621-624, 2003
9) Kario K *et al*：*J Hum Hypertens* **27**：721-728, 2013
10) Rakugi H *et al*：*Blood Press* **22**（suppl 1）：22-28, 2013
11) Mancia G *et al*：*Blood Press Monit* **7**：135-142, 2002
12) Ueda T *et al*：*Hypertens Res* **35**：708-714, 2012
13) Kario K：*Hypertens Res* **36**：478-484, 2013
14) Kario K *et al*：*Hypertension* **35**：787-794, 2000
15) Hermida RC *et al*：*Hypertens Res*, 2015［Epub ahead of print］
16) Webb AJ *et al*：*Lancet* **375**：906-915, 2010
17) Webb AJ *et al*：*Stroke* **42**：2860-2865, 2011
18) Zhang Y *et al*：*Hypertension* **58**：155-160, 2011
19) Matsui Y *et al*：*Hypertension* **59**：1132-1138, 2012
20) Kawai T *et al*：*J Hypertens* **31**：1387-1395, 2013
21) Kudo H *et al*：*Hypertension* **54**：832-838, 2009
22) Takayama N *et al*：*Hypertens Res* **34**：341-347, 2011
23) Yasuoka S *et al*：*Circ J* **77**：1474-1481, 2013
24) Kai H *et al*：*Curr Hypertens Rev* **10**：125-133, 2014
25) Aoki Y *et al*：*Circ J* **78**：2284-2291, 2014
26) Ito S：*Hypertension* **65**：970-975, 2015

第5章 実臨床で役立つ治療アプローチ

3. 家庭血圧測定を活用した治療アプローチ

> **Key Points**
> - 実地臨床においては，value-based medicine（多様な価値にもとづいた医療）に配慮することが肝要となる．
> - 家庭血圧測定は，日常を切り取る高血圧診療であり，自分自身のリスクから回避させる最良の方法の１つであることを説く．
> - 血圧測定に対して一喜一憂しないで継続が大切であることを説明する．
> - 自分の都合のよい血圧値のみを記入させないように，ありのままの測定値を記入することが重要と説明する．
> - 患者がどのような職種か，そして生活パターンを聴取することで，生活習慣の指導に役立つ．
> - 食事に関する情報を聞くことは，減塩指導だけでなく，患者指導の基本となる．
> - サプリメントや各種健康食品などを服用しているかを聞くことも忘れてはならない．
> - 実施臨床においては，多疾患が内在するなかで高血圧治療をおこなっていかなければならず，患者の置かれた社会的な事情まで配慮することが重要である．

はじめに

実際の臨床場面においては，さまざまな患者が存在する．従来のエビデンス至上主義の診療展開のみではスムーズな治療が困難となる．Value-based medicineとして，多様性を認識し理解したうえでの患者個性に配慮した高血圧治療として，患者の臨床的背景や価値観にもとづく社会的制約に配慮しなければならない．エビデンスに振り回されず，上手に使いこなす日常臨床の展開が実地医家を救うはずである．

実地臨床においては，いかなる手段をもっても患者の継続可能な治療法を作り上げることこそが大切で，それを見出さなければ日常診療は成り立たない．実際には妥協と思われる診療がおこなわれているからこそ，地域医療は前に進む．血圧測定の実施や測定回数に関してさえも，ガイドライン通りでないさまざまな対応が実地臨床に存在することとなる．

決してガイドラインを無視している訳ではない．目的意識が高い患者が集まる大学病院や基幹病院などの医療機関と異なり，治療意識が低く来院継続性も危ぶまれる患者をも対象としなければならない実地医療の現状を理解しなければならない．実際の現場においては，医師と患者が話し合って，その患者に最もふさわしい診療ないし治療法を設定しているのである．

ではここで，家庭血圧を用いた診療実践について論じたい．

患者への対応と言葉

患者に常に意識してかける言葉は，血圧に対しいかに興味をもたせることかに尽きる．そして，日常生活のなかのあらゆる時間帯の血圧値も患者自身にとって意味あるものであることを理解して

3. 家庭血圧測定を活用した治療アプローチ

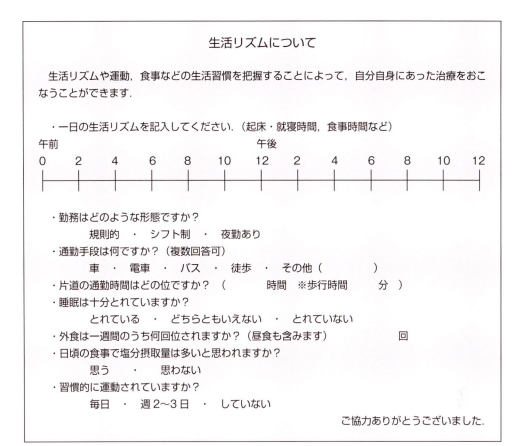

図❶ 生活リズム質問表（就労されている患者さん）

もらう．「血圧は絶対値とともに，変動でもあること」「血圧変動において重要な因子は，縦軸である変動値と横軸である時間軸となること」「時間軸は，測定ごと・日内・日間・月・年として，短い周期から長い周期まで考えなければならないこと」などのさまざまな事柄を医師は考えて治療を組み立てていることを告げ，一つひとつの血圧測定値のみに一喜一憂しないで，偽りなく血圧値を記録するという基本概念を患者に教えていかなければならない．

それゆえ，診察室血圧測定のみでなく，診察室外血圧測定としての家庭血圧測定や24時間自由行動下血圧測定（ambulatory blood pressure monitoring：ABPM）をいかに正確にとらえうるかが重要であり，患者自身の日常の血圧変動を把握することが基本であることを認識させる．

しかしながら日常診療において，ABPMを頻用することは困難であるため，家庭血圧を上手に活用することが肝要となる．患者には「高血圧診療にとって重要なことは日常の血圧を観ることで，お家での測定はさまざまな合併症から逃れる手段になる」と言葉を添え，そのことで個別治療が可能となることを理解させる．

初診時の対応

1）患者の生活リズムを把握する

まずは患者の個性を把握することに尽きる．それゆえ，患者の生活パターンの聴取が重要である．このことが最終的に血圧測定の精度のみなら

第5章 実臨床で役立つ治療アプローチ

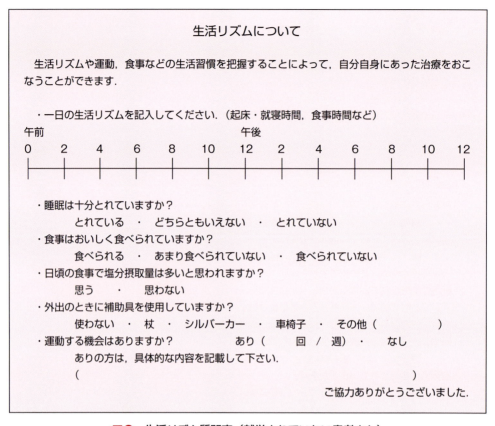

図❷　生活リズム質問表（就労されていない患者さん）

ず，治療の精度にも関与してくる．

　患者の生活パターンの聴取は，運動療法などの時間がとれるか否かというだけでなく，シフトワークの存在や服薬時刻の設定からはじまり，家庭血圧測定時刻などを指導する際に重要となる．しかしながら多くの場合，職業聴取のみに留まっていた．生活様式を見極めることが重要であるが，その詳細に多くの医師が踏み込んでいなかったのである．

　このことから，患者の生活リズムに関して，就労している患者に対しては図❶のように，さらに就労していない患者に対しては図❷のように，詳細を検討する．

　また高齢者に対しては，外来通院可能であることから，従来のフレイルの概念のみでは把握しきれない生活実態について，図❸のような「元気度チェック」をおこなう．

2) 患者の食生活を把握する

　重要なのは減塩指導であるが，血圧をはじめ腎疾患や循環器を専門とする医師は，何らかの減塩指導をおこなっているが，それ以外の医師においてはなかなか現実的に困難である．

　まず，患者の食事パターンを聞くことからはじめる．外食が多い，朝食を摂らないなど，食事に関する情報を必ず聞くことが患者指導の基本となる（図❹）[1]．朝昼晩三食のバランス，食事を作る人がいるのかあるいは自炊なのか，宅配のカロリー制限の食事を購入できるのかなど，非薬物療法の中心である食事療法を関与する人の確認や継

```
元気度チェック

1. 食事
  ●食欲はありますか？
  ●好きな食べ物はなんですか？
  ●食べることは楽しいですか？
2. 活動
  ○外出はできていますか？
  ○買い物は1人で行けますか？
  ○習慣的に運動していますか？
          ストレッチ・散歩・ラジオ体操・その他（    ）・なし
  ○移動の時に何か使用していますか？
          使わない・杖・シルバーカー・車椅子・その他（    ）
  ○自宅での過ごし方を教えてください？テレビやラジオ・寝ている・読書・
          趣味（    ）
3. 睡眠
  ●夜は眠れていますか？
  ●何時に寝て何時に起きますか？（    時から    時）
4. 意欲
  ○家族や友人と会ったり，出掛けることはありますか？
  ○趣味をお持ちですか？
      では，具体的に何をしていますか？（    ）
  ○今後したいことはありますか？
      では，具体的に何をしたいですか？
          旅行・スポーツ・山登り・その他の趣味（    ）
  ○自分の実際の年齢とくらべて，どのように感じていますか？
          若い  ・  年相応  ・  老けている
      では，何歳と感じていますか？  感じる年齢（    ）歳
```

図❸ 生活実態のチェック表

続性を検討することは必要なこととなる．

表❶[2)]に示すように，食塩摂取量の評価法にもさまざまある．食事内容の評価として，陰膳法・食事記録法（秤量法，非秤量法）・24時間思い出し法・食物摂取頻度調査や食事歴法・塩分計による評価がある．これらは患者にとってどのような食事から食塩が体のなかに入るのかという「入口調査」のようなものである．

尿Na排泄量の測定による評価として，24時間蓄尿・夜間尿・起床後第2尿・随時尿・試験紙や塩分計による評価がある．これらは患者にとって尿中に食塩がどれだけ排出されるかという「出口調査」のようなものである．尿による摂取食塩推測量の換算が可能で，Web上では値を入力することにより，容易に求めることができる．また，計算可能な電卓もある．

われわれは実臨床に即して，「入口調査」と「出口調査」をおこない，患者の食塩に対する付き合い方をあぶりだしていかなければならない．そのためには，「入口調査」として「食物摂取頻度調査，食事歴法」を，「出口調査」として「随時尿」による評価を中心に採用していくことが重要であ

第5章 実臨床で役立つ治療アプローチ

塩分摂取 自己チェック表

当てはまるものに○をつけ, 最後に合計点を計算してください.		3点	2点	1点	0点
これらの食品を食べる頻度	みそ汁, スープなど	1日2杯以上	1日1杯くらい	2～3回／週	あまり食べない
	つけ物, 梅干しなど	1日2回以上	1日1回くらい	2～3回／週	あまり食べない
	ちくわ, かまぼこなどの練り製品		よく食べる	2～3回／週	あまり食べない
	あじの開き, みりん干し, 塩鮭など		よく食べる	2～3回／週	あまり食べない
	ハムやソーセージ		よく食べる	2～3回／週	あまり食べない
	うどん, ラーメンなどの麺類		2～3回／週	1回／週以下	食べない
	せんべい, おかき, ポテトチップスなど		よく食べる	2～3回／週	あまり食べない
しょうゆやソースなどをかける頻度は？		よくかける（ほぼ毎食）	毎日1回はかける	時々かける	ほとんどかけない
うどん, ラーメンなどの汁を飲みますか？		全て飲む	半分くらい飲む	少し飲む	ほとんど飲まない
昼食で外食やコンビニ弁当などを利用しますか？		ほぼ毎日	3回／週くらい	1回／週くらい	利用しない
夕食で外食やお惣菜などを利用しますか？		ほぼ毎日	3回／週くらい	1回／週くらい	利用しない
家庭の味付けは外食とくらべていかがですか？		濃い	同じ		薄い
食事の量は多いと思いますか？		人より多め		普通	人より少なめ
チェックした数を記入してください.		3点×□個	2点×□個	1点×□個	0点×□個
小計		□点	□点	□点	0点
合計点		□点			

チェック✓	合計点	評価
	0～8	食塩はあまりとっていないと考えられます. 引きつづき減塩をしましょう.
	9～13	食塩摂取量は平均的と考えられます. 減塩に向けてもう少し頑張りましょう.
	14～19	食塩摂取量は多めと考えられます. 食生活のなかで減塩の工夫が必要です.
	20以上	食塩摂取量はかなり多いと考えられます. 基本的な食生活の見直しが必要です.

図❹ 塩分摂取自己チェック表

（土橋卓也ほか, 2013[1] より引用）

ろう.

3）その他の患者の生活を把握する

また同様に, サプリメントや各種健康食品などの服用が電解質異常も含み, 治療の妨げになるこ ともあり, 注意深く聴取する.

4）初診時の血圧測定に関する対応

初診で血圧が高くても, 日を変えて, 何度か診察室血圧を測定する必要があることを理解しても

表❶ 食塩摂取量の評価法

評価法	信頼性	簡便性
食事内容の評価		
陰膳法	◎	×
食事記録法（秤量法，非秤量法）	◎*	×
24時間思い出し法	◎*	△
食物摂取頻度調査，食事歴法	○	○
塩分計による評価	×	◎
尿Na排泄量の測定による評価		
24時間蓄尿	◎	×
夜間尿	○	△
起床後第2尿	○	△
随時尿	△（○**）	○
試験紙や塩分計による評価	×（△***）	◎

◎：すぐれる，○：ややすぐれる，△：やや劣る，×：劣る
*　　：調査手法の標準化と適切な精度管理が確保できた場合
**　：1日Cr排泄量を推定する計算式を用いる場合
***：計算式を内蔵した塩分計を用いる場合
摂取食塩推測量
・摂取食塩推測量随時尿での演算式
　（随時尿の尿中ナトリウム・尿中クレアチニン・身長・体重・年齢が必要）
　24時間Na排泄量（mEq/日）
　＝21.98×｛(随時尿Na濃度（mEq/L）/随時尿Cr濃度（mg/L）×Pr.Ucr24｝^0.392
・Eq/日⇒g/日への換算式
　　摂取食塩量（g/日）≒尿中Na（mEq/日）×0.0585
　　摂取Na量（g/日）≒尿中Na（mEq/日）×0.023

（日本高血圧学会 減塩委員会報告2012[2]より引用）

らい，その間に家庭血圧測定をおこなう．指導の際には，継続が大切であることを説明し，自分の都合のよい血圧値のみを記入させないように測定したすべての血圧値を提示してもらうように指示するべきである．

　高血圧治療ガイドライン2014（JSH2014）にも家庭血圧測定に関して，「血圧は本来，短期間に大きく変動するものであり，家庭血圧もその埒外ではない．多くの場合，1機会における初回の測定値は，それにつづく測定値よりも高い．一方，10％以上の機会で，2回目の測定値が上昇するとの報告もある．すなわち，1機会1回だけの測定値に対し，測定者は不安を感じ，高くとも，低すぎても複数回測定するであろうという臨床的観点から，本ガイドラインにおいては，これまでの1機会1回以上（1〜3回）とする推奨を1機会「原則2回」とし，その平均をその機会の血圧値として用いるとした．一方，1回のみ測定の場合にはその機会の血圧値として1回のみの血圧値を用いるとした．もしも測定者が自発的に3回測定した場合，その機会の値は3回の測定値の平均とすることも可とする．1機会にあまり多くの測定回数を求めると測定の継続率は低下するため，1機会に4回以上の測定は勧められない．記録に関しては，これまでと同様，1機会に測定された測定は，選択することなくすべて記録用紙に記載することを強く推奨する．」と記載されている[3]．

　忙しい診療のなか，いろいろな訴え・疾患の診察をしなければいけないことから，家庭血圧測定の細かな指示までは手が回らないこともあるが，

なるべく原則を理解してもらいたい．しかしながら，実際の医療現場では，「患者が嫌がる場合は実施しない」「患者の納得する回数・方法で実施する」という意見も多くあり，患者が継続して来院できる環境を重視し，徐々に理解を深めてもらうよう指導していくことが肝要である．そのためにも，診察室の現場において，医師と患者が話し合って，その患者に最もふさわしい血圧測定を設定していただきたい．決してガイドラインを無視している訳ではない．治療意識が低く来院継続性も危ぶまれる患者を対象とする実地医療の現状を理解しなければならない．

とくに測定回数に関して，「1機会原則2回とし，その平均をその機会の血圧値として用いる」という文言があるが，いったい誰が測定値を平均するかという現実にも目を向けなければならない．高齢者や治療意識の低い若年者の多くは，平均値を計算して記入してくださいといった瞬間，家庭血圧測定に対する協力意欲が低下するばかりでなく，通院継続性まで低下するといった実地診療の現場では，家庭血圧測定の測定回数と平均値表記に対して大いに難渋する．治療者が高血圧の権威者であればスムーズに運ぶであろうことも，開業医の存在する実地臨床現場では困難な事象が存在する．患者の継続可能な治療法を実地医家が必死でみつけようとする診療がおこなわれているからこそ，血圧測定の実施や測定回数に関して，ガイドライン通りでないさまざまな対応が実地臨床に存在することとなる．

再診時の対応

1）血圧測定に関する対応

家庭血圧測定の結果を患者とともに確認する．家庭血圧測定の結果をみた際に，医師はどのような書き方であっても，患者自身が自らの測定値を記入してきた行為を称賛しなければならない．たとえ，櫛の歯が抜けたような測定日が飛び飛びの表やグラフをみても，決して叱ってはならない．

患者にとっての血圧測定ははじめての行為であり，戸惑いの連続であったであろうことに共感し，これからも継続して測定できるように激励すべきである．このときの診察時の反応が，後々の測定の正確性や継続性に反映することを，医師自身肝に銘ずるべきである．

家庭血圧測定の結果，血圧値が日によって上昇したり下降したり，バラバラであることはよくあることで，それほど一定になるものではないことを認識してもらい，その上下した値の当日や前日にどのような事象があったかを，メモ書きでもよいから備考として記入してもらうことを確認することが大切である．このことが，患者の食習慣としての食塩摂取やライフスタイルの改善に直結する．

2）薬物療法開始後の血圧測定に関する対応

実際はその可能性は低くても，薬物療法が開始されたとしても，患者には「降圧薬は治療をやめるために服用する」などのいい回しの指導も含め，早期薬物治療をおこない，生活習慣修正などの自己努力が実れば，薬物治療減量あるいは中止の可能性もあることを説くことも忘れてはならない．その際，最も重要な情報の1つが家庭血圧値であることを十分に認識してもらうことが肝要である．そのためにも，継続して測定し，その測定値を正確に記入することが重要であることを再度確認する．それは兎にも角にも，治療継続性と生活習慣修正への積極的な取り組みを支援しなければならない臨床現場での指導法の1つであろう．

おわりに

実際に実地臨床において数多くのさまざまな患者を診療している実地医家は，多疾患が内在するなかで高血圧治療をおこなっていかなければならないばかりでなく，患者の置かれた社会的な事情まで配慮しながら遂行していかなければならな

い.たゆまない家庭血圧測定そのものが,日常を切り取る高血圧診療となり,患者をリスクから救うことになる.

(宮川政昭)

● 文　献 ●

1) 土橋卓也ほか:血圧 **20**:1239-1243, 2013
2) 日本高血圧学会 減塩委員会報告 2012,日本高血圧学会減塩委員会編,日本高血圧学会,東京, 2012
3) 高血圧治療ガイドラン 2014(JSH2014),日本高血圧学会高血圧治療ガイドライン作成委員会編,日本高血圧学会,東京, 2014

第5章 実臨床で役立つ治療アプローチ

4. 実診療における血圧変動情報の活かし方
―白衣高血圧・仮面高血圧を中心に―

> **Key Points**
> ◆ 仮面高血圧の危険性は明らかで，積極的な同定・治療が求められる．
> ◆ 白衣高血圧は，慎重に評価すれば実は診察室外血圧も高いことがある．
> ◆ Non-dipper者は高い循環器リスクを有し，夜間の十分な降圧が重要である．
> ◆ 朝の高血圧は強いリスクであり，しっかりとしたコントロールが大事である．
> ◆ 多くの場合，血圧変動性より先に血圧レベルという強力な循環器リスク因子自体の管理が肝要である．

はじめに

血圧変動には第3章で紹介されているように多様な表現型があり，対応も一様ではない．第1章の座談会でもいくつかの指標について議論されているが，本稿ではこれらのうち，筆者を含む研究グループが疫学研究などから危険性を評価してきた白衣高血圧・仮面高血圧ならびに夜間降圧度・朝の高血圧について，そのエビデンスと，予防ならびに治療へのアプローチを概説する．

白衣高血圧と仮面高血圧

最も臨床的意義の確立された血圧変動性指標は，外来・健診時（随時）血圧と診察室外血圧とを組み合わせて診断される白衣高血圧・仮面高血圧である．第6章-3で紹介している自由行動下血圧（ABP）にもとづいた国際メタ解析「IDACO研究」（p.150参照）や，同様に家庭血圧についておこなわれているメタ解析「IDHOCO研究」では，白衣・仮面高血圧の循環器リスクについてのエビデンスも提供している[1)2)]．

IDHOCOにおいて家庭血圧にもとづいた白衣高血圧のリスクは，未治療者では正常血圧者より1.42倍高く（p=0.019），仮面高血圧と同程度に高値であった．しかし，治療者同士の比較では正常血圧者と変わらなかった（p=0.45）[1)]．もともと降圧治療者の循環器リスクは集団として未治療者にくらべて1.54倍高い（p=0.01）ことに留意する必要があるが，白衣高血圧者の将来的な循環器リスクが，評価時点の降圧治療の有無で大きく異なっていることが本研究から示されている．IDHOCOのコホートはいずれも15年以上前に開始されており，投与されている降圧薬も現在とは異なるが，未治療者における状況は年代を経ても変わりない．すなわち，家庭血圧にもとづいた白衣高血圧は，未治療者であれば将来の循環器リスクが高い．ただ，白衣高血圧は結局のところ随時血圧を測定することで，少なくともスクリーニングしそびれることはない．高血圧治療ガイドライン2014（JSH 2014）で示されている未治療高血圧を対象とした診断フロー（図❶）[3)]のように，降圧治療を受けていない者が随時血圧によって高血圧であることが疑われれば，診察室外血圧測定に

4. 実診療における血圧変動情報の活かし方 —白衣高血圧・仮面高血圧を中心に—

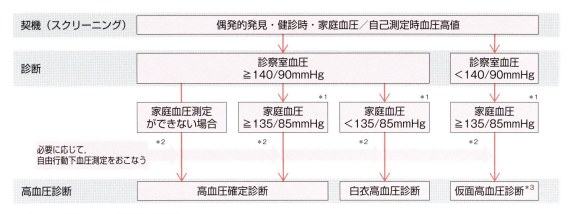

図❶ 血圧測定と高血圧診断手順
診察室血圧が 140/90mmHg 以上であれば，診察室外血圧，とくに家庭血圧測定をおこない，高血圧の確定診断につなげる．

* [*1] 診察室血圧と家庭血圧の診断が異なる場合は家庭血圧の診断を優先する．自己測定血圧とは，公共の施設にある自動血圧計や職域，薬局などにある自動血圧計で，自己測定された血圧を指す．
* [*2] 自由行動下血圧の高血圧基準は，24 時間平均 130/80mmHg 以上，昼間平均 135/85mmHg 以上，夜間平均 120/70mmHg 以上である．自由行動下血圧測定が実施可能であった場合，自由行動下血圧基準のいずれかが以上を示した場合，高血圧あるいは仮面高血圧と判定される．またすべてが未満を示した場合は正常あるいは白衣高血圧と判定される．
* [*3] この診断手順は未治療高血圧対象にあてはまる手順であるが，仮面高血圧は治療中高血圧にも存在することに注意する必要がある．

(JSH 2014[3]より引用)

よって高血圧の確定診断につなげることになる．

家庭血圧にもとづいた白衣高血圧は，その後で真性高血圧，つまり診察室外血圧も高値になりやすいことが大迫研究から報告されている[4]．血圧の病態における白衣高血圧を，糖尿病における空腹時血糖高値（impaired fasting glucose：IFG）のステージと同様ととらえるとすれば，IFG の糖尿病への高い移行率のアナロジーで白衣高血圧の危険性をとらえられるかもしれない．ただし，外来で判明する診察室血圧高値を IFG ととらえるなら，白衣高血圧は血糖値に置き換えるとすでに立派な糖尿病（空腹時血糖 126mg/dl 以上）である[5]．この点からも，白衣高血圧と診断された時点での，診察室血圧をターゲットにした治療の必要性が肯けよう．家庭血圧にもとづいて白衣高血圧と診断された場合，IDHOCO の知見にしたがうならば可能なかぎり，投薬も含めた血圧管理にふみ出すべきと考えられる．いずれにせよ，白衣高血圧が真性高血圧へ移行する確率が高く，真性高血圧の危険性が明らかである以上，少なくとも白衣高血圧者に対する定期的な診察室外血圧測定によるフォローアップは不可欠である．

診察室外血圧として ABP を用いた場合の議論は少々複雑になる．ABP における高血圧は 24 時間，昼間，夜間で診断基準が異なり，白衣・仮面高血圧も 3 者で同定される対象が異なるためである．たとえば，ABP のうち昼間血圧にもとづいた白衣高血圧の危険性は，正常血圧群よりやや高いものの統計学的には同程度であることが IDACO から報告されている[6]．細かくみると，この報告時は 4 集団・計 7,030 名，追跡期間 9.5 年（中央値）のデータを用いており，生存率を単純に比較した場合には白衣高血圧が正常血圧より有意なリスクを有していたものの，Cox 比例ハザードモデルを用いた多変量解析では有意差が認められなかった[6]．筆者らは近年，IDACO の最新

第5章　実臨床で役立つ治療アプローチ

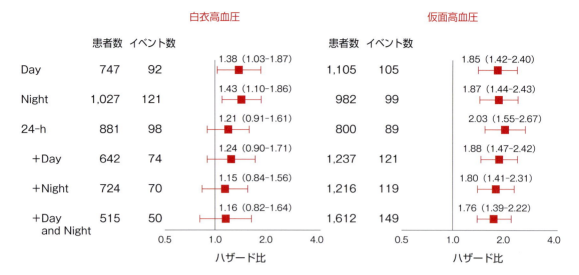

図❷　ABP測定時間帯別の，白衣高血圧（左側）と仮面高血圧（右側）のリスク
比較対象は，随時血圧（基準値140/90mmHg）ならびに昼間（135/85mmHg），夜間（120/70mmHg），24時間（130/80mmHg）のABPがいずれも正常な集団．随時血圧に加えて，昼間ABPのみの情報で診断された集団の循環器疾患発症リスクが最上段に表示されている．以下の段は順に，随時血圧に加えて夜間ABPのみ，24時間ABPのみ，24時間ABPと昼間ABPの両方，24時間ABPと夜間ABPの両方，3つの時間帯のABPすべて，である．
(Asayama K et al, 2014[7]より引用)

のデータを用いて，24時間，昼間，夜間の時間帯の白衣・仮面高血圧の診断の有用性を改めて比較した[7]．ただし，上述のIDHOCOで認められたように，降圧治療の影響の大きさが近年の追跡研究で解明されてきたため[8)9)]，本解析では対象者を未治療者に絞った（12集団・計8,237名，追跡期間の中央値11.1年）．この結果，昼間ABP，あるいは夜間ABPの測定値のみにもとづいて白衣高血圧と診断した場合，対象となった白衣高血圧者の循環器疾患リスクは血圧正常者（ABPが3測定時間帯いずれも正常域，かつ随時血圧も140/90 mmHg未満）にくらべて有意に高かった（昼間ABPにもとづいた白衣高血圧の相対危険度1.38倍）．しかし，24時間血圧や，24時間血圧に昼間や夜間の値を加える形で白衣高血圧を厳密に診断した場合，白衣高血圧者の循環器リスクは血圧正常者と有意な差を認めなかった（図❷）．前述のように白衣高血圧の将来的な危険性については議論があるが[1)7)10)]，本結果は，多くの時間

帯のABP情報を用いることでABPが部分的にでも高値である者が除外され，それでも残った白衣高血圧のリスクについては血圧正常者と変わらなくなることを示している．言い換えると，白衣高血圧の見かけ上高いリスクは，いわば偽性白衣高血圧，すなわち時間帯によっては真性高血圧と診断されるべき対象者の高リスクに全体として引っ張られていると考えられる．対象者を，本当の（循環器リスクの比較的低い）白衣高血圧であると診断するためには，ABPを24時間，あるいは昼間，夜間と多面的に評価しなければならない．

では，わが国で診察室外血圧として頻用されている家庭血圧においても，同様に朝，晩，あるいは就寝中などの時間帯の値をしっかり評価・識別するべきであろうか？推論としては成り立つが，現在そのエビデンスは存在せず，どの時間帯で評価すべきかについて確かなことは述べられない．先に述べたIDHOCOの知見，すなわち未治療白衣高血圧者の高いリスクは，家庭血圧を朝・晩に

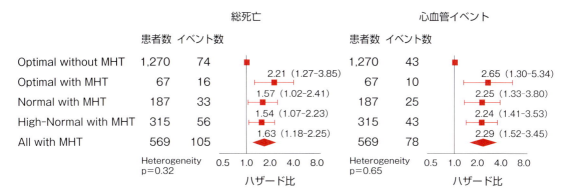

図❸ 随時血圧正常者（140/90mmHg未満）における, 仮面高血圧（家庭血圧130/85mmHg以上）のリスク

仮面高血圧群は, 随時血圧値に応じて至適（120/80mmHg未満）, 正常（120〜129/80〜84mm Hg）, 正常高値（130〜139/85〜89mmHg）の三群に分類し, 至適域かつ家庭血圧正常（130/85mmHg未満）の群を対照とした場合の各群の相対リスクを示す. エラーバーは95%信頼区間を示し, 仮面高血圧群をまとめた相対リスクを菱形で表した. なお, 家庭血圧の収縮期血圧の閾値を135mmHgとした場合も結果は同等であった.

(Asayama K et al, 2014[2] より引用)

かかわらず個人ごとにすべて平均化した値にもとづいて判定されていた[1]. 状況が許す場合, あるいは患者が早期の治療開始になかなか納得しない場合は, 時間を掛けてさまざまな診察室外血圧測定を実施し, 本当に白衣高血圧であるのかを見極める戦略もよいであろう.

なお, IDACOでは白衣高血圧集団は正常血圧集団にくらべ10歳以上高齢であった. 白衣高血圧の循環器リスクは一見すると高いが, 年齢を考慮した場合にはさほどリスクが高い訳ではない, との見方も成り立つかもしれない. 一般に, 背景因子を調整しない場合には白衣高血圧のリスクは高くなるが, 多因子で調整するほどにそのリスクは下がる傾向にある.

仮面高血圧の高い循環器リスクについては, 国内外からの報告がおおむね一致している. IDHOCOにおける家庭血圧にもとづいた解析でも, 治療・未治療にかかわらず仮面高血圧のリスクは真性（持続性）高血圧に匹敵しており[1], 心血管イベントについては随時血圧の値にかかわらず正常血圧集団にくらべて一貫して2倍以上高リスクであった（図❸）[2]. IDACOの, ABPの測定時間帯の比較でも, 仮面高血圧者はどの時間帯を採り上げて診断しても高い循環器リスクを有していた（図❷；相対危険度1.76〜2.03倍）[7]. このことは, ABPあるいは家庭血圧がある特定の時間帯でのみ正常であったとしても, 本当に診察室外の血圧が高くないか慎重に見極めるべきであることを示しており, 直接の比較報告はないもののABPだけでなく家庭血圧も組み合わせた仮面高血圧の同定が必要であろう. そして, 疫学・観察研究の知見からは, 仮面高血圧者に対する降圧治療をためらうべきではない（図❷, ❸）. 上述の糖尿病とのアナロジーでも, 仮面高血圧が外来での一手間掛けての糖負荷試験による高血糖（2時間値200mg/dl以上）[5]に相当するととらえれば, やはり治療の必要性は明らかである. もちろん, 高血圧と糖尿病というまったく異なる病態を単純に比較推量することは危険であり, 本来ならば仮面高血圧に対する治療介入の真の意義を臨床的・定量的に明らかにする無作為化比較試験が待たれるところである[2]. しかし, 臨床試験として仮面高血圧に治療介入しない群を設定することは, とくにわが国では倫理的に難しいかもしれない.

Dipper と non-dipper：夜間降圧

ABPでは夜間の降圧度がとらえられ，昼間にくらべた夜間の降圧が10〜20％に収まっている場合をdipper，それより弱い場合をnon-dipperと称する．Dipper群にくらべたnon-dipper群の高いリスクは以前から報告されており，夜間・就寝中の十分な降圧が重要である[11]．一方，早朝の血圧上昇（モーニングサージ）について，自治医科大学の研究グループが2003年に，sleep-trough（起床後2時間の平均値と，就寝中の最も低い血圧値との差）で表されるモーニングサージの10mmHg上昇あたりの脳卒中リスクが25％上昇すると報告した[12]．大迫研究でも，脳梗塞との関連は否定的であった（p=0.94）が，モーニングサージと脳出血との有意な関連を認めた[13]．ただ，モーニングサージは測定時間帯の定義が研究グループによって異なり，結果も一貫していない．Verdecchiaらは，sleep-troughおよびpreawakening（起床後2時間の平均値と，起床前2時間の平均値との差）と定義されるモーニングサージが小さい（低い）ことが，逆に高い循環器疾患リスクに関連していたと報告している[14]．同じイタリアのPressioni Arteriose Monitorate E Loro Associazioni（PAMELA）研究からも，モーニングサージと循環器リスクが負に関連すると報告されている[15]．また，IDACO研究ではモーニングサージが強い上位10％の対象者で総死亡と循環器疾患の発症リスクが認められたが，較差が20mmHg未満であった場合はリスクを認めなかった[16]．もし，ABPにおいて就寝中を夜間血圧，起床後を昼間血圧ととらえるならば，モーニングサージはnon-dipperよりもむしろdipperに類似した病態となるため，リスクが逆に低いと報告されるのも肯けよう．しかし，モーニングサージの高いリスクが概して，昼間・夜間よりも短く区切った時間帯同士の比較から導き出されていることから，モーニングサージはABPでとらえられる，昼夜よりもさらに短い数十分から1時間単位の血圧変動の危険性を表す一例かもしれない．一方で，夜間帯の血圧に対する相対的な値でなく，朝の家庭血圧の高値そのものが高い循環器リスクであることは多くの研究から明確に示されている[17][18]．変動性にとらわれず，まずは朝の時間帯の血圧をしっかりとコントロールすることは降圧治療の基本といえるであろう．

おわりに

紙幅の関係で2種類の変動性についての概説に留めたが，従来は個々にとらえられがちであった白衣高血圧やnon-dipperといった病態が，血圧変動性の枠組みで体系化され明瞭となりつつあるのは近年の高血圧研究の学問上の進歩である．変動性指標を斟酌するよりも先に，血圧レベル自体の管理が不十分で，厳格な降圧治療に一層注力すべき場面も多いが，家庭血圧やABPといった診察室外血圧によって本稿で紹介したような病態を同定する意義は高く，診断・治療に積極的に役立てられたい．

（浅山　敬）

● 文　献 ●

1) Stergiou GS et al：*Hypertension* **63**：675-682, 2014
2) Asayama K et al：*PLoS Med* **11**：e1001591, 2014
3) Shimamoto K et al：*Hypertens Res* **37**：253-390, 2014
4) Ugajin T et al：*Arch Intern Med* **165**：1541-1546, 2005
5) Committee of the Japan Diabetes Society on the Diagnostic Criteria of Diabetes Mellitus et al：*J Diabetes Investig* **1**：212-228, 2010
6) Hansen TW et al：*J Hypertens* **25**：1554-1564, 2007
7) Asayama K et al：*Hypertension* **64**：935-942, 2014
8) Asayama K et al：*J Hypertens* **27**：357-364, 2009
9) Asayama K et al：*Hypertension* **63**：1189-1197, 2014
10) Ohkubo T et al：*J Am Coll Cardiol* **46**：508-515, 2005
11) Ohkubo T et al：*J Hypertens* **20**：2183-2189, 2002
12) Kario K et al：*Circulation* **107**：1401-1406, 2003
13) Metoki H et al：*Hypertension* **47**：149-154, 2006
14) Verdecchia P et al：*Hypertension* **60**：34-42, 2012
15) Bombelli M et al：*Hypertension* **64**：943-950, 2014
16) Li Y et al：*Hypertension* **55**：1040-1048, 2010
17) Asayama K et al：*Hypertension* **48**：737-743, 2006
18) Ohkubo T et al：*J Hypertens* **16**：971-975, 1998

第6章

知っておきたい
血圧変動関連の臨床研究

1 UK-TIA，ASCOT-BPLA 研究メタ解析

■ 試験デザイン

UK-TIA および ASCOT-BPLA 試験の参加者を対象としたメタ解析[1]．

■ 目的・背景

血圧と脳卒中や他の心血管イベントとの関係について，一定期間の血圧平均値の寄与は明確であるが，血圧の変動性や最大値の関与は明らかでない．本研究では血圧変動性が予後に及ぼす影響について検討した．

■ 対象・方法

最近の一過性脳虚血発作（transient ischaemic attack：TIA）あるいは虚血性脳卒中発症者を対象としてアスピリン（1,200mg または 300mg）またはプラセボに無作為に割り付け追跡した UK-TIA 試験の参加者 2,435 名のうち，TIA 患者の 2,006 名を対象として 4ヵ月ごとの受診時に 1 回測定した座位血圧値を分析対象とした．

ASCOT-BPLA 試験は 3 個以上の心血管リスクを有する 40〜79 歳の高血圧患者を対象としてアムロジピン（＋ペリンドプリル）とアテノロール（＋ベンドロフルメチアジド＋カリウム製剤）に無作為に割り付けて追跡した試験で，この参加者に含まれる TIA，脳卒中既往者 2,011 名を対象として，開始時，6 週，3ヵ月，6ヵ月，その後 6ヵ月ごとに血圧（3 回測定し，2 回目と 3 回目の平均値を使用）を測定し，変動性の評価をおこなった．一部の対象者には自由行動下血圧測定（ambulatory blood pressure monitoring：ABPM）による評価をおこなった．

変動性の評価には，標準偏差（SD），変動係数（CV）に加え，平均値を補正した変動性の指標である variation independent of mean（VIM）を用いた．

■ 結果

UK-TIA 試験の対象者 2,006 名のうち，受診が 7 回に達した 1,324 名について，開始時から 2 年後まで 7 回の受診時の血圧にもとづく変動性と脳卒中の発症を示した結果を図❶a に示す．収縮期血圧の SD 10 分位で分けた場合，最も変動の大きい群の第 1 分位に対するハザード比（HR）は 6.22 と高かった．この結果は対象から脳卒中既往者や開始時の頭部 CT で梗塞を認めた者を除いた分析でも同様であった．さらに 7 回の収縮期血圧の最大値も平均値と独立して脳卒中の発症に寄与していた．

ASCOT-BPLA 試験でも同様に血圧の変動性は脳卒中，とくに虚血性脳卒中のリスクとなっていた．なかでも観察期間中の収縮期血圧平均値が全対象者の中間値（142.8mmHg）未満の群において収縮期血圧の SD および VIM を指標とした変動性は，脳卒中や冠動脈疾患の有意なリスクとなっていた（図❶b，c）．変動性はアムロジピン群にくらべ，アテノロール群で大きかったが，変動性とイベントリスクとの関係は両群とも同様であった．ABPM の評価をおこなった群の分析では，6〜30ヵ月における診察時収縮期血圧の CV は ABPM で評価した昼間の収縮期血圧の平均値や SD と独立したリスクであった．

■ コメント

このメタ解析では，受診間血圧変動（visit-to-visit variability：VVV）が血圧平均値とは独立した強力な心血管イベントのリスクとなること，期間中の最大血圧も平均血圧より強い予測因子となることが示された，すなわち "stable hypertension" より "episodic hypertension" のほうが予後不良ということが明らかとなった．

日常診療において，「たまたま血圧が高い」と

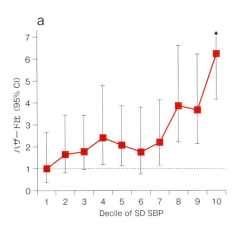
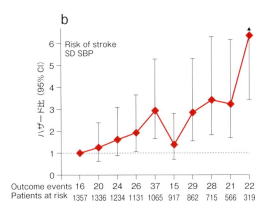
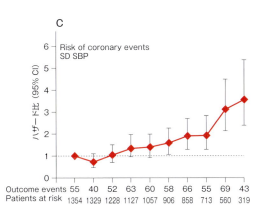

図❶ UK-TIA試験における収縮期血圧のSD10分位と脳卒中発症リスクのハザード比（a），ASCOT-BPLA試験対象者のうち収縮期血圧が142.8mmHg未満の者における，収縮期血圧のSD10分位と脳卒中（b），冠動脈疾患（c）発症のハザード比
（Rothwell PM et al, 2010[1] より引用）

か「今日はいつもと違って低い」など経験することは多い．患者の体調や，服薬アドヒアランス，血圧の測定環境，測定条件などさまざまな要因が関与すると考えられるので，「非特異的な要因による一過性変動」として問題視することは少ないと思われる．高血圧治療ガイドライン2014（JSH2014）でも一過性の血圧上昇は，臓器障害がなければ緊急降圧の対象にならないと記載しているが，観察期間中の最大血圧値が平均値と独立してリスクになるとすれば，一過性であっても血圧値の上昇を認める患者は心血管イベント高リスクとして注意する必要がある．

変動性を小さくすることが予後を改善するかどうかについては，介入試験による検証が必要であるが，少なくとも本試験の対象となったTIAや脳梗塞の既往がある患者においては，「降圧目標の達成」＋「安定した血圧レベルの維持」という2つの観点での診療を心がけることが望ましいと思われる．

（土橋卓也）

● 文　献 ●

1) Rothwell PM *et al*：*Lancet* **375**：895-905, 2010

2 大迫研究

■ 試験デザイン
前向きコホート研究.

■ 目的・背景
家庭血圧・自由行動下血圧の変動成分と脳心血管疾患リスクとの関連を検討する.

■ 対象・方法
家庭血圧・自由行動下血圧を測定した岩手県大迫町（現・花巻市大迫町）の35歳以上の一般住民を対象に，死因別死亡および脳卒中発症を追跡した.

■ 結果1（家庭血圧日間変動主論文）
毎朝1回ずつ平均20日間，計20回測定された家庭血圧・脈拍の標準偏差（SD）を日間変動の指標としたところ，家庭血圧日間変動・脈拍日間変動の増大はいずれも血圧レベル・脈拍レベルと独立して，脳心血管系死亡のリスクと関連していた[1].

■ 結果2（家庭血圧日間変動主論文以外）
家庭血圧日間変動〔標準偏差（SD）〕と喫煙が脳卒中発症リスクについて交互作用を有するかを検討した．家庭血圧日間変動は喫煙者において脳梗塞ならびに全脳卒中を有意に予測し，家庭血圧日間変動と喫煙との交互作用も有意であった．家庭血圧日間変動増大はとくに喫煙者において脳卒中高リスク者同定に有用であることが示された[2].

■ 結果3（家庭血圧日間変動主論文以外）
新たに提唱された家庭血圧日間変動の指標である variability independent of the mean index（VIM：血圧値自体の影響をモデル上除外した指標）を用いた分析をおこなった．また，average real variability（ARV：測定回ごとの差異をモデルに織り込んだ指標）ならびに maximum minus minimum difference（MMD：測定された値の，最大値と最小値の差）の有用性も併せて検討し，降圧薬服用の有無による変動性指標の有用性の違いを分析した．家庭血圧値は一貫した強い予測因子であった．しかし，家庭血圧 VIM は脳心血管系死亡を有意に予測したものの，脳卒中発症は予測しなかった（図❶）．つづいて変動性指標の有用性をモデルのR二乗値にもとづいて検討したところ，家庭血圧値にもとづいた従来のモデルにくらべて，VIM を導入することによるモデルの改善度は1%に満たなかった．ARV・MMD においても結果はほぼ同様であった．家庭血圧にもとづいた血圧変動性指標は，脳卒中・脳心血管系死亡のリスクではあるが血圧平均値を超える有用性をもたなかった[3].

■ 結果4（家庭血圧日間変動主論文以外）
認知機能が正常範囲（MMSE：mini mental state examination $\geq$ 24点）の485名を対象として平均7.8年の追跡をおこなった．認知機能低下は45例に認められた．家庭血圧日間変動増大は，家庭血圧値と独立して認知機能低下リスク増大と関連していた．家庭血圧測定は，家庭血圧値および血圧日間変動をとらえられるため，認知機能低下を予測するうえで有用なツールとなる可能性が考えられる[4].

■ 結果5（家庭血圧日間変動主論文以外）
家庭血圧日間変動の規定因子を横断的に検討した．血圧日間変動増大の規定因子として，女性，加齢，家庭血圧高値，心拍数低値，心拍日間変動増大および飲酒習慣有りが認められた．今回示された因子のなかで介入可能なものは，家庭血圧および飲酒習慣である．今回示された血圧日間変動

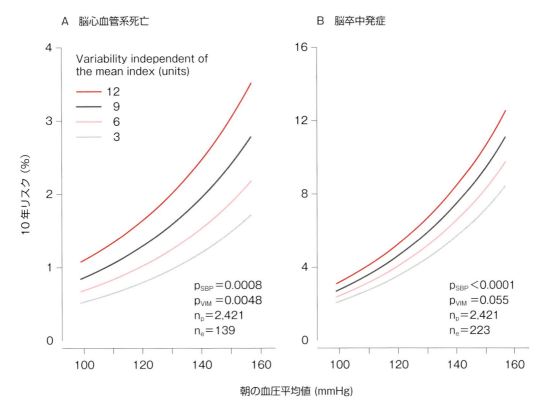

図❶ VIMの値による，10年間の脳心血管系死亡リスク（A）と脳卒中発症リスク（B）と朝の家庭血圧値との関係

モデルは性，年齢，BMI，心拍数，喫煙，飲酒，総コレステロール値，糖尿病，心疾患既往，降圧薬服用の有無で補正した．

（Asayama K et al, 2013[3]より引用）

減少と関連する因子を考慮に入れた介入により，過大な血圧日間変動を抑制させることを通じて，脳心血管疾患発症リスクを軽減しうる可能性が示唆された[5]．

■ 結果6（自由行動下血圧日内変動主論文）

Non-dipper（夜間降圧減弱型），inverted-dipper（夜間昇圧型）では脳心血管系死亡リスクが高いが，extreme-dipper（夜間過降圧型）とdipper（夜間降圧型）に差はなく同様にリスクが低いことが示された[6]．

■ 結果7（自由行動下血圧日内変動主論文以外）

24時間血圧レベルにかかわらず，夜間降圧の減弱は脳心血管系死亡リスクの有意な危険因子であった[7]．

■ 結果8（自由行動下血圧日内変動主論文以外）

Non-dipperでは脳梗塞リスクが高いが，起床後の血圧上昇が大きい（モーニングサージ）群およびそのミラーイメージであるextreme-dipperでは脳出血のリスクが高かった[8]．

■ 結果9（自由行動下血圧日内変動主論文以外）

2時間ごとの血圧移動平均を用い，各時間帯の血圧値と死亡リスクとの関連を検討したところ，夜間睡眠時の血圧高値が脳梗塞・心疾患死亡リスクと，逆に昼間覚醒時の血圧高値が脳出血死亡リ

第6章 知っておきたい血圧変動関連の臨床研究

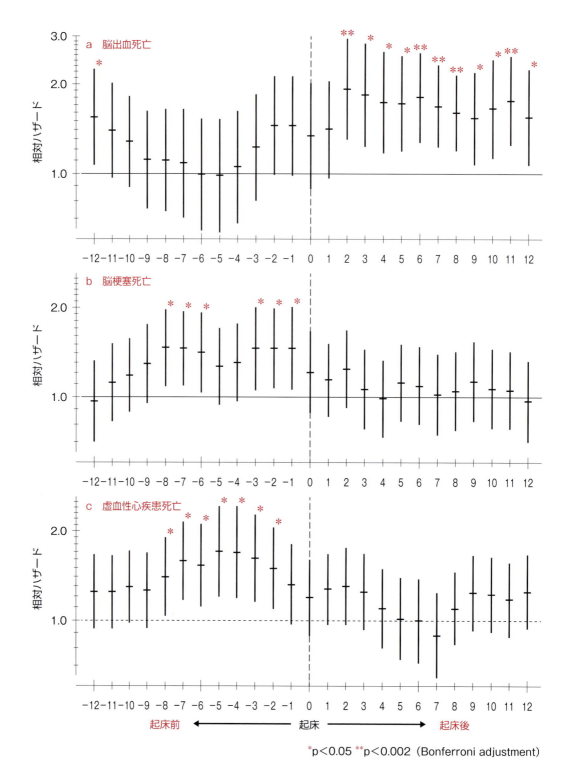

*p＜0.05 **p＜0.002（Bonferroni adjustment）

図❷ 各時間帯の血圧と循環器疾患死因別死亡（収縮期血圧10mmHg上昇あたりのリスク）
（Metoki H et al, 2006[9]より引用）

スクと関連していた（図❷）[9]．

■ 結果10（自由行動下血圧日内変動主論文以外）

男性・高齢・BMI大が，多変量解析において独立した夜間降圧度減弱の規定因子であった[10]．

■ 結果11（自由行動下血圧短期変動主論文）

自由行動下血圧で観察可能な血圧変動として，昼間，夜間における30分ごとの血圧値のSDで表される，より短期の血圧変動がある．昼間血圧SDが大きいほど脳心血管系死亡リスクは大であった．また同時に脈拍数も30分ごとに測定されるが，昼間，夜間における30分ごとの脈拍値のSDで表される短期脈拍変動が小さいほど，脳心血管系死亡リスクは大であった．血圧と脈拍の変動は独立した予測因子であった[11]．

■ 結果12（自由行動下血圧短期変動主論文以外）

30分ごとの血圧の変動性（短期変動性）の指標（SD）は，昼間，24時間のみならず，夜間においても加齢とともに増大した．血圧レベル高値，脈圧大，BMI大が独立した短期変動性増大の規定因子であった[12]．

■ コメント

血圧変動の有用性はいまだ研究の途上にあるが，少なくともそのリスクは対象者の特性や予後の種類によって大きく異なることがしだいに明らかとなってきている．しかしながら，血圧変動性指標は脳卒中・脳心血管系死亡のリスクではあるが血圧平均値を超える有用性をもたないとする報告も多い．また，基準値・介入方法も明確ではない．医療従事者は血圧変動性のリスクを科学的に評価しなければならない．実地臨床では，まず血圧レベルの把握と是正を最優先させるべきであろう．

（大久保孝義）

● 文　献 ●

1) Kikuya M *et al*：*Hypertension* **52**：1045-1050, 2008
2) Hashimoto T *et al*：*Am J Hypertens* **25**：883-891, 2012
3) Asayama K *et al*：*Hypertension* **61**：61-69, 2013
4) Matsumoto A *et al*：*Hypertension* **63**：1333-1338, 2014
5) Kato T *et al*：*Am J Hypertens* **23**：980-986, 2010
6) Ohkubo T *et al*：*Am J Hypertens* **10**：1201-1207, 1997
7) Ohkubo T *et al*：*J Hypertens* **20**：2183-2189, 2002
8) Metoki H *et al*：*Hypertension* **47**：149-154, 2006
9) Metoki H *et al*：*J Hypertens* **24**：1841-1848, 2006
10) Imai Y *et al*：*J Hypertens* **15**：827-838, 1997
11) Kikuya M *et al*：*Hypertension* **36**：901-906, 2000
12) Imai Y *et al*：*Am J Hypertens* **10**：1281-1289, 1997

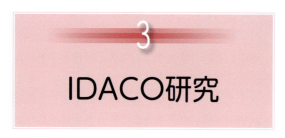

3 IDACO研究

■ 試験デザイン
個人データを用いたコホート（観察研究）のメタ解析．

■ 目的・背景
自由行動下血圧測定（ambulatory blood pressure monitoring：ABPM）によって昼間・夜間の血圧情報が得られ，血圧値の測定間変動（狭義の日内変動）を評価することができる．しかし，24時間血圧の標準偏差（SD）は図❶のように昼間・夜間それぞれのSDよりも過大に算出されるなどの問題を抱えている．そこで本研究は，測定順序を考慮した新しい変動性指標にもとづいて，昼間・夜間・24時間のABPM変動が評価された．

■ 対象・方法
対象者はInternational Database of Ambulatory Blood Pressure in Relation to Cardiovascular Outcome（IDACO）で収集された11集団の8,938名（平均年齢53歳，女性46.8％）である[1]．ベースライン時に測定されたABPM値から，図❶のように，昼間，夜間，24時間全体のSDならびにaverage real variability（ARV：各測定値の前後の絶対値を平均した値）を算出し，循環器疾患イベント発症の予測能を比較検討した．

■ 結果1（主論文）
収縮期血圧の24時間の変動性自体は，冠動脈疾患以外の循環器イベントを有意に予測した（p≤0.03）．しかし，予後予測モデルに収縮期血圧値を加えると，血圧変動性の有意性はほとんど消失し，ARVについて脳卒中と総循環器イベントをかろうじて有意に予測する程度であった（ARVの1SD，すなわち11.2 mmHg上昇ごとのハザード比はそれぞれ1.07と1.10）．拡張期も同様の傾向を示し，R二乗値にもとづく予測モデルにARVを投入した場合のモデルの改善度も0.1％程度にとどまっており，臨床的にはSD，ARVに代表されるABPMの日内変動性は，血圧レベルを超える有用性をもたなかった．

■ 結果2（それ以外の結果）
ARVは測定の順序が考慮されるが，ABPMの測定回数が不十分の場合，正確な値が求められないおそれがある．IDACOの参加者におけるABPMの測定回数は中央値81回であるが，予後の観点からARVを適切に算出するために必要なABPM測定回数は48回以上であり，これを下回るとARVの予後予測能が減少することが近年報告された[2]．

■ コメント
IDACOは，ABPMにもとづいた一般地域住民データの統合プロジェクトである．ベルギーの高血圧研究センターが統括しており，わが国からは大迫研究のデータが提供されている．

IDACOではさまざまな血圧変動性指標が分析されているが，昼間・夜間の差に着目して，非服薬者において夜間血圧の下降度が重要であること，服薬者の心疾患発症に関して夜間血圧レベル自体が強いリスク因子となっていることがプロジェクトの初期に報告されている[3]．

また，ABPMと外来随時血圧との差に起因する病態である白衣高血圧あるいは仮面高血圧についても，その臨床的意義がさまざまな角度から検討されている．たとえば，昼間ABPMにもとづいた仮面高血圧のリスクは真性高血圧に匹敵するが，白衣高血圧のリスクは交絡因子を十分に調整すると正常血圧群と同程度であった[4]．また筆者らは，白衣高血圧の予測能はABPMの測定が不十分な場合に見かけ上高くなるが，24時間しっ

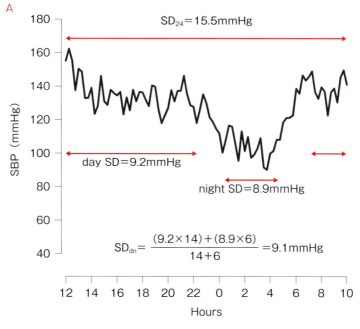
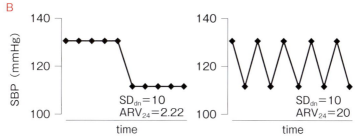

図❶ 24時間自由行動下血圧における24時間・昼間・夜間のSD（上段A）とARVとSDの比較（下段B）

昼間と夜間の血圧レベルに差があるため，24時間血圧のSD（SD_{24}）は昼間・夜間それぞれのSDあるいはその平均（SD_{dn}）より大きくなる．一方，ARVは各測定の前後差の絶対値を平均した値であり，ARVとSDの比較（下段B）の模式図のように，血圧の測定順序の影響を大きく受ける．

(Hansen TW et al, 2010[1] より引用)

かりと測定した場合は真性高血圧と差がなくなること，一方で仮面高血圧は昼間のみ，夜間のみのABPM値であっても強いリスク因子となりうることを報告している[5]．引きつづき多くの知見がIDACOからもたらされることが期待される．

（浅山　敬）

● 文　献 ●

1) Hansen TW et al：Hypertension **55**：1049-1057, 2010
2) Mena LJ et al：Am J Hypertens **27**：46-55, 2014
3) Boggia J et al：Lancet **370**：1219-1229, 2007
4) Hansen TW et al：J Hypertens **25**：1554-1564, 2007
5) Asayama K et al：Hypertension **64**：935-942, 2014

4 J-HOME-Morning 研究

試験デザイン
家庭血圧測定中の降圧治療中患者における前向きコホート研究（観察研究）であるJ-HOME-Morning研究のデータを用いた横断解析．

背景
家庭血圧測定にもとづく血圧日間変動が，家庭血圧値とは独立して予後予測能を有することが明らかにされている．一般地域住民における家庭血圧日間変動の規定因子については明らかにされているが，降圧治療中患者における家庭血圧日間変動の規定因子は明らかにされていない．

目的
降圧治療中患者における家庭血圧日間変動の規定因子を明らかにすること．

対象
日本全国の家庭血圧測定をおこなっている降圧治療中の高血圧患者．

方法
J-HOME-Morning研究対象者のうち，家庭血圧を10日間以上測定した1,933名において，家庭血圧は日本高血圧学会の家庭血圧測定条件設定の指針にもとづいて，朝晩それぞれ1回ずつ測定された家庭血圧の，朝晩それぞれの測定値の個人内の標準偏差（SD）を家庭血圧日間変動として評価した．家庭血圧日間変動を従属変数とする重回帰分析によって家庭血圧日間変動の規定因子を抽出した．

結果1[1]
研究対象者1,933名（平均年齢：67歳，女性：55%）における家庭血圧のSD（収縮期/拡張期血圧）は，早朝家庭血圧で7.9±3.2/4.9±2.0mmHg，就寝前家庭血圧で8.7±3.6/5.6±2.2mmHgであった．重回帰分析の結果，女性，年齢，早朝家庭収縮期血圧，家庭心拍のSD，アンジオテンシンⅡ受容体拮抗薬（ARB）の服用（降圧治療期間1年未満の者）が，早朝家庭収縮期血圧のSDと正に関連し，家庭心拍，降圧治療期間，アムロジピンの服用（降圧治療期間1年未満の者）が，早朝家庭収縮期血圧のSDと負に関連していた（表❶）．

結果2[2]
J-HOME-Morning研究対象者のうち，家庭血圧測定期間の前後2回の受診時に外来血圧をそれぞれ2回ずつの計4回測定された1,379名において，受診時に座位で2分の安静後に2回ずつ測定された外来血圧の，各受診時の外来血圧平均値間の個人内のSDを外来血圧受診間変動として評価し，外来血圧受診間変動の規定因子を重回帰分析によって抽出した．

研究対象者1,379名（平均年齢66歳，女性54%）における外来血圧の受診間SD（収縮期/拡張期血圧）は，6.9±6.6/4.1±3.8mmHgであった．重回帰分析の結果，外来収縮期血圧，外来心拍の受診間SDが，外来収縮期血圧の受診間SDと正に関連し，body mass index（BMI），降圧治療期間，アムロジピンの服用が，外来収縮期血圧の受診間SDと負に関連していた（表❶）．外来収縮期血圧の受診間SDと家庭収縮期血圧の日間SDとのあいだに，有意な関連は認められなかった．

コメント
今回見出された家庭血圧日間変動および外来血圧受診間変動の規定因子を考慮することで，過大な血圧変動の抑制を介した脳心血管疾患発症リス

表❶ J-HOME-Morning 研究における血圧変動の規定因子

	家庭血圧日間変動[1]	外来血圧受診間変動[2]
増大させる因子	・女性 ・高齢 ・家庭血圧高値 ・家庭心拍日間変動大 ・ARB 服用 （降圧治療期間 1 年未満の者）	・外来血圧高値 ・外来心拍受診間変動性大
減弱させる因子	・家庭心拍高値 ・BMI 高値 ・降圧治療期間長期間 ・アムロジピン服用 （降圧治療期間 1 年未満の者）	・BMI 高値 ・降圧治療期間長期間 ・アムロジピン服用

(Ishikura K et al, 2012[1], Obara T et al, 2013[2] より改変引用)

クの軽減につながるかに関しては，今後前向き試験によって検証する必要がある．

（小原　拓／大久保孝義／眞野成康／今井　潤）

● 文　献 ●

1) Ishikura K et al：*Clin Exp Hypertens* **34**：297-304, 2012
2) Obara T et al：*Clin Exp Hypertens* **35**：285-290, 2013

5 HOMED-BP研究

■ 試験デザイン

ランダム化比較試験，および前向きコホート研究．

■ 目的・背景

Hypertension Objective Treatment Based on Measurement by Electrical Devices of Blood Pressure Study（HOMED-BP研究）は，家庭血圧にもとづいた長期間の降圧治療の有用性を明らかにすることを目的としたPROBE（前向き・ランダム化・オープンラベル・エンドポイントブラインド）法による多施設ランダム化比較試験である．

■ 対象・方法

対象者は40歳以上80歳未満の未治療ないし4週間以上降圧薬を服用していない早朝家庭血圧値135/85mmHg以上の本態性高血圧症患者である．

対象者はまず専用の家庭血圧計で，降圧薬を服用しない状態で家庭血圧を毎日測定し，つぎの外来受診時に家庭血圧計を持参する．主治医は家庭血圧情報をPC端末を介してホストコンピュータに送る．血圧値が試験参加基準に適合していれば，3系統の第一選択薬〔Ca拮抗薬，アンジオテンシン変換酵素（ACE）阻害薬，アンジオテンシンⅡ受容体拮抗薬（ARB）〕と，家庭血圧にもとづいた2階層の降圧目標レベル（高値目標群：125～135/80～85mmHg，低値目標群：125/80mmHg未満）について，患者はそれぞれ独立にホストコンピュータによってランダム化され，第1ステップ（降圧薬の単剤使用）として治療ならびに試験追跡が開始される．

その後，毎回の外来受診時に，ホストコンピュータは患者の朝の家庭血圧値と降圧目標レベルによって，現状処方のまま，あるいは第2ステップから第5ステップまで段階的に処方を上下させるよう細やかに指示を示す．しかしこの処方の最終決定権は常に主治医の手に委ねられている．すなわち，ステップに従わない降圧薬の処方も可能なかぎり許容して，日常診療の範囲内で柔軟に試験が進められるように設計されている．

■ 結果1（主論文）

ランダム割り付けされた3,518名は，平均5.3年の追跡期間を経て，家庭血圧が高値目標群で21.3/13.1mmHg，低値目標群22.7/13.9mmHg，それぞれ降圧された．降圧目標2群，第一選択薬3群のあいだに，一次エンドポイントとして定めた循環器死亡・脳卒中（一過性脳虚血発作を除く）・心筋梗塞の発症に有意な群間差を認めなかった．この結果を受けて，全対象者を1つの高血圧治療集団（コホート）として取り扱った解析では，割り付け前の未治療時血圧，降圧治療中の到達血圧ともに一次エンドポイントの発症を有意に予測し，また血圧値とリスクの関係も直線的であった．5年間の一次エンドポイント発症リスクが1％となる治療中の収縮期血圧値は131.6mmHg（95％信頼区間：131.1-132.1mmHg）であった（図❶）が，HOMED-BP研究では，実際に対象者の過半数がこの血圧値に到達した．これは，家庭血圧にもとづいた厳格な降圧治療が現実的かつ有用であったことを実践的に証明した成果といえよう[1]．

■ 結果2（主論文以外）

糖尿病と境界型を合わせた糖代謝異常（impaired glucose metabolism：IGM）群でのサブ解析が発表された[2]．IGM患者の家庭収縮期血圧を≧125mmHgを基準とすると，115～125mmHg，＜115mmHgの群では，それぞれ二次複合心血管エンドポイントのリスクが0.63，0.20であった（p=0.040）．拡張期についても，≧75mmHgを

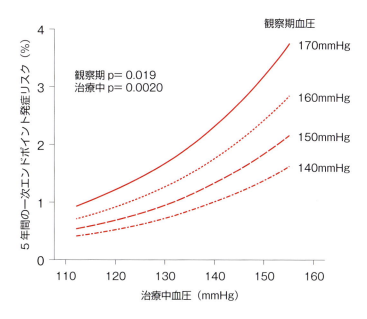

図❶　5年間の一次エンドポイント発症リスク
図上の曲線は，観察期（治療前）家庭収縮期血圧10mmHgごとのリスクを，治療中血圧（横軸）に応じて数理的にプロットしたものである．縦軸は発症リスクをあらわす．

(Asayama K et al, 2012[1]) より引用）

基準とすると，70～75mmHg，＜70mmHgの群では，それぞれリスクが0.72，0.30であった（p=0.029）．この結果は，現行の高血圧治療ガイドライン2014（JSH2014）の糖尿病患者における家庭血圧の降圧目標である125/75mmHg未満を支持するものである．

■ コメント

HOMED-BP研究では，そのほかにも遺伝薬理的解析の結果も報告されている[3]．また，血圧の季節変動や日間変動など，家庭血圧でのみ評価可能な詳細な変動性に関する分析も実施中である．加えて，10年近く実施されたHOMED-BP研究は，高血圧診療の支援システムとしての有用性が試験参加医師から高く評価されている．今後，本研究システムの実践的改良を通じ，ICTを活用した高血圧診療支援システムへの発展が期待される．

（大久保孝義／浅山　敬／今井　潤）

● 文　献 ●

1) Asayama K et al：*Hypertens Res* **35**：1102-1110, 2012
2) Noguchi Y et al：*J Hypertens* **31**：1593-1602, 2013
3) Kamide K et al：*Pharmacogenomics* **14**：1709-1721, 2013

6 Finn-Home研究

■ 試験デザイン
前向き観察疫学研究.

■ 目的・背景
家庭血圧が外来血圧（診察室血圧）より予後予測能にすぐれているかは研究開始時点では明らかではなかった．家庭血圧と外来血圧の予後予測能を前向きに検討した．さらに，血圧の変動性と予後との関係も知られているが，家庭血圧に関しては日間変動性と予後の関係が大迫研究で報告されているのみである．そこで家庭血圧の変動性と予後の関係を検討した．

■ 対象・方法
2000〜2001年にかけてベースラインのデータ収集をおこなった．調査に参加したフィンランド成人3,672人のうち，家庭血圧測定に同意した2,013人を対象とした．測定は，オムロン社製の血圧計を貸与し，1機会に2回，朝および夕の1日2回，7日間，家庭血圧を測定した．経過観察は，予後を2008年末までnational mortality registerおよびnational hospital discharge registerを用いて観察した．一次エンドポイントは，心血管病死亡，非致死性心筋梗塞，非致死性脳卒中，心不全による入院，冠動脈へのインターベンションとした．二次エンドポイントは総死亡とした．

■ 結果1
6.8年の平均観察期間で162の心血管イベント，118の死亡があった[1]．血圧（収縮期/拡張期）10/5mmHg上昇あたりの心血管イベントをcox proportional hazards modelを用いて解析したが，ハザード比は外来血圧で1.13/1.13（95%CI：1.05-1.22/1.05-1.22），家庭血圧で1.23/1.18（95%CI：1.13-1.34/1.10-1.27）であった．外来血圧と家庭血圧を同じモデルで解析すると家庭血圧のみ1.22/1.15（95%CI：1.09-1.37/1.05-1.26）で有意であった．1mmHg上昇あたりの心血管イベントリスクの増加は家庭血圧のほうで大きかった（図❶）．以上より，外来血圧より家庭血圧のほうが予後予測能にすぐれることが示唆された．

■ 結果2
朝家庭血圧マイナス夕家庭血圧の日間，朝夕平均家庭血圧の日間，朝家庭血圧の日間，夕家庭血圧の日間，および1回目マイナス2回目家庭血圧の日間の変動を平均と標準偏差で表し，心血管イベントとの関係をcox proportional hazards modelを用いて解析した．平均観察期間は7.8年で179の致死性，非致死性心血管イベントがあった[2]．変動性との関係を1mmHg増加あたりの心血管イベントのハザード比でみると調整前は朝家庭血圧マイナス夕家庭血圧の日間，朝夕平均家庭血圧の日間，朝家庭血圧の日間，夕家庭血圧の日間，および1回目マイナス2回目家庭血圧の日間の変動のすべてで有意であったが，調整後は朝家庭血圧マイナス夕家庭血圧の日間，朝家庭血圧の日間などにおいて有意であった（表❶）．

■ コメント
PAMELA研究，大迫研究，Didima研究[3]と同様に外来血圧より家庭血圧の予後予測能がすぐれていることが確認された．Finn-Home研究[4]において糖尿病，心血管病の既往と家庭血圧の変動性の関係がみられており，血管のスティフネスは家庭血圧の変動性と関連する．家庭血圧値に加えその変動性を心血管リスクの評価に用いることが望ましいことが示唆された．

（齊藤郁夫）

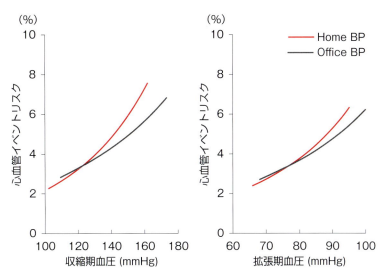

図❶ 家庭血圧（Home BP），外来血圧（Office BP）の1mmHg上昇あたりの心血管イベントリスク

（Niiranen TJ et al, 2010[1]）より作成）

表❶ 変動性の1mmHg増加あたりの心血管イベントのハザード比

	ハザード比 （95% CI）	p
収縮期血圧		
朝マイナス夕 HBPの日間	1.04（1.01-1.07）	0.006
朝夕平均 HBPの日間	1.02（0.98-1.07）	0.39
朝 HBPの日間	1.04（1.00-1.07）	0.03
夕 HBPの日間	1.02（0.98-1.06）	0.27
1回目マイナス2回目 HBPの日間	1.01（0.97-1.06）	0.51
拡張期血圧		
朝マイナス夕 HBPの日間	1.10（1.05-1.15）	<0.001
朝夕平均 HBPの日間	1.09（1.00-1.18）	0.04
朝 HBPの日間	1.10（1.04-1.16）	0.002
夕 HBPの日間	1.05（0.99-1.12）	0.11
1回目マイナス2回目 HBPの日間	1.09（1.04-1.15）	<0.001

年齢，性，降圧薬使用，糖尿病，BMI，心血管病の既往，アルコール，喫煙，脂質異常症，運動，家庭血圧で調整．HBP：家庭血圧．

（Johansson JK et al, 2012[2]）より引用）

● 文　献 ●

1) Niiranen TJ et al：*Hypertension* **55**：1346-1351, 2010
2) Johansson JK et al：*Hypertension* **59**：212-218, 2012
3) Stergiou GS et al：*J Hum Hypertens* **24**：158-164, 2010
4) Johansson JK et al：*J Hypertens* **28**：1836-1845, 2010

7 PAMELA研究

■ 試験デザイン

無作為に抽出された地域住民を対象とした横断研究.

■ 目的・背景

降圧薬服用者の少ない地域一般住民において，同一の対象者の診察室血圧，家庭血圧，24時間自由行動下血圧測定（ambulatory blood pressure monitoring：ABPM）を比較し，それぞれの基準値と測定意義を明らかにすることが目的である．さらに，ABPMで得られた24時間にわたる20分ごとの血圧値（72ポイント）をもとに，血圧変動と高血圧性臓器障害の関連について検討がおこなわれた．

■ 対象・方法

対象者は，Pressioni Arteriose Monitorate E Loro Associazioni（PAMELA）研究に登録されたMonza（イタリア北東部）とその周辺に居住する地域一般住民1,648名（男性848名，女性800名，平均年齢48.2±13.1歳）である[1]．降圧薬服用者は解析から除外された．1991年から1993年にかけて調査がおこなわれ，すべての対象者において診察室血圧，家庭血圧，ABPMを計測し，また血糖や脂質についても測定がおこなわれた．さらに心エコー検査がおこなわれ，左室心筋重量係数（left ventricular mass index：LVMI）が計測されている．

ABPMのデータをもとに，平均血圧と血圧の標準偏差（SD）についてLVMIとの関連が検討された．さらに，24時間の血圧変動をフーリエ変換して2種類の周期性因子と，この2種類の因子でも説明できない変動成分（残存変動成分）を抽出し（図❶），それぞれとLVMIの関連が検討された．

■ 結果1

収縮期，拡張期ともに平均血圧はLVMIと有意な正の相関を認めた．これは血圧のSDについても同様の結果であった．収縮期，拡張期ともに血圧の周期性因子はLVMIと有意な関連を認めなかった．しかし，残存変動成分は，収縮期，拡張期ともにLVMIと有意な正の相関を認めた．心拍数については，平均，SD，周期性因子，残存変動成分のいずれもLVMIとの関連を認めなかった．

■ 結果2

上記の結果は横断研究によるものであったが，本研究グループではさらにこの集団を2004年10月1日まで追跡調査している[2]．追跡期間は平均148ヵ月であった．総死亡と心血管疾患死亡をエンドポイントとして，ベースライン調査のABPMデータとの関連が検討された．その結果，年齢，性別，24時間平均血圧，心血管疾患の既往，喫煙，血清コレステロール，血糖で補正したCox比例ハザード解析では，昼と夜の拡張期血圧の差は有意な負の関連を認め，またフーリエ変換後の拡張期血圧の残存変動成分は有意な正の関連を認めた．

結果1と合わせて解釈すると，24時間のなかでの血圧変動が高血圧による臓器障害に影響し，さらに長期的な予後にまで影響していることが明らかになった．

■ コメント

PAMELAは当初，家庭血圧と24時間自由行動下血圧の正常範囲を規定することを目的として1990年に開始された．診察室血圧と家庭血圧，ABPMはいずれも正規分布し相互に相関すること，診察室血圧は家庭血圧やABPMよりも常に

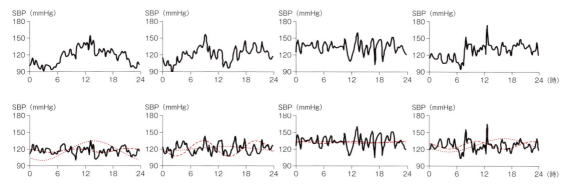

図❶ 24時間自由行動下の収縮期血圧（上段）とフーリエ変換による第1の周期性因子（下段，細かい点線），第2の周期性因子（下段，荒い点線），残存変動成分（下段，実線）

（Mancia G et al, 2007[2] より引用）

高値であり，年齢とともにその差は広がること，診察室血圧で 140/90mmHg に相当する値は，家庭血圧では132/83mmHg，ABPMでは125/79mmHgであることが示されている[3]．

また PAMELA では，白衣高血圧と仮面高血圧についても検討されている．LVMI は正常血圧よりも白衣高血圧や仮面高血圧で有意に高く[4]，また10年後の耐糖能障害や高血圧発症も白衣高血圧や仮面高血圧で高いことを報告[5)6)] している．血圧変動とともに，診察室外での血圧測定の意義を広く示した研究といえる．

（赤坂　憲）

● 文　献 ●

1) Sega R et al：*Hypertension* **39**：710-714, 2002
2) Mancia G et al：*Hypertension* **49**：1265-1270, 2007
3) Mancia G et al：*J Hypertens* **19**：995-999, 2001
4) Sega R et al：*Circulation* **104**：1385-1392, 2001
5) Mancia G et al：*J Hypertens* **27**：1672-1678, 2009
6) Mancia G et al：*Hypertension* **54**：226-232, 2009

8 J-HOP研究

■ 試験デザイン

Japan Morning Surge-Home Blood Pressure（J-HOP）研究は，心血管リスクを1つ以上有する外来通院患者における家庭血圧にて測定した血圧値と将来的な心血管イベント発症との関連を検討する前向き研究である[1)2)]．

■ 目的・背景

これまでに家庭血圧と心血管イベントの予後を検討した研究は国内外に存在するが，いずれも住民コホートベースのものがほとんどである．外来通院中の症例を対象にした研究はほとんどなく，血圧の寄与が高いといわれる脳卒中発症率が高いわが国においても，一地域を対象にした住民コホート研究が過去の報告では1つのみである．

■ 対象・方法

日本全国の診療所，病院71施設の75人の医師によって登録された．最終的に解析対象になったのは4,310人であった．ベースライン時において，起床後，就寝前の家庭血圧測定を1機会に3回連続測定し，14日間測定をおこなった．また本研究で用いた家庭血圧測定器は就寝中の血圧測定も可能であるため，午前2時，3時，4時の3回の測定を対象者の一部におこなった．ベースライン時においては，患者基本情報に加え，尿中微量アルブミン，脈波伝播速度（pulse wave velocity：PWV），心臓超音波検査，頸動脈内膜中膜複合体，バイオマーカーとして脳性ナトリウム利尿ペプチド（brain natriuretic peptide：BNP），高感度トロポニンTなどを測定した．一部の集団においては，24時間自由行動下血圧計の測定（ambulatory blood pressure monitoring：ABPM）もおこなった[3)]．予後追跡期間は，平均3.9年であった．

■ 結果

ベースラインのデータを用いた横断研究においては，起床後早朝血圧レベルも就寝前血圧レベルもいずれの臓器障害との関連を認めた．これは，診察室血圧を含めた他の心血管リスク因子で補正をしても関連は残った．また，家庭血圧で測定した就寝中の血圧値と臓器障害との関係は，ABPMで測定した就寝中の血圧値と臓器障害との関連と同様な傾向を示した．この家庭血圧で測定した就寝中血圧が120/70mmHg以上を示す夜間高血圧は，早朝血圧がコントロールされている集団（135/85mmHg）のなかにおいてでも約25%程度認めていた[1)]．本研究において，1機会に3回の家庭血圧測定をおこなっているが，その1回目の血圧値と2回目，3回目の血圧値との平均の差（within variability）が大きい集団は，腎機能の低下やBNPの上昇を認めた[4)]．

■ コメント

現在までに本研究結果の横断的解析が報告されている．現在フォローアップを終了しており，第38回日本高血圧学会総会（2015年）においては家庭血圧レベルと予後との関連を報告している．海外のガイドラインは，ABPMにくらべ家庭血圧のエビデンスは少ないという理由で，診察室外血圧の評価は，ABPMが推奨されている．今後もJ-HOP研究より家庭血圧のエビデンスを強固にしていき，ガイドラインに貢献できるような成果をあげていきたい．

（星出　聡／石川鎮清）

● 文　献 ●

1) Kario K et al：*J Clin Hypertens (Greenwich)* **17**：340-348, 2015
2) Hoshide S et al：*Am J Hypertens* **27**：939-947, 2014
3) Ishikawa J et al：*Hypertension* **60**：921-928, 2012
4) Shibasaki S et al：*Am J Hypertens* **28**：1098-1105, 2015

9 CHS研究

試験デザイン
本研究は，1989年より米国でおこなわれた65歳以上を対象とし大規模疫学調査CHS研究の参加者を対象として随時血圧の変動性と生命予後や心血管疾患の発症との関連を調査したものである[1]．

目的・背景
すでに明らかにされている血圧日内変動と心血管疾患との関連に加えて，随時血圧の変動性（日間変動性）も収縮期血圧とは独立に死亡率や脳血管疾患との関連がいわれている．本研究は高齢者における血圧の日間変動性と総死亡，急性心筋梗塞の発症，脳血管疾患の発症の関係を明らかにすることを目的としている．

対象・方法
CHS研究参加者（5,888人）のうち安定した観察が可能と判断された3,852人を対象とし，降圧薬使用がない1,642人（平均72歳，観察期収縮期血圧129mmHg）と降圧薬の変更がなかった1,095人（平均72歳，観察期収縮期血圧136mmHg）が解析対象となった．観察期の平均収縮期血圧，収縮期血圧変動のslope値およびSD値（variability）を評価し，総死亡，急性心筋梗塞の発症，脳血管疾患の発症をおもなアウトカムとして追跡した．

結果
平均9.9年間の追跡がおこなわれ，844例の死亡，203例の急性心筋梗塞，195例の脳血管疾患の発症が認められた．血圧変動性を示すvariability値は有意に総死亡と急性心筋梗塞の発症に関連したが，脳血管疾患の発症とは有意な相関がみられなかった（表❶）．

コメント
本研究では他の研究で示されたような血圧変動性と脳血管疾患発症の相関がみられなかったが，研究規模，解析方法，白人の割合，対象者の選択などの差異によるもので，これまでの研究を否定するものでないと考察されている．しかし，血圧変動性が総死亡のリスクを上昇させている可能性が考えられ，収縮期血圧値とは独立に血圧変動性も治療対象となりうると考えられる．

（中橋　毅）

● 文　献 ●
1) Suchy-Dicey AM et al：Am J Hypertens 26：1210-1217, 2013

表❶　収縮期血圧およびその変動性と総死亡，心血管疾患発症との関係

Model	総死亡 HR (95% CI)	p値	心筋梗塞 HR (95% CI)	p値	脳血管疾患 HR (95% CI)	p値
降圧薬の使用なし						
平均収縮期血圧	1.10 (1.02-1.18)	0.01	1.39 (1.20-1.62)	<0.001	1.38 (1.19-1.61)	<0.001
収縮期血圧変動のslope	0.99 (0.92-1.08)	0.88	1.04 (0.89-1.23)	0.61	0.97 (0.83-1.14)	0.74
収縮期血圧変動のvariability	1.13 (1.05-1.21)	<0.001	1.20 (1.06-1.36)	0.005	1.03 (0.89-1.21)	0.67
継続的な降圧薬の使用あり						
平均収縮期血圧	1.05 (0.97-1.13)	0.27	1.17 (0.98-1.40)	0.08	1.32 (1.11-1.56)	0.001
収縮期血圧変動のslope	1.01 (0.95-1.09)	0.72	1.22 (1.06-1.41)	0.005	1.06 (0.92-1.23)	0.40
収縮期血圧変動のvariability	1.09 (1.02-1.17)	0.01	1.11 (0.95-1.28)	0.19	1.00 (0.86-1.17)	0.10

HR：ハザード比（1SD上昇ごと），CI：信頼区間，SBP：収縮期血圧．

(Suchy-Dicey AM et al, 2013[1]より引用)

10 DEcIDE-ESRD研究

■ 試験デザイン
前向きコホート研究.

■ 目的・背景
非透析者の血圧変動性は,重要な生命・心血管予後因子であることが示されているが,透析患者においては不明である.本研究の目的は,透析前収縮期血圧の変動性(BPV)が,透析患者の生命予後・心血管イベント発症と関連するか否か,血圧変動性に影響を与える介入可能な要因は何か,について明らかにすることである.

■ 対象・方法
米国の27州,210の透析施設の患者でDEcIDE-ESRD研究に参加した症例を対象としている.参加者は,2003〜2008年に血液透析を導入された11,291名の維持透析患者である.透析前の座位収縮期血圧(自動オシロメトリック型血圧計にて)を測定し,6ヵ月間の平均値を基準収縮期血圧とした.また,時間経過を伴った血圧値を線形混合効果モデルにて解析し,その血圧値からの変動性〔標準偏差(SD)〕を各個人のBPVとした.

■ 結果
平均62歳(男性55%,白人58%)で22ヵ月(中央値)観察された.透析前の収縮期血圧のBPVが高いことは,全死亡リスク(ハザード比1.18,BPVの1SD増加の95%CI:1.13-1.22),および心血管イベントリスク(ハザード比1.11,95%CI:1.07-1.15)と関連した.BPV高値と関連する介入可能な要因は,肥満,Ca・P積の高値,ヘモグロビン低値であった.また,BPV低値と関連する要因としては,除水量が多いこと,透析中にドライウェイト(目標体重)に到達すること,ヘモグロビン高値,降圧薬としてβ遮断薬あるいはアンジオテンシンⅡ受容体拮抗薬(ARB)を使用していないことであった.

■ コメント
透析患者の血圧の評価については,いまだに信頼にたる簡易な測定方法はない.透析前血圧値は,Ⅰ度あるいはⅡ度の高血圧のほうが正常血圧あるいはそれ以下よりも生命予後がよいとの報告があり,また,透析後の血圧についても同様の報告がある.家庭血圧や24時間自由行動下血圧測定(ambulatory blood pressure monitoring:ABPM),1週間の血圧値の平均値など,さまざまな血圧測定法の有用性が検討されているが,いまだに実臨床で使いやすい指標とはなり得ていない.一方,このような状況で2002年に英国腎臓協会は,透析前血圧140/90mmHg,透析後血圧130/80mmHg未満を降圧目標として提唱し,2005年にはK/DOQIワーキンググループ[1]もこれを追認した.しかし,その後,この降圧目標を達成するほど透析中の血圧低下頻度が高まり,生命予後が悪くなるとの報告がなされ,至適透析2006ワーキンググループのガイドラインでは,降圧目標は記載されずに減塩と適切な至適体重の設定などの重要性が提唱されるに至った[2].一方,わが国では2011年に,日本透析医学会から週はじめの透析前の目標血圧値を140/90mmHg未満(オピニオン)と発表されたが,エビデンスは明らかではない.このように透析患者の血圧管理については,いまだに議論の多いところである.

このような環境ではあるが,透析患者の血圧変動性に関する前向きコホート研究をおこなったのが本研究である[3].透析患者における血圧変動性に関する報告は少ない.6,961名の透析患者の後ろ向き研究では,透析前血圧の一部のBPVデータを用いて,生命予後との関連を報告している[4].

また，1,844名を対象としたHEMO研究では，透析前血圧の変動性と生命予後の関連性を確認している[5]．しかし，心血管死亡との関連性は不明確であった．本研究[3]は，参加人数も多く，前向きに調査している点で評価されるべき研究である．一方で，本研究で測定された血圧値は，通常の透析治療時における外来血圧値であり，また透析前の収縮期血圧のみを対象としている．特別に安静にして測定した血圧値ではないため，その精度に関しての疑念はあるが，6ヵ月間の多数の血圧値を用いている点と線形混合効果モデルを用いた血圧変動性指標の解析は，特筆されるべきポイントであろう．さらに，多くの症例がハードエンドポイントを発症しており，研究として理解されやすい結果が得られている．透析前の収縮期血圧というかぎられた値ではあるが，そのBPVは全死亡およびCVイベントと有意に関連しており，透析患者においてもBPVが予後指標となる重要な因子であることを証明したという点で意義が深い．わが国とは，透析患者の背景や予後もかなり異なる米国での報告であるが，血圧の絶対値のみならず，血圧変動性の重要性を示しており，わが国での意義を確認する必要がある．なお，血圧の変動性に与える因子として，いくつかの項目があげられているが，透析中の除水が多いことと理想体重への達成率が変動性を下げることについては，今後，十分な理論的な検討が必要である．また，β遮断薬と血圧変動性高値の関連性は，既存の心臓病や薬剤の透析性などが関与した可能性があるが，Ca拮抗薬を中心に治療したほうがよい可能性も示唆されており，今後の前向き研究などによる確認が期待される．

　透析患者に関しては，いまだに目標とするべき血圧値や血圧の測定方法が明らかではない．これに対して，透析前の血圧変動性は，生命予後に関係することに疑いがないようである．今後は，血圧の絶対値よりも血圧の変動性のほうが，維持透析患者の血圧管理指標として重要である可能性があり，注目すべき領域であると考えられる．

〔平和伸仁〕

● 文　献 ●

1) K/DOQI Workgroup：*Am J Kidney Dis* **45**（4 Suppl 3）：S1-S153, 2005
2) Hemodialysis Adequacy 2006 Work Group：*Am J Kidney Dis* **48**（Suppl 1）：S2-S90, 2006
3) Shafi T *et al*：*J Am Soc Nephrol* **25**：799-809, 2014
4) Brunelli SM *et al*：*Am J Kidney Dis* **52**：716-726, 2008
5) Chang TI *et al*：*J Hum Hypertens* **28**：18-24, 2014

第6章 知っておきたい血圧変動関連の臨床研究

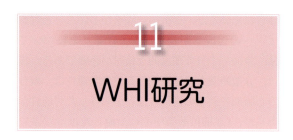

WHI研究

■ 試験デザイン
前向きコホート研究[1]．

■ 目的・背景
受診間血圧変動（VVV）が脳卒中のリスクとなることは知られているが，閉経後女性をターゲットにした研究はない．閉経後女性でもVVVが脳卒中のリスクとなるかを明らかにするため，50～79歳の閉経後女性を対象としたWHI研究を解析した．

■ 対象・方法
WHI研究参加者のうち，ベースラインの血圧が評価されており，フォローアップできた58,228人を解析した．外来診察時の収縮期血圧の標準偏差（SD）をVVVとして評価した．また，単に経時的に血圧が上昇または下降しただけでもSDは高値となるため，収縮期血圧の回帰直線で補正して血圧の経時的推移の影響を除いた標準偏差をSDregとして定義した．SDおよびSDregで4分位を作成し，脳卒中発症をエンドポイントとして前向きに観察した．

■ 結果
VVVの増大は高齢，BMI高値，収縮期・拡張期血圧高値，脈圧の増大，ホルモン補充療法，黒人，学歴，降圧薬の使用，高血圧既往，スタチン，アスピリン，抗凝固薬の使用，糖尿病，脂質代謝異常，喫煙，左室肥大，心血管疾患，脳卒中，心房細動既往，低身体活動と関連していた．5.4±1.7年間フォローし，トータル315,789人年の観察で997件（0.32％）の脳卒中を認めた．
VVVの4分位と脳卒中発症率の関係を表❶に示す．Model 1は年齢，人種で補正した解析である．VVVは脳卒中発症の独立した危険因子であった．Model 2で年齢，人種に加えて表❶に記載した心血管リスクで補正した．Model 3ではSDregを用いて4分位を作成し，Model 2と同じ交絡因子で補正したが，VVVは脳卒中発症の独立した危険因子として残った．

■ コメント
本研究は閉経後女性でVVVの増大群が多数の心血管リスクを有していること，およびそれらを含む多数の心血管リスクで補正後もVVVが脳卒中発症の独立した危険因子であることを示している．
本研究のlimitationとして降圧薬が血圧変動に影響を与えるにもかかわらず，内服している降圧薬の種類による解析はされていないこと，および対象がかぎられていることがあげられる．

（中村卓人／山里正演／大屋祐輔）

● 文　献 ●
1) Shimbo D et al：*Hypertension* **60**：625-630, 2012

表❶　収縮期血圧の受診間血圧変動4分位と脳卒中発症（WHI研究）

	収縮期血圧の受診間血圧変動4分位			
	Q1	Q2	Q3	Q4
血圧SD（mmHg）	<6	6.0 - 8.9	9.0 - 12.9	≧13.0
脳卒中発症数	150	212	260	375
発症率（％）	0.20	0.26	0.32	0.49
脳卒中発症のハザード比（95% CI）				
Model 1	1	1.50 (1.11-2.03)	1.95 (1.46-2.60)	2.91 (2.19-3.86)
Model 2	1	1.39 (1.03-1.89)	1.52 (1.13-2.03)	1.72 (1.28-2.32)
Model 3	1	1.08 (0.84-1.39)	1.26 (0.99-1.59)	1.46 (1.15-1.85)

Model 1　年齢，人種で補正．
Model 2　Model 1に加え，糖尿病，高コレステロール血症，喫煙，学歴，ホルモン補充療法の治療歴，身体活動，BMI，心血管疾患既往，心房細動既往，左室肥大，脳卒中既往，ホルモン補充療法の臨床試験への参加の有無，収縮期血圧，心拍数，降圧薬の使用で補正．
Model 3　SDregで4分位を作成し，Model 2と同じ交絡因子で補正．

（Shimbo D et al, 2012[1] より引用）

12 NHANES III研究

■ 試験デザイン

一般住民対象のコホート研究[1]．

■ 目的・背景

近年，受診間血圧変動（visit-to-visit variability：VVV）が再現性良好で予後予測に有用であるという報告が出てきている．しかし，それらの多くは"高血圧患者"を対象とした臨床試験サブ解析からの報告である．そこで著者らは，"一般住民"を対象にVVVの予後予測能について検討した．

■ 対象・方法

米国の第3回健康栄養調査〔Third National Health and Nutrition Examination Survey（NHANES III）〕において，1988～1994年のあいだ，健診を異なる3機会受診し，血圧を測定した20歳以上2,174名のうち，各機会の血圧測定3回未満（1,040名），同一の腕ですべて測定していない者（178名）を除外した956名を対象とした．血圧測定に関して，初回は調査員が対象者宅を訪問し，標準水銀血圧計を用いて血圧を測定した．その後1ヵ月以内の間隔をおき，対象者に移動健診センターに来てもらい同様に2回目の測定を実施した．さらに約17日間の間隔をおき，再度対象者にセンターへ出向いてもらい同様に3回目の測定を実施した．血圧は各機会3回測定し，2回目と3回目の平均値を用いて受診間標準偏差を算出しVVVとして用いた．総死亡を評価項目として多変量調整ハザード比を算出した．

■ 結果

追跡期間中（中央値14年）240名が死亡した．収縮期血圧の受診間標準偏差は平均7.7mmHgであった．高年齢，女性，心筋梗塞既往あり，平均収縮期血圧高値，平均脈圧高値，アンジオテンシン変換酵素（ACE）阻害薬の服用が，収縮期血圧標準偏差の平均値上昇と有意に関連した．これらおよび人種を調整項目とした場合，対象者を標準偏差で三分し最も標準偏差の小さい群（＜4.80mmHg）を基準とした多変量調整総死亡ハザード比（95％信頼区間）は，中間群（4.80～8.34mmHg）で1.57（1.07-2.18），最も高い群（≧8.35mmHg）で1.50（1.03-2.18）であった（傾向性のp＝0.064）．

■ コメント

われわれは，本研究はおもに3点の限界を有していると考える．第1に，著者らも述べているが，対象者宅で測定した血圧と，移動健診センターで測定した血圧を混在させて標準偏差を算出している点である．一般に家庭血圧は外来随時血圧より低値であり，VVVがより大きく算出された可能性がある．第2に，3機会という少数のデータからVVVを算出しているが，推定値の誤差が大きく，検出力不足となっている可能性がある．同時に，追跡期間中，一度も血圧を測定していないことも大きな限界といえる．第3に対象から除外された1,218名については，対象者とのあいだに有意な血圧値の差はなかったことだけが述べられているが，その他の特性が異なる可能性があり，結果にバイアスが生じたかもしれない．

しかしながら，米国の一般住民を対象とし，収縮期血圧の値に関係なく，血圧変動が大きいと総死亡リスクが有意に高値であるという興味深い結果が得られたことは大いに評価できよう．

（佐藤　敦／三浦克之）

● 文　献 ●

1) Muntner P et al：*Hypertension* **57**：160-166, 2011

13 NOAH研究サブ解析

■ 試験デザイン
コホート研究のサブ解析．

■ 目的・背景
Non-invasive atherosclerotic evaluation in hypertension（NOAH）研究は，大阪大学医学部附属病院老年・高血圧内科通院中の本態性高血圧患者813名をエントリーしておこなったコホート研究である．脈波伝播速度（pulse wave velocity：PWV），内皮機能，指尖容積波，心エコー，頸動脈エコーなどの心血管系の機能検査を中心におこなっていることが特徴的で，平均62歳の比較的重症な高血圧患者676名が解析対象となり，平均57ヵ月フォローして解析をおこなっている[1]．これによると年齢と独立してPWV高値が心血管予後の危険因子と考えられた．本研究は国際的メタ解析にも採択され[2]，*ACE*遺伝子多型[3]やβ受容体遺伝子多型[4]など遺伝的負荷アプローチもおこなわれている．また，サブ解析として受診間血圧変動（visit-to-visit variability：VVV）と心血管予後との関連性を検討した．

■ 対象・方法
NOAH研究において，6回以上来院して血圧測定をされている485名を解析対象としてVVVと心血管予後との関連性を検討した[5]．

■ 結果
ROC曲線の解析により心血管イベントのカットオフ値が収縮期血圧標準偏差（SD）：8.1mmHg，総死亡のカットオフ値が収縮期血圧SD：13.7mmHgと算出された．心血管イベントおよび総死亡のKaplan Meier曲線を図❶に示す．心血管イベントおよび総死亡いずれもVVVが大きいほうでリスクが高いことが示された．さらに心血管系因子がVVVの心血管イベント発症促進に対してどのように関与をしているかを検討するためにCox proportional hazard modelをおこなった（表❶）．エンドポイントを心血管イベント発症とするとp＝0.028と血圧変動が大きい群で心血管イベント発症が増加していた．性・年齢・BMI・喫煙・糖尿病・脂質異常症といった古典的冠危険因子，血圧，CKD，内皮機能，眼底所見などを説明因子として投入しても有意差は消えなかったが，左室重量やPWVで補正するとわずかながら血圧変動性が心血管イベント発症に対する影響を消すことができた．さらに頸動脈の内膜中膜複合体肥厚（IMT），プラークスコア，resistance index（RI）といった頸動脈硬化の因子は大きく影響を消した．

■ コメント
このことからVVVは頸動脈などの筋性動脈レベルの動脈硬化を介して心血管イベントを増加させている可能性があることが示唆された．

〈大石　充〉

● 文　献 ●

1) Terai M *et al*：*Hypertens Res* **31**：1135-1145, 2008
2) Ben-Shlomo Y *et al*：*J Am Coll Cardiol* **63**：636-646, 2014
3) Iwamoto Y *et al*：*Hypertens Res* **34**：573-577, 2011
4) Kato N *et al*：*Hypertens Res* **34**：728-734, 2011
5) Kawai T *et al*：*J Hypertens* **31**：1387-1395, 2013

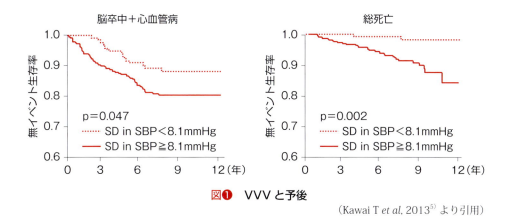

図❶　VVV と予後

（Kawai T et al, 2013[5]）より引用）

表❶　Cox proportional hazard model

エンドポイント CVD	カットオフ値 SD in SBP = 8.1mmHg	
	HR（95% CI）	p
補正なし	1.87（1.06-3.54）	0.028
補正あり		
左室重量	2.03（0.97-4.96）	0.063
PWV	1.70（0.95-3.33）	0.077
頸動脈 IMT	1.88（0.73-6.39）	0.204
頸動脈プラーク	1.82（0.71-6.17）	0.231
頸動脈 RI	3.77（0.76-68.5）	0.120

＊古典的冠危険因子，血圧，CKD，内皮機能，眼底所見は p＜0.05 のままである．

（Kawai T et al, 2013[5]）より引用）

14 SHEP研究サブ解析

■ 試験デザイン
無作為割り付け，二重盲検多施設臨床試験[1]．

■ 目的・背景
受診間血圧変動（visit-to-visit variability：VVV）と心血管イベントの関連性が注目されている．60歳以上の高齢者収縮期高血圧患者における収縮期血圧VVVと心血管死の関係に，降圧薬服用遵守不良が影響しているという仮説を証明することを目的とした．

■ 対象・方法
SHEP研究に参加した実薬群（クロルタリドン，アテノロール）2,365例とプラセボ群2,371例の計4,736例を対象に，2年間を収縮期血圧VVV評価期間（第Ⅰ期），その後15年間を心血管死観察期間（第Ⅱ期）とした．

第Ⅰ期の平均診察回数15回の収縮期血圧の残差平方和（rSSR），連続する日ごとの収縮期血圧平均値の二次較差（VABS2），平均値から独立した分散（VIM）をVVV評価に用いた．

全心血管死亡とVVVの評価には，治療グループ，治療前収縮期血圧，性，年齢，血清クレアチニン，糖尿病，BMI，喫煙，左室不全，HDLコレステロールを交絡因子として補正した．

■ 結果
17年後の心血管疾患（CVD）死は，実薬群のほうが13.8%低かった．VVVの代表としてrSSRの程度によって患者を4カテゴリー（＜40mmHg，40-＜60mmHg，60-＜80mmHg，≧80mmHg）に分けて，2年後から17年後までの心血管死との関連をみると，実薬群ではカテゴリー「＜40mmHg」の死亡頻度16.0%からカテゴリー「≧80mmHg」の死亡頻度30.1%へと有意（$p<0.001$）に増加したが，プラセボ群では有意な影響は認められなかった．服薬アドヒアランスは両群ともに高く，両群間には差を認めなかった．

■ コメント
VVVと長期間の心血管死が関連することがSHEP研究のサブ解析で報告された．しかし，プラセボ群におけるVVV（rSSR）の分布は実薬群に比較して大きいほうに偏っており（χ^2検定で$p<0.0001$），実薬治療によりVVVは抑制されたとも考えられる．心血管死の頻度はプラセボ群にくらべ実薬群では抑制されており，VVVの抑制が何らかの原因で不十分になることにより，降圧薬の心血管死抑制の効果が減弱するというのが正しい表現ではないかとも考えられる．カテゴリー「＜40mmHg」では実薬群の心血管死亡頻度はプラセボ群にくらべ有意（$p<0.05$）に低値であることにも注意しておくことが必要である．

収縮期血圧のVVVは，SHEP研究参加者の17年間の心血管死を予測したが，実薬群においてのみ観察された現象である．この現象はVVVとは無関係に，使用した降圧薬の効果の程度によるものかもしれない．VVVと心血管死との関連に服薬アドヒアランスの不良が引き起こす有効薬剤量不足が関係している可能性があるという仮説には矛盾してないと著者は述べているが，VVV自体が心血管死に直接的に関与しているのか，サロゲートマーカーなのかを解明していくことが必要である．

（松浦秀夫）

● 文　献 ●
1) Kostis JB et al：J Clin Hypertens（Greenwich）**16**：34-40, 2014

15 ANBP2研究サブ解析

■ 試験デザイン

1995～2001年におこなわれたANBP2研究（無作為割り付けオープンラベル比較試験）のデータを解析[1]．

■ 目的・背景

60歳以下の高血圧患者において，診察ごとの血圧変動が心血管イベント，とくに脳卒中と関連することが知られている[2]．しかしながら，高齢者高血圧患者において，このような関連性の有無は明らかにされていない．今回の検討では，高齢者高血圧患者における診察ごとの血圧変動と心血管イベントとの関連を評価し，さらに血圧変動に関連する因子の同定を試みた．

■ 対象・方法

第二次オーストラリア国内血圧研究（Second Australian National Blood Pressure study：ANBP2）に参加した65歳以上の高血圧患者（6,083名）のうち，エントリー可能者：5,880名の診察（49,771回）記録を用いた．平均4.1年間の経過観察期間のなかで8回の診察を受け，それらの収縮期血圧を評価した．血圧変動性は，各個人の観察期間における収縮期血圧の標準偏差をもって定義した．

■ 結果

診察ごとの収縮期血圧の変動は，心血管イベントの強力な予知因子であった．性別，年齢などの因子を調節した致死的あるいは非致死的心血管イベントに対するハザード比は，血圧変動の上位4分位群は下位4分位群にくらべ，2.18（95％CI：1.52-3.13）であった．同様な結果が，脳卒中2.78（95％CI：1.28-6.05），心筋梗塞4.11（95％CI：1.87-9.06），心不全4.79（95％CI：1.82-12.62）で得られた．最大の血圧変動は当該試験後の致死的心血管イベントの予知因子でもあった．さらに，診察時の血圧変動は，脈圧，診察医の変更，喫煙，治療割り付け〔利尿薬 vs. アンジオテンシン変換酵素（ACE）阻害薬〕ならびに複数の降圧薬使用と関連していた．これらの結果より，高齢者高血圧患者において，診察ごとの血圧変動を減らすことが，従来の血圧自体を低下させることとともに，重要な治療目標であることが示唆された．

■ コメント

従来からの多くの検討により，血圧値が高値であると心血管イベントが増加することが確立している．さらに，近年，血圧の変動幅が大きいほど，心血管イベントが増加することが報告されている．一方で，高齢者ではすでに動脈硬化が存在し，脈圧も増大し容易に血圧が変動しやすい状態となっているが，これまでの報告では，57歳以下で最もリスクが高いことが示されていた．今回の高齢者に的を絞った研究は，65歳以上の高齢者高血圧患者においても診察ごとの血圧変動がイベント発症に影響を与えることが示された．さらに，興味深いことに，治療薬の種類が利尿薬ベースとACE阻害薬ベースとでは，利尿薬を用いたほうが血圧変動が少ないことが示され，使用する降圧薬が今後の心血管イベントに影響を与える因子の1つとなる可能性が考えられる．

（林　晃一）

● 文　献 ●

1) Chowdhury EK et al：*J Hypertens* **32**：525-533, 2014
2) Rothwell PM et al：*Lancet* **375**：895-905, 2010

16 PROSPER研究サブ解析

■ 試験デザイン

心血管リスクを有する高齢者に対するプラバスタチンの有効性を検討した無作為二重盲検試験PROSPER試験参加者を対象として，血圧変動と認知機能との関連性を調べたサブ解析[1]．

■ 目的・背景

受診間血圧変動（visit-to-visit variability：VVV）が，脳心血管疾患と関連し，微小血管病や内皮障害，血管平滑筋機能障害とも関連することが示されている．

■ 対象・方法

対象はPROSPER試験に参加し，認知機能，血圧変動性の評価ができた70～82歳の高齢者5,461名．さらにオランダでの参加者606名においてMRIによる脳画像評価がおこなわれた．3.2年間の追跡期間の3ヵ月ごとに平均12.7回の血圧測定がおこなわれた．VVVは，血圧値の標準偏差（SD）と定義した．

ベースラインでの認知機能低下者を除外するために，mini mental state examination（MMSE）24点以上の参加者を対象とした．研究終了時に4種の認知機能試験により評価した．Stroop試験：注意力と反応時間．文字-数字コードテスト：一般的認知スピード．絵-単語記憶試験による即時記憶と20分後の短期記憶を評価した．

■ 結果

追跡期間中の平均血圧とSDは，それぞれ153.1±14.8mmHg，82.5±7.1mmHgであった．

収縮期血圧（SBP）/拡張期血圧（DBP）の受診間変動増加は，Stroop試験，文字-数字コードテスト，即時記憶，短期記憶の低下と有意な相関を示し，平均血圧値，心血管病や他のリスク因子とは独立していた（図❶）．

受診間SBP，DBP血圧変動は，海馬容量と負の相関を示した．血圧変動が大きいほど，皮質梗塞のリスクが高く，DBPの変動増加は，全微小出血，皮質下微小出血と関連していた．白質障害とは関連性がなかった．

■ コメント

血圧変動の増加が認知機能低下と関連する機序として①血圧変動と認知機能低下に共通する原因が存在する．心血管リスク因子が共通の原因として最も考えやすいが，これらの要因で補正をおこなっても認められている．②血圧変動の増大は，全身の血行動態の不安定性を反映しており，内皮障害や微小血管障害をきたして，脳の器質的・機能的異常に至る可能性．③血圧変動による反復する脳血流の減少による神経損傷や細胞死，とくに感受性の高い海馬領域での障害が起こる可能性が考えられる．

海馬の萎縮や脳微小血管病が認知機能低下と関連することはよく知られており，PROSPER試験で認められた海馬容量の減少，脳微小出血や皮質梗塞が血圧変動性と認知機能障害を結ぶ機序であると考えらえる．

（小原克彦）

● 文 献 ●

1) Sabayan B et al：BMJ **347**：f4600, 2013

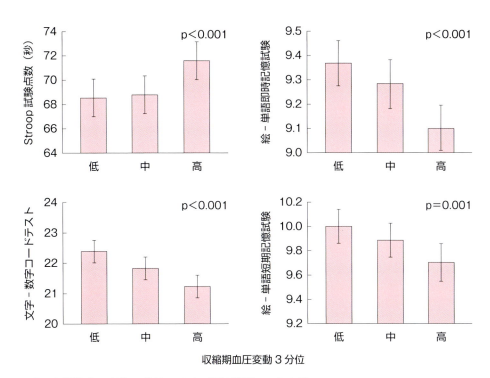

図❶ 収縮期血圧変動3分位における認知機能テスト点数
平均値±95%信頼区間．年齢，性別，BMI，スタチン使用，ApoE多型，国，テストのversion，喫煙，コレステロール値，血管病・高血圧・糖尿病の既往，平均の血圧値にて補正．拡張期血圧変動3分位も同様の結果であった．

(Sabayan B et al, 2013[1] より引用)

17 CAMUI研究サブ解析

■ 試験デザイン
無作為割り付け，オープンラベル比較試験[1]．

■ 目的・背景
アンジオテンシンⅡ受容体拮抗薬（ARB）単剤療法効果不十分な高齢者高血圧症例に対するARB/利尿薬合剤とARB/Ca拮抗薬併用による積極的併用治療に関する無作為比較試験において，来院時毎血圧変動（visit-to-visit variability：VVV），血圧の季節変動と腎保護効果とのあいだに相関があるか否かについて検討した．

■ 対象・方法
ARB単剤の標準用量を1ヵ月以上投与中で降圧目標値に到達しない65歳以上の高血圧患者に，ロサルタン50mgとヒドロクロロチアジド（HCTZ）の合剤群（以下ARB＋D群）とARBとCa拮抗薬（アムロジピン5mg）の併用群（以下ARB＋C群）の無作為割り付けを施行し，3ヵ月ごとの血圧測定が可能であった120例を解析対象とした．血圧変動指標としては，収縮期血圧（SBP）と拡張期血圧（DBP）の標準偏差（SD）-SBP/DBPと変動係数（CV）-SBP/DBPを求めた．また臨床検査値〔尿中微量アルブミン/クレアチニン比（UACR），eGFR〕を従属変数とする重回帰分析をおこない，両併用療法施行中の季節，VVV，日照時間，外気温とのあいだに相関があるか否かを検討した．さらに，来院時血圧変動指標に及ぼす決定因子についても検討した．

■ 結果
平均血圧（Ave SBP/DBP），最大血圧（Max SBP/DBP），最小血圧（Min SBP/DBP），心拍数（HR）は，両群間で差がみられなかったが，Max SBP-Min SBPはARB＋C群で有意に低値であった．eGFR，UACR変化に関する重回帰分析の結果，eGFR，UACRともにARB＋D投与が有意な決定因子であり，ARB＋D群において12ヵ月後の外気温とUACR，eGFRとのあいだに有意な負の相関または相関の傾向が認められた．一方，両群ともに日照時間とUACR，eGFRとのあいだに有意な相関はみられなかった．SD-SBP，CV-SBPはARB＋C群で有意に低値であった．また，SD-SBP，CV-SBPを従属変数とする重回帰分析における有意な決定因子は，年齢とARB＋利尿薬の併用であった．両群ともに過降圧の症例はなく，臨床検査値において問題となる変動もみられなかった．

■ コメント
RothwellらがVVVが脳・心血管イベントリスクであることを報告して以来，血圧変動性指標に対する関心がさらに高まり，多くの研究成果が報告されるようになった．一方，降圧薬併用療法における血圧変動についての報告は希少でいまだ十分に明らかにされていない．本研究結果からVVV，最大最小血圧差は，ARB＋C群において有意に低下しており，血圧変動の面からはARB/Ca拮抗薬群が有利である可能性が示唆された．Matsuiら[2]はオルメサルタンとアゼルニジピン併用群，オルメサルタンとHCTZ併用群の家庭血圧day-by-day variabilityに対する効果を検討し，オルメサルタンとアゼルニジピン併用群で家庭血圧の収縮期変動をより減少させること，その機序として動脈スティフネスの改善が関与しうることを示した．またRakugiら[3]もオルメサルタンとアゼルニジピンまたはアゼルニジピン併用群がARB＋サイアザイド系利尿薬群よりもVVVを減少させることを報告し，本研究結果と合致していた．他方，両群の血圧降下度は季節にかかわらず同等で，両剤ともに安全に使用できることが示唆されたが，利尿薬併用群で外気温とUACR，eGFRのあいだに負の相関関係が認められ，利尿薬併用時には腎機能の季節変動に留意すべきと考えられた．

（佐藤伸之／長谷部直幸）

● 文 献 ●
1) Sato N et al : *J Hypertens* **31** : 1245-1255, 2013
2) Matsui Y et al : *Hypertension* **59** : 1132-1138, 2012
3) Rakugi H et al : *J Hypertens* **33** : 2165-2172, 2015

18 COPE研究 事後解析

■ 試験デザイン
前向き，ランダム化，オープン，エンドポイント盲検化比較試験の post-hoc サブ解析.

■ 目的・背景
長時間作用型 Ca 拮抗薬ベニジピン 4mg/日にて降圧目標値（140/90mmHg 未満）を達成できなかった併用療法を必要とする 40～85 歳の本態性高血圧患者を対象に，ベニジピンを基礎薬として，アンジオテンシンⅡ受容体拮抗薬（ARB），β遮断薬とサイアザイド系類似利尿薬の降圧薬併用療法の有効性と安全性を検討した COPE trial の結果[1]，主要評価項目である 3 年後の降圧目標（140/90 mmHg 未満）達成度と主要複合心血管イベントのハザード比はともに，3 群間で有意差はなかったが，副次評価項目である複合心血管ハードエンドポイント（心血管死，非致死性心筋梗塞/脳卒中）の発生率は，ベニジピン-β遮断薬群がサイアザイド系類似利尿薬群より有意に高く，致死性または非致死性脳卒中の発生率もベニジピン-β遮断薬群がサイアザイド系類似利尿薬群より有意に高かった．

■ 対象・方法
本研究は，COPE trial において個人の受診間血圧変動（visit-to-visit variability：VVV）について検討した post-hoc サブ解析である[2]．COPE trial 本試験で解析対象となった 3,293 症例のうち，ランダム化後 18 ヵ月以内に心血管イベントを発症しなかった症例で，36 ヵ月間の血圧測定期間のうち 6 回の受診時診察室血圧測定機会のうち，少なくとも 3 回以上診察室血圧値がある 2,983 症例において，得られた各症例の血圧値を用いて，平均血圧値，最小および最大血圧値，標準偏差（SD）と変動係数（CV）を算出し，VVV の解析に用いた．

■ 結果
本サブ解析において，3 群間の患者背景に有意差はなく，研究期間中の血圧推移にも有意差はなかった．COPE trial において，収縮期血圧（SBP）および拡張期血圧（DBP）ともに，β遮断薬群はサイアザイド系類似利尿薬群よりも SD と CV を指標とした VVV がそれぞれ有意に高値だった．ARB 群はβ遮断薬群より低値，またサイアザイド系類似利尿薬群よりも高値であったが，ともに有意差はなかった．一方，最大および最小血圧値は 3 群間で有意差はなかった．

■ コメント
近年 VVV の増大は，平均血圧値と独立して，心血管疾患のなかでもとくに脳卒中の発症リスクを高める一方，他の降圧薬にくらべてとくに Ca 拮抗薬とサイアザイド系類似利尿薬は有意に VVV を低下させ脳卒中の発症リスクも低下させるが，β遮断薬はこれらの抑制効果が減弱することが報告されている[3,4]．COPE trial は Ca 拮抗薬を基礎薬とする併用療法を検討した数少ないランダム化比較試験であるが，本研究の結果，研究期間中の 3 群の血圧推移に差がないにもかかわらず，サイアザイド系類似利尿薬はβ遮断薬よりもVVV が有意に低値であったことから，高血圧患者の降圧薬併用療法において，ベニジピンとサイアザイド系類似利尿薬の併用は降圧効果だけでなくより質の高い降圧治療が期待される．ベニジピンと ARB との併用については，脳卒中発症率だけでなく VVV にもサイアザイド系類似利尿薬群と有意差がなかったことから今後更なる検討が必要である．

（梅本誠治）

● 文 献 ●
1) Matsuzaki M et al：*J Hypertens* 29：1649-1659, 2011
2) Umemoto S et al：*Hypertens Res* 39：46-53, 2016
3) Parati G et al：*Nat Rev Cardiol* 10：143-155, 2013
4) Webb AJ et al：*Stroke* 42：2860-2865, 2011

19 COLM 研究 事後解析

■ 試験デザイン
無作為割り付け，オープンラベル比較試験[1]．

■ 目的・背景
高リスク高齢者高血圧患者（65～84歳）を対象として，ARB（オルメサルタン）＋Ca拮抗薬（アムロジピンまたはアゼルニジピン）治療群（C群）とARB＋サイアザイド系利尿薬治療群（D群）の複合心血管イベントへの影響を比較したCOLM研究（Combination of OLMesartan and a calcium channel blocker or a diuretic in Japanese elderly hypertensive patients trial）の後付けのサブ解析として，血圧変動（visit-to-visit variability：VVV）に対する年齢（75歳未満と以上）の影響，薬物治療の影響，ならびに血圧変動性と心血管イベントとの関連を検討した．

■ 対象・方法
心血管病の既往または心血管リスクをもつ65～84歳の高血圧患者を対象としたCOLM研究参加者のうち，フォローアップ期間中に3回以上の診察室血圧の測定機会（中央値9回，平均8.2回）があった4,876例を本サブ解析の研究対象とした．VVVは血圧値の標準偏差（SD）のほか，coefficient of variation（CV），standard deviation independent of the mean（SDIM），peak value，average real variability（ARV）を用いて評価した．

■ 結果
収縮期ならびに拡張期血圧のSDは75歳以上群で75歳未満群より大きかった．全対象者だけでなく，C群，D群，孤立性収縮期高血圧患者群に分けた場合も同様であった．収縮期血圧のSDについて4分位に分けてイベント発症との関連を検討した結果では，両者は有意な正の関連を示した．SDは，C群でD群より小さく，とくに75歳以上群と孤立性収縮期高血圧群（2,827人）で有意であった．これらの結果は他のVVV指標を用いて検討しても同様の傾向であった．さらに，収縮期血圧のSDについて層別化比例ハザードモデルを用いた検討では，75歳以上の超高齢者でのC群のイベント発症はD群より少なかった．到達血圧もわずかであるがC群で低かったが，収縮期血圧のSD，年齢群，治療群の3因子の相互作用は，ハードエンドポイント（p＝0.045）ならびに脳卒中発症（p＝0.042）と有意な関係を示した．これにより，治療群や年齢階層の影響と独立してVVVも心血管イベント発症抑制に関与することが示唆された．

■ コメント
VVVの治療薬群間での違いが心血管イベント発症の違いと関連するかは不明であるが，VVVが小さいほど心血管予後がよいという多数の報告と合わせて考えると，75歳以上の孤立性高血圧患者のように動脈硬化の進んだ患者においては，ARB単独で降圧目標を達成していない場合，利尿薬よりもCa拮抗薬を優先的に併用することが勧められるかもしれない．

（楽木宏実）

● 文 献 ●
1) Rakugi H et al：*J Hypertens* **33**：2165-2172, 2015

20 ADVANCE研究サブ解析

■ 試験デザイン
無作為割り付け試験の成績を用いた観察研究[1]．

■ 目的・背景
55歳以上の2型糖尿病患者における降圧療法と積極的血糖降下療法の効果を検討したADVANCE研究の成績を用いて，受診間血圧変動（VVV）と血管イベントとの関連を検討した．

■ 対象・方法
本研究参加者11,140名のうち，無作為化からの24ヵ月間に6回おこなわれた追跡調査のすべてで収縮期血圧（SBP）を測定し，この期間に血管イベントの発症がなかった8,811名をサブ解析の対象とした．6回のSBP値の標準偏差（SD）をVVVの指標とした．24ヵ月後の調査から試験終了までの2.4年間（中央値）に発症した大血管障害（心筋梗塞発症・脳卒中発症・心血管死亡），細小血管障害（糖尿病性腎症・網膜症の発症または増悪）および，これらの複合血管イベントをエンドポイントとした．

■ 結果
おもな心血管危険因子と平均SBP値を調整した多変量解析の結果，VVVの増大とともに複合血管イベント，大血管障害，細小血管障害の発症リスクは有意に上昇した（図❶）．VVVは大血管障害のうち心筋梗塞発症，心血管死亡と有意に関連したが，脳卒中発症とは明らかな関連がなかった．

■ コメント
本研究の結果から，2型糖尿病患者におけるVVVは，平均SBP値と独立した血管合併症の危険因子であることが明らかとなった．2型糖尿病患者では，自律神経障害や動脈硬化の進行に伴い血圧が変動しやすいと考えられ，平均血圧値に加えて血圧変動の管理が合併症予防のために重要だと考えられる．

（秦　淳）

● 文　献 ●

1) Hata J et al：Circulation **128**：1325-1334, 2013

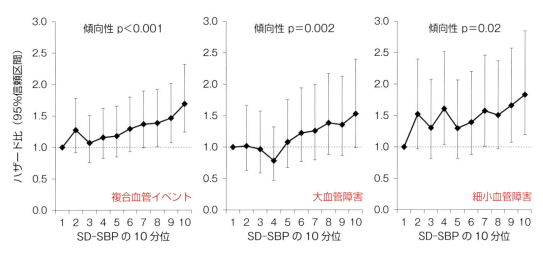

図❶　収縮期血圧（SBP）の標準偏差（SD）が血管イベントにおよぼす影響
ADVANCE研究，2型糖尿病患者8,811名，中央値2.4年追跡，多変量解析．
調整因子：性，年齢，降圧療法介入，血糖治療介入，居住地，糖尿病罹病期間，喫煙，飲酒，心拍数，総コレステロール，中性脂肪，BMI，β遮断薬，Ca拮抗薬，平均SBP．

（Hata J et al, 2013[1]より引用）

21 Syst-Eur研究サブ解析

試験デザイン
無作為化二重盲検比較試験のサブ解析.

目的・背景
Syst-Eur研究は,高齢者収縮期高血圧患者を対象として,Ca拮抗薬であるニトレンジピン(10〜40mg)とプラセボの2群間で脳心血管病の発症を比較した試験である.そして,ニトレンジピンは脳卒中を42%,心血管イベントを26%,全心血管イベントを31%減少させた.この結果は,各国の高血圧ガイドラインがCa拮抗薬を高齢者高血圧患者の第一選択薬として推奨するようになった根拠の1つである.本研究は,このSyst-Eur研究のサブ解析で,自由行動下血圧測定(ABPM)を用いた血圧変動が脳卒中,心血管イベントおよび心血管死と関連するかを検討した[1].

対象・方法
744人を対象として,24時間,昼間,夜間の3つの間隔で収縮期血圧変動(SD)を計測した.平均年齢は69.5歳で61%が女性であった.

結果
治療開始時の血圧変動は収縮期血圧レベルと相関し,女性のほうが収縮期の血圧変動は大きかったが,BMIとは関連しなかった.治療後では,プラセボ群で24時間血圧変動が脳卒中の発症と関連した.そして,それはとくに夜間の血圧変動が関与し,夜間の収縮期血圧が5mmHg変動するごとに脳卒中のリスクは80%増加した.心血管死や心血管イベントとは関連しなかった.降圧薬投与群では収縮期血圧変動と脳卒中の関連は認められなかった(表❶).

コメント
夜間の血圧変動と脳卒中発症との関連が示された.昼間の血圧変動は,身体活動や神経活動の影響を受けるため,脳卒中や心血管系のイベントと関連しなかったと思われる.治療群において夜間の収縮期血圧変動と脳卒中の関連が認められなかったのは,降圧治療による脳卒中の発症低下によるものと思われた.

(大蔵隆文/檜垣實男)

● 文 献 ●
1) Pringle E et al：J Hypertens **21**：2251-2257, 2003

表❶ 収縮期血圧変動が5mmHg増加した場合のハザード比

	心血管死亡		致死的/非致死的脳卒中		心血管イベント	
	プラセボ群	治療群	プラセボ群	治療群	プラセボ群	治療群
エンドポイント数	18	13	18	10	31	32
外来血圧変動	0.82(0.49−1.38)	1.15(0.76−1.74)	0.84(0.50−1.39)	1.50(0.93−2.41)	1.04(0.74−1.47)	0.88(0.64−1.20)
24時間血圧変動	1.17(0.64−2.13)	0.78(0.41−1.47)	1.82(1.14−2.93)**	1.04(0.59−1.84)	0.93(0.58−1.50)	1.08(0.77−1.51)
昼間血圧変動	1.11(0.70−1.78)	1.08(0.65−1.80)	1.03(0.66−1.61)	1.51(0.88−2.58)	1.24(0.89−1.73)	1.10(0.81−1.50)
夜間血圧変動	1.54(0.96−2.47)*	0.61(0.29−1.31)	1.80(1.17−2.76)**	1.08(0.59−1.97)	0.99(0.66−1.48)	0.77(0.51−1.16)

ハザード比は血圧値,性別,年齢,心血管病の既往および喫煙によって補正.
*p=0.07, **p<0.01

(Pringle E et al, 2003[1] より引用)

第 7 章
血圧変動 Q&A

Q&A

1. 血圧変動性が予後に影響する機序とは何ですか？

　血圧変動にはさまざまな種類があるので同一の機序で説明できないばかりか，いまだに変動の正確な機序は解明されていないのが現状です．

　比較的短時間の血圧調節は自律神経系，すなわち交感神経と副交感神経のバランスによってコントロールされていると考えられています．動物モデルでは両側頸動脈圧受容器を破壊することにより beat to beat 血圧変動増悪モデルを作成することに成功し，この血圧変動が臓器障害の悪化要因となることが報告されています．したがって beat to beat のような短時間の血圧変動は交感神経亢進が予後に大きな影響を与えることが示唆されます．

　一方で，日内変動にはさまざまな種類があり非常に多くの因子が関係していると推定されます．Dipping パターンで示される血圧変動は体液貯留である夜間高血圧の有無や日中の交感神経亢進による血圧上昇などにより形成されます．さらには睡眠時無呼吸などの睡眠の質や血管の硬さなども大きく影響し，これらのすべてが心血管イベント促進因子となり，これらが複合的に予後を悪化させているものと考えられます．

　受診間血圧変動（visit-to-visit variability：VVV）についての機序はまったく不明ですが，多くの研究で高齢者において顕著に心血管疾患予後との関連性が認められることや Ca 拮抗薬が VVV を抑制することが報告されており，末梢血管抵抗や血管硬化度の上昇が病態に深くかかわっている可能性があります．事実，われわれの検討においても左室肥大や脈波伝播速度（pulse wave velocity：PWV），頸動脈内膜中膜複合体肥厚（intima media thickness：IMT）や resistance index（RI）など動脈硬化関連指標が VVV と心血管イベントを結びつける因子として抽出されています．

　また，すべての血圧変動に共通している点としては，短時間であれ長時間であれ，血管に対するテンションやシェアストレスが大きく変動することは血管構造によい影響を与えないことは明白であり，少なくとも血管病変の進行が予後に大きく影響を与えていると考えられます．

〈大石　充〉

Q & A

2. 家庭血圧を長期間実施するために患者さんとどう接していますか？

　家庭血圧を継続的に記録してもらうためには，まず家庭で血圧を測定することがなぜ必要かを十分に説明します．医師に水銀血圧計で測ってもらう血圧が一番正しいと思い込んでいる患者さんも少なからずいますので，そうではなくて，むしろ家庭で測る血圧のほうが重要であることを理解していただきます．具体的には，検診や診察室で測る血圧と家庭で測る血圧には差異があり，白衣高血圧や仮面高血圧といった病態があること，仮面高血圧のようにいくら外来で血圧がよくても，普段の血圧が高ければ臓器障害が進むこと，一方，白衣高血圧はすぐに薬物治療の対象にはならないが，経過中に家庭血圧も高くなり，真の高血圧に移行することがあることなどを説明し，いずれにしても家庭での血圧測定が重要であるとお話しします．もちろん，腕と手首の血圧計のどちらがよいか，いつどのような状況で測ったらよいか，1機会に何回測ればよいかなどの具体的な説明もします．

　降圧治療開始後血圧が安定してくると，「どうせそんなに変化しないだろう」と家庭血圧をしだいに測らなくなる患者さんが出てきます．高齢者の方より若年で勤務されている方にその傾向は強いと思いますが，そのような患者さんにも，やはり家庭血圧測定の重要性をくり返し説明し，さらに毎日測定できなければ数日おきでも週末だけでもよいこと，朝だけの測定でもよいことなど，できるかぎり継続してもらうような提案をします．逆に心配になって何度も何度も測る患者さんもいますが，1機会には最高でも3回までにとどめること，1回1回の血圧に一喜一憂しないこと，とくにその日その日の血圧で薬の服用を勝手に調節したりは絶対にしないことを説明します．不安を訴える患者さんには，たとえば「上の血圧が160以上あるいは110未満が3日以上つづくようなら，連絡をいただくか受診を早めていただいていいですよ」などの具体的な指示をしておきます．

　また，患者さんからの血圧値の報告をそのまま信じてよいかという点ですが，これは難しい問題です．基本的には記録を信用するしかないですが，きりのよい数字が多い場合や変動があまりにも少ない場合には疑ってかかったほうがよいかもしれません．そのような極端な例でなくても，何度か測って最も低い血圧のみを記入することはよくあることです．何度か測ったらそのすべてを書いてくださいと説明することも重要です．

（堀尾武史）

Q&A

3. 血圧変動に影響する生活習慣について教えてください

　種々の生活習慣が血圧に関係しますが，それらの多くは血圧の日内変動にも影響を及ぼし，高血圧の診療において留意を要します[1]．ここでは，そのなかのおもなものについて説明します．

■ 食事（エネルギー，食塩）

　食事によるエネルギー摂取増加は，肥満をもたらし血圧を上昇させます．肥満者の血圧日内変動は非肥満者に類似し，私たちの研究では減量による降圧は日中，夜間とも同程度でした[2]．しかし，肥満者は夜間降圧が減弱あるいは消失した non-dipper であることが少なくありません．一方，食後は食前より血圧が下がることが多く，自律神経障害者や高齢者においては著明な食後低血圧を呈する場合もあります．

　食塩も血圧日内変動にいくらか関係します．食塩感受性の高血圧者は non-dipper であることが多く，食塩制限により夜間の降圧が大きく dipper になることが報告されています[3]．しかし，全体でみると食塩の摂取増加は1日を通して血圧を上げると考えてよいでしょう．

■ 精神・身体活動

　血圧の日内変動には日常生活における精神・身体活動が重要な役割を演じており，1日中安静臥床を保てば血圧日内変動は大幅に減弱します．

　生理的な日内変動によっても血圧は早朝にピークを示す場合が多いですが，起床後の家事や出勤準備などは早朝高血圧に関連します．また，仕事中の精神・身体的ストレスは，日中高血圧の原因になります．私たちの検討でも，外来時と入院中の血圧は，早朝から日中にかけては外来時が高値で，夜間血圧には差がありませんでした[4]．

　運動には降圧効果がありますが，運動中には血圧は上昇し，激しい運動では大きく上がります．一方，運動後には血圧はかなり低下します．

■ 飲酒，喫煙

　アルコールと高血圧の関係はよく知られていますが，飲酒後には血圧はむしろ低下します．日内変動からみますと，夜の飲酒習慣は朝や日中の血圧を上げ，早朝高血圧の要因になります[5]．私たちの研究では，夕方のアルコール単回摂取は夜の血圧低下のみもたらしましたが，1週間の摂取に

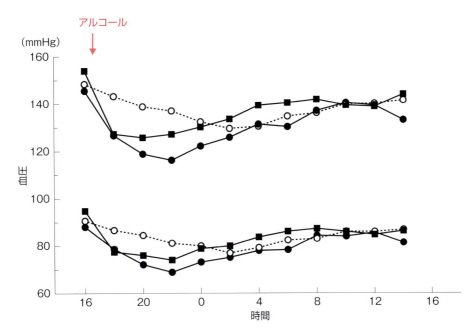

図❶ 高血圧患者におけるアルコール非摂取時（○），単回摂取時（●）および1週間摂取時（■）の24時間血圧

(Abe H et al, 1994[6]より引用)

より夜の降圧とともに朝の血圧上昇が認められました（図❶）[6]．アルコールの24時間平均血圧への影響は，小さいと考えられます．

　喫煙は一般には高血圧の危険因子ではありませんが，タバコを吸うたびに血圧は20/10mmHgほど上昇します．血圧モニタリングによる研究では，喫煙者は非喫煙者より，また喫煙日は非喫煙日より，日中血圧は高く夜間血圧は同等でした[1]．喫煙は日中高血圧の要因となります．

■ 入浴

　入浴も血圧に影響します．通常，入浴のはじめには血圧が上がり，入浴中は徐々に下がり，入浴後にはさらに低下し，その後ゆっくりと前値に復します[1]．冬期は，脱衣所や浴室が寒いと入浴の前に血圧が上がります．また，入浴後の血圧低下は，自律神経障害者や高齢者，飲酒や食事の後では大きくなります．

（河野雄平）

● 文　献 ●

1) Kawano Y：*Hypertens Res* **34**：281-285, 2011
2) Kawano Y et al：*J Hypertens* **18**：1451-1455, 2000
3) Uzu T et al：*Circulation* **96**：1859-1862, 1997
4) Okuda N et al：*Ther Res* **19**：2699-2701, 1998
5) Kawano Y：*Hypertens Res* **33**：181-191, 2010
6) Abe H et al：*Circulation* **89**：2626-2633, 1994

Q&A

4. シフトワーカーの高血圧患者に対する診療上の留意点・工夫があれば教えてください

　交替制勤務（シフトワーク）が当たり前のようになり，日本人の多くは不規則な生活リズムで暮らしています．眠らない社会は，人類が長年かけて獲得した生体リズムを壊そうとしています．血圧変動にみられる概日リズムも同様です．

　著者[1]は7日間24時間連続血圧記録を観察してきました．283名（35〜74歳）の記録をスペクトル解析し年齢別に概日リズムが認められなかった頻度は，若年群（35〜44歳）で5.9％，前期壮年群（45〜54歳）で0％，後期壮年群（55〜64歳）で2.5％，老年群（65〜74歳）で10.3％でした（図❶）[2]．血圧リズムの消失は，老年群に多く，ついで若年群に多いJ字現象を呈しています．その背景には，加齢に伴う概日時計の乱れと，若年群に多い生活リズムの乱れがあります．7日間24時間連続血圧記録でその日差変動を観察してみると，高齢であるほどnovelty effect（初日効果）が大きく[3]，non-dipperと24時間血圧平均値の日差変動が大きいことがわかります[4]．

　ヒトには，視床下部視交叉上核（suprachiasmatic nucleus：SCN）に概日時計のようなものがあり，自律神経－内分泌－免疫系をはじめとする生体ホメオスタシスを統括しています[5)6]．そこには体内時計が作り出す内因性の概日リズムと，24時間のリズムでくり返される外因性の要因があります．

　血液の凝固因子の活性と線溶能には，明瞭な概日リズムがあり，血液は早朝に凝固しやすくなっています．そして早朝に高くなるプラスミノーゲン活性化抑制因子（PAI)-1活性の概日リズムがあります．その振幅は大きくピーク値はトラフ値の250％にもなることから，血管イベントは早朝に発症しやすいのです．Scheerら[7]は，活動量とともに，体位，食事，睡眠，室温，照明条件を20時間周期としてフリーランリズムを観測したところ．それでもPAI-1活性の概日リズムは継続し，日常の生活活動とは独立した内因性のリズムであることが証明されました．Sheaら[8]は，同様に血圧にも21：00にピーク値を示す概日リズムがあることを観察しました．すなわち，心脳血管事故が朝に多いことの背景には血液の凝固と線溶のサーカディアンリズムが関与し，夕刻に多いことの背景には血圧のイブニングサージのかかわりが大きいといえます．

　心拍変動のフラクタル特性（指数α）は，内因性循環調節システムの機能を反映します．フリーラン条件下でも，指数αは午前10時に明瞭なピークを示す内因性リズムを呈しました．SCNを破壊するとリズムは消失し，指数αはさらに高値を呈しました[9]．すなわちSCNは，概日リズムを創

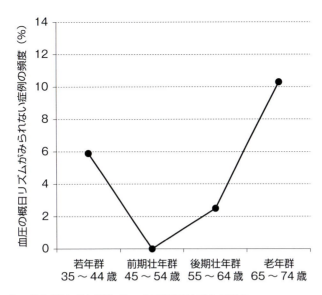

図❶ 若年群と老年群に多い血圧概日リズムの乱れ
7日間24時間血圧記録を用いてリズム解析.
(Otsuka K et al, 2014[2]より引用)

出すとともに，心血管事故を予防すべく作用しているのです．それゆえ，シフトワーカーの高血圧患者に対する降圧治療には，十分量の薬剤の投薬が必要です．

　薬剤の吸収率，血管などへの降圧降下にもサーカディアンリズムがあります．一般的にはシフトワーク時，就眠から覚め活動を開始するときの，食後の服薬が最も効果が強いとされています．長時間作用型の降圧薬を，この時間帯に服薬するべく指導することが望ましいでしょう．

　著者らは，服薬時刻と降圧効果との関連性を，7日間24時間連続血圧記録で観察してきました．最適服薬時刻は対象患者ごとに異なっていました[10]．生体リズム / 生活リズムの乱れが個人ごとに異なることが影響しているのでしょう．今後，体内時刻検査法が臨床の場で使用できるようになり，外来診療に普及されていくことが期待されます[11]．

（大塚邦明）

● 文　献 ●

1) 大塚邦明：7日間24時間血圧からみる時間高血圧学，医学出版社，東京，2014
2) Otsuka K et al：*J Am Geriatr Soc* **62**：2213-2215, 2014
3) Otsuka K et al：*J Am Geriatr Soc* **62**：1602-1605, 2014
4) Okajima K et al：*J Am Geriatr Soc* **62**：2440-2442, 2014
5) Calvano SE et al：*Nature* **437**：1032-1037, 2005
6) Scheiemann C et al：*Nat Rev Immunol* **13**：190-198, 2013
7) Scheer FA et al：*Blood* **123**：590-593, 2014
8) Shea SA et al：*Circ Res* **108**：980-984, 2011
9) Hu K et al：*Proc Natl Acad Sci U S A* **101**：18223-18227, 2004
10) Watanabe Y et al：*Clin Exp Hypertens* **35**：257-266, 2013
11) Kasukawa T et al：*Proc Natl Acad Sci U S A* **109**：15036-15041, 2012

Q&A

5. どういうとき，どういう患者で血圧の変動性を積極的に評価すべきですか？血圧変動性が大きい患者をみつけたらどうしたらいいですか？

■ 血圧変動性を評価すべき対象者

　高血圧診療における血圧測定方法は，おもに，診察室血圧測定，家庭血圧測定，24時間自由行動下血圧測定（ambulatory blood pressure monitoring：ABPM）の3つがあります[1]．血圧はつねに変動するために，診察室血圧測定では受診間変動や季節変動，家庭血圧測定では朝晩較差，日間変動，週変動，季節変動，年変動，ABPMでは日内変動，モーニングサージなど，血圧測定法それぞれに変動性の指標があります．わが国での高血圧治療ガイドライン2014（JSH2014）では，血圧変動性の定義や一致した解析方法がないことなどから，積極的に評価すべき対象者を示していません[2]．

　JSH2014では，診察室血圧に加えて家庭血圧を評価することが推奨されており，診察室血圧と家庭血圧をともに評価することで，血圧変動性の指標の多くを評価できます．血圧変動性の指標のなかでも，診察室血圧が正常であり，非医療環境下での血圧値が高値となる仮面高血圧や，血圧日内変動の異常（riserやnon-dipper），早朝高血圧，夜間高血圧は心血管予後との関連が知られており，また，JSH2014でも詳述されていることから，すべての高血圧診療においてその評価が推奨されます．とくに，仮面高血圧の高リスク群（降圧薬服用中の高血圧患者，正常高値血圧，精神的ストレスが多い，自律神経障害など）や，糖尿病，慢性腎臓病，臓器障害や心血管疾患を合併したハイリスク高血圧の診療では，他の血圧変動性の指標も含めた積極的な評価が望ましいと考えられます．

■ 血圧変動性が大きい患者への対処法

　血圧変動性とその因子を図❶[3]に示します．血圧変動性の病態や要因は一様でないものの，血圧変動性が大きいことが疑われた場合には，医療者と患者それぞれの血圧測定方法や，服薬アドヒアランスの確認が必要です．また，ABPMを用いた血圧評価も適応となります[2]．診察室血圧や家庭血圧での血圧変動性が大きい場合や，ABPMで評価した血圧が，早朝高血圧や夜間高血圧，日内変動異常を認めた場合には，高血圧性臓器障害の評価をおこなうとともに，是正をめざした降圧薬治療をおこなうことが望ましいです．降圧薬の眠前投与が治療抵抗性高血圧の夜間血圧を[4]，減塩やサイアザイド系利尿薬[5]が血圧の概日変動を，α遮断薬の眠前投与が早朝高血圧を[6]，それぞれ改

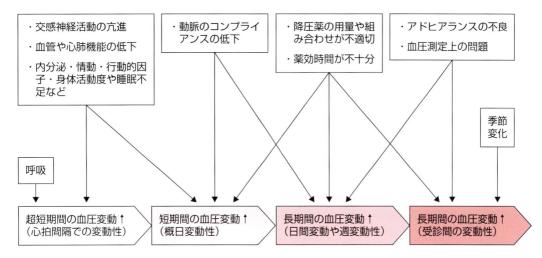

図❶ 血圧変動性のタイプとその因子

(Parati G et al, 2013[3] より改変引用)

善させることが報告されています．また，治療に難渋する場合には，高血圧専門医に紹介すべきです．ただし，受診間変動[7]やABPMでの朝晩較差[8]の臨床的有用性を示すメタアナリシスはあるものの，血圧変動性の指標の多くは各血圧測定法での血圧平均値よりもすぐれた予後予測能であるか[9]，また，血圧変動性を是正することで心血管疾患リスクを低下させるかは明らかではありません．血圧変動性については，その診断ならびに治療に関する更なる知見の集積と，診断法と診断基準の標準化が待たれます．

（岩嶋義雄）

● 文 献 ●

1) 岩嶋義雄ほか：日本臨牀 **69**：1943-1949, 2011
2) 日本高血圧学会高血圧治療ガイドライン作成委員会：日本高血圧治療ガイドライン 2014（JSH2014），日本高血圧学会，東京，2014
3) Parati G et al：*Diabetes Care* **36**（Suppl 2）：S312-S324, 2013
4) Hermida RC et al：*Am J Hypertens* **23**：432-439, 2010
5) Uzu T et al：*Circulation* **100**：1635-1638, 1999
6) Kario K et al：*J Hypertens* **26**：1257-1265, 2008
7) Diaz KM et al：*Hypertension* **64**：965-982, 2014
8) Taylor KS et al：*PLoS One* **10**：e0126375, 2015
9) Asayama K et al：*Hypertension* **65**：1170-1179, 2015

Q&A

6. 高血圧の時間薬物治療について教えてください

　投与時刻によって血中薬物濃度や薬効が異なることが多くの薬物で知られており，このような薬物の特徴およびその機序を明らかにする研究分野を時間薬理学といいます．さらに近年，薬物の時間薬理学的特徴とともに，対象疾患の発症や症状の出現などに認められる日内リズムを考慮に入れた薬物療法（時間薬物治療）がおこなわれるようになり，安全で有効な薬物療法の実践に貢献しています．

　24時間自由行動下血圧測定（ambulatory blood pressure monitoring：ABPM）の普及に伴って血圧日内リズムの特徴が明らかになり，さらに，病態学的意義も明らかにされています．とくに，夜間の降圧が不十分なときには高血圧性臓器障害が進展することや，起床時の急激な血圧上昇が心筋梗塞の誘発要因の1つであることが知られており，このような血圧日内リズムの特徴を認める患者に対して，十分な治療効果を得ることを目的として時間薬物治療が試みられています[1]．

　以下に，高血圧の時間薬物治療について，安全性および有効性の観点から述べます．

■ 時間薬物療法は降圧薬の有害反応を軽減することがある

　アンジオテンシン変換酵素（ACE）阻害薬は，高血圧のみならず心不全の治療薬として広く用いられていますが，有害反応の1つとして乾咳が知られています．ACE阻害薬は朝に投与されることが多く，投与された患者の10〜20％で乾咳が出現し，そのために投与が中止されることがあります．しかし，ACE阻害薬による乾咳を認めるときには投与時刻を夕に変更することによってこの有害反応は減弱し，患者のQOLは向上することが報告されています[2]．これは，ACE阻害薬を夕投与したときには，乾咳の原因物質の1つであるブラジキニン濃度の上昇が少ないためとされています[3]．ACE阻害薬で治療中に乾咳が出現したときには，多くの場合，他の降圧薬に変更されますが，ACE阻害薬の投与時刻を変更することも選択肢の1つです．

■ ACE阻害薬とCa拮抗薬の時間薬理学的特徴は異なる

　昼間と夜間の血圧のどちらが虚血性心疾患の発症により関与しているか明らかにするために，60歳以上の高血圧患者にプラセボを投与し，血圧値と2年間の虚血性心疾患の発症頻度との関係を検討した結果，昼間血圧よりも夜間血圧のほうが虚血性心疾患の発症と関連していることが明らかにされました[4]．さらに，治療前の高血圧患者を対象にしたJ-MUBA研究[5]によって，わが国で

表❶ ACE 阻害薬の時間薬理学的特徴

ACE 阻害薬	投与量	投与時刻	高血圧患者数	昼間血圧／夜間血圧 朝投与	昼間血圧／夜間血圧 夕投与
ベナゼプリル	10mg	9am vs. 9pm	10	=	↑
エナラプリル	10mg	7am vs. 7pm	8	↓	↑
イミダプリル	10mg	7am vs. 6pm	20	=	=
ペリンドプリル	4mg	9am vs. 9pm	18	=	↑
キナプリル	20mg	8am vs. 10pm	18	↓	↑
トランドラプリル	1mg	起床時 vs. 就寝時	30	↓	↑

(Hermida RC et al, 2007[6]) より改変引用)

表❷ Ca 拮抗薬の時間薬理学的特徴

Ca 拮抗薬	投与量	投与時刻	高血圧患者数	昼間血圧／夜間血圧 朝投与	昼間血圧／夜間血圧 夕投与
アムロジピン	5mg	起床時 vs. 就寝時	194	=	=
シルニジピン	10mg	起床時 vs. 就寝時	13	=	=
ニソルジピン	20mg	8am vs. 10pm	85	=	=
ニトレンジピン	20mg	朝 vs. 夕	41	=	=

(Hermida RC et al, 2007[6]) より改変引用)

は，夜間の降圧が十分ではない高血圧患者が40％以上も占めていることが明らかにされました．したがって，このような高血圧患者を治療するときには，夜間の十分な降圧を期待して降圧薬を就寝前に投与することがありますが，血圧日内リズムに及ぼす影響はACE阻害薬とCa拮抗薬で異なります．

　高血圧患者を対象とし，ACE阻害薬を朝投与したときと夕投与したときの血圧に及ぼす影響を比較した成績を**表❶**に示します[6])〔結果は，昼間血圧／夜間血圧（D/N）比で表し，昼間血圧よりも夜間血圧の方がより低下すると，D/N比は大きくなります〕．無治療時にくらべて，ACE阻害薬を朝投与した時はD/N比は変化しない，あるいは小さくなります．これは，ACE阻害薬を朝投与したときには，夜間血圧の降圧度は昼間血圧の降圧度と同程度あるいはそれ以下であることを示しています．一方，イミダプリル以外のACE阻害薬を夕投与したときはD/N比は大きくなり，昼間血圧よりも夜間血圧のほうがより低下することを示しています．したがって，夜間に血圧が十分に低下しないnon-dipper型の高血圧患者ではACE阻害薬を夕投与するほうが，よりすぐれた治療効果が得られるものと思われます．近年，アンジオテンシンⅡ受容体拮抗薬（ARB）が降圧薬として用いられる機会が増えていますが，本薬についてもACE阻害薬と同様な時間薬理学的特徴が報告されています．

　一方，長時間作用型Ca拮抗薬は降圧薬として広く用いられていますが，Ca拮抗薬は朝投与時および夕投与時ともに昼間および夜間の血圧を同程度に低下させるために，血圧日内リズムに及ぼす影響は小さいことが報告されています（**表❷**）[6])．したがって，non-dipper型の高血圧患者に長時

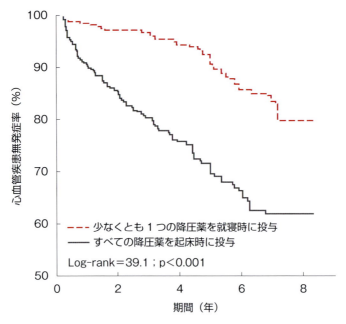

図❶ 慢性腎臓病を合併した高血圧患者を対象にした降圧薬の時間治療
(Hermida RC *et al*, 2011[7] より引用)

間作用型 Ca 拮抗薬を用いても 24 時間にわたる降圧がみられるが血圧日内リズムを是正することは困難であると思われます.

■ 少なくとも1つの降圧薬就寝前投与により心血管疾患の発症率が低下する

　高血圧は慢性腎臓病（chronic kidney disease：CKD）の増悪因子の1つであり，これを適切にコントロールしなければ末期腎不全に進展する危険性が高いものと考えられます．しかし，高血圧を合併した CKD 患者を対象にし，降圧薬投与により腎機能低下が防止できることを実証するために複数の大規模臨床試験がおこなわれましたが，その有効性は示されませんでした．その後，ABPM を用いた臨床研究によって，降圧薬投与中の CKD 患者では夜間の血圧低下が十分ではないことが明らかにされました．したがって，CKD 患者では，夜間の血圧を十分に下げると臓器障害（腎機能低下も含む）の進展は緩徐になるものと考えられます．事実，高血圧を合併した CKD 患者 661 名を，降圧薬を起床時にのみ投与する群（332 名，降圧薬平均 2.3 剤）と降圧薬 1 剤以上を就寝時に投与する群（329 名，降圧薬平均 2.2 剤）に分け，平均 5.4 年間，経過観察したところ，non-dipper 型の血圧日内リズムを示した割合は，前者で 68％から 71％，後者で 66％から 41％に変化しました．さらに降圧薬を就寝時に投与することによって心血管疾患の発症頻度は減少し（図❶）[7]，夜間の収縮期血圧が 5mmHg 低下するごとに心血管疾患の発症リスクは 14％減少することが示されました．また，同じ研究グループによってさらに大規模な臨床研究（CKD 患者を含む 2,156 名の高血圧患者）がおこなわれ，少なくとも 1 つの降圧薬を就寝前に投与すると心血管疾患の発症率が低下することが確認されました[8]．以上より，治療開始前に ABPM をおこなって血

圧日内リズムの特徴を把握し，夜間の血圧低下が十分ではない高血圧患者には，少なくとも1つの降圧薬（可能ならばACE阻害薬あるいはARB）を就寝前に投与したほうが予後はより改善するものと思われます．

■ M/E比について

降圧薬投与後の降圧効果持続時間を評価する指標としてM/E比が注目されています．これは，降圧薬を1日1回朝投与するときに，降圧効果が最も小さくなる（つぎの服薬直前）早朝時の降圧度（M）と降圧効果が最大となると思われる就寝前の降圧度（E）の比であり，M/E比が大きいほど，降圧効果持続時間は長いと判断されます．一方，高血圧の時間薬物療法は，夜間血圧を十分に低下させること（目安は，収縮期血圧120mmHg，拡張期血圧70mmHg），および血圧日内リズム異常があればこれを是正することを目的としています．したがって，降圧薬を1日1回朝投与中のM/E比が小さい場合，夜間降圧が十分でない，あるいは血圧日内リズムがdipper型でない可能性があり，これらをABPMで評価してください．

〈藤村昭夫〉

● 文 献 ●

1) Schillaci G et al：Curr Pharm Des **21**：756-772, 2015
2) Fujimura A et al：Jpn J Clin Pharmacol **30**：741-744, 1999
3) Sunaga K et al：Eur J Clin Pharmacol **48**：441-445, 1995
4) Staessen JA et al：JAMA **282**：539-546, 1999
5) Kuwajima I et al：Blood Press Monit **7**：63-65, 2002
6) Hermida RC et al：Adv Drug Deliv Rev **59**：923-939, 2007
7) Hermida RC et al：J Am Soc Nephrol **22**：2313-2321, 2011
8) Hermida RC et al：Chronobiol Int **27**：1629-1651, 2010

Q&A

7. 心不全患者の血圧日内変動の特徴と VVV の臨床的意義を教えてください

■ 心不全患者の血圧日内変動

　夜間から早朝にかけては，圧受容体反射の影響を受けて自律神経や血圧の変動性が最も増大します．血圧サーカディアンリズムが正常であれば，夜間血圧は昼間の覚醒時にくらべて 10〜20% 低下します（dipper）．サーカディアンリズムの障害により，日内変動が正常より大きくなったり，小さくなったり，あるいは昼夜でパターンが逆になったりします（non-dipper, riser, extreme dipper）．このような血圧サーカディアンリズムの異常により左室肥大や心筋の線維化，血管硬化をきたし，心不全の基盤が形成されます．また夜間就寝中に血圧が高い riser は，臥位（就寝）による左室前負荷の増加，血圧上昇による左室後負荷の増加から左房圧上昇をきたし心不全の急性増悪の引き金となりえます．このため血圧上昇に伴う心不全増悪の既往のある患者においては診察時の血圧ではわからない夜間，早朝の高血圧のコントロールにも注意を払う必要があります．

　van de Borne ら[1]によると，健常者にくらべて心不全患者では血圧の日内変動が小さく，また心拍出量が低いほど血圧の日内変動が小さいとしています（図❶）．また，すでに左室機能の低下した心不全患者においては，心不全が重症であるほど血圧の日内変動が小さくなっているという報告があります．また Portaluppi ら[2]は左室駆出率（left ventricular ejection fraction：LVEF）30%以下から LVEF 40% 以上に回復した冠動脈疾患を有する正常血圧心不全患者において，治療前と治療後の 24 時間の血圧変動を検討しています．それによると心不全治療後には 24 時間の血圧変動が増加したと報告しています．血圧は末梢血管抵抗だけでなく，1 回拍出量によっても決定されます．つまり心不全による血圧の日内変動の減少の原因は，交感神経活性の変化の減少だけでなく，低心機能のため 1 回拍出量の増加ができない（十分な血圧変動を作れない）ことも関与していると考えられます．

■ 心不全患者における VVV の臨床的意義

　血圧変動は日内変動だけでなく，家庭血圧により得られる日間，週間，年間（季節間）変動のような比較的長期間の血圧変動も観察されます．受診間血圧変動（visit-to-visit variability：VVV）も比較的長期間の血圧変動の 1 つです．血圧変動の原因として，塩分摂取量，運動，血圧測定時の姿勢や呼吸サイクル，気温，患者の精神状態の違い，あるいは服薬アドヒアランスの不良などが

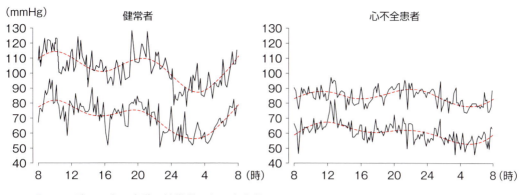

図❶ 24時間の血圧変動：健常者と心不全患者
心不全患者で血圧が低く，かつ日内変動が少なくなっていることがわかる．

(van de Borne P et al, 1992[1]) より引用）

あげられます．また低心機能症例においては，夏季に脱水になると前負荷の低下により血圧が低くなることがあります．

VVVは脈波伝播速度（pulse wave velocity：PWV）と正の相関があると報告されており[3]，左室肥大など心不全の基盤形成と関連していると考えられます．心不全の発症は夜間，冬から春に多い傾向があるとされていますが[4)5)]．血圧の日内変動による夜間，早朝高血圧に加えて，冬季の血圧上昇が慢性心不全の急性増悪の発生頻度の増加に関与しているものと考えられます．

このように血圧の日内変動，VVVなどの血圧変動は心不全の基礎疾患の形成，および慢性心不全の急性増悪に関与していると考えられます．血圧変動に対する介入により，これらが抑制されることで心不全発症が抑制されることが期待されます．

（長谷川拓也／北風政史）

● 文　献 ●

1) van de Borne P et al：*Am Heart J* **123**（4 Pt 1）：998-1004, 1992
2) Portaluppi F et al：*Eur Heart J* **13**：990-996 , 1992
3) Nagai M et al：*Am J Hypertens* **26**：1369-1376, 2013
4) Ogawa M et al：*Circ J* **71**：455-459, 2007
5) Boari B et al：*Rev Cardiovasc Med* **12**：211-218, 2011

Q&A

8. 脳卒中既往患者の血圧日内変動の特徴とVVVの臨床的意義を教えてください

■ 脳卒中既往における血圧変動の特徴と血圧管理の重要性

　健常者では，血圧は昼間に高く，夜間睡眠中は低下する日内変動を示します．しかし，脳卒中既往患者では，夜間の血圧低下が減弱する日内変動の異常（non-dipper型）を示すことが報告されています[1]．ただ，夜間の血圧低下不良（血圧高値）そのものが脳卒中発症のリスクにもなっており[2]，脳卒中発症により血圧日内変動が影響を受けたかどうかは評価が難しいところです．しかし，いずれにしても夜間の血圧高値は脳卒中発症のリスクとなるため，脳卒中の再発予防には夜間血圧を含めた血圧管理が重要となります．

　一方，受診間血圧変動（visit-to-visit variability：VVV）が大きい高血圧患者では脳卒中発症のリスクが高くなっています[3]．脳卒中既往患者では，脳卒中既往がない患者にくらべてVVVが大きくなっており，さらにラクナ梗塞の既往がある患者では，VVVの上昇がその後の全死亡あるいは心血管死亡と密接に関係していると報告されています（表❶）[4]．また，脳梗塞発症急性期の血圧日間変動の増加は，その後の機能予後不良とも関係しています[5]．これらのことから脳卒中既往高血圧患者では，血圧を適切なレベルにコントロールするとともに，VVVなどの血圧変動性も考慮した降圧治療が重要になってくると考えられます．

　一般的にVVVの上昇は動脈コンプライアンスの低下や加齢，服薬アドヒアランスの低下などが関与しているとされています[6]．脳卒中既往患者では動脈硬化の進展により，動脈コンプライアンスが低下して，VVVが大きくなることがそのおもな機序として考えられます．さらに脳卒中既往患者では，血管系だけではなく脳の一部が障害されているため，中枢神経系を介した血圧の神経性調整機能である動脈圧受容体反射機能も障害され，VVVが大きくなる可能性もあります．

■ 脳卒中既往患者に対する血圧変動を考慮した降圧療法

　降圧薬がVVVに及ぼす影響は，アムロジピンを中心としたCa拮抗薬が種々の臨床研究で減少させたと報告されています[7,8]．利尿薬も軽度VVVを減少させるとの報告が一部にあります[9]．一方，アテノロールなどのβ遮断薬は一貫してVVVを増加させています[7〜9]．アンジオテンシンⅡ受容体拮抗薬（ARB）やアンジオテンシン変換酵素（ACE）阻害薬もVVVを増加させるとの報告が多いようです[7]．それでは，これらの降圧薬の特性をどのように脳卒中既往患者の治療に反映さ

表❶ ラクナ梗塞後の全死亡，心血管死亡と収縮期血圧の受診間変動との関係

収縮期血圧の標準偏差の三分位		全死亡 ハザード比（95％信頼区間）	心血管死亡 ハザード比（95％信頼区間）
第一分位	＜13.0 mmHg	1.00	1.00
第二分位	13.0〜17.5 mmHg	1.47（0.74 − 2.90）	2.00（0.36 − 11.21）
第三分位	＞17.5 mmHg	1.97（1.02 − 3.80）*	7.64（1.65 − 35.41）**

年齢，性，平均収縮期および拡張期血圧，心血管危険因子で調整．
*$p<0.05$，**$p<0.01$

（Lau KK et al, 2014[4]）より引用）

せればよいのでしょうか？

　脳卒中既往患者に対する高血圧治療では，その再発予防のために，夜間や早朝も含めて良好に血圧をコントロールすることが最も重要ですが，VVVも考慮しておく必要があります．高血圧治療ガイドライン2014（JSH2014）では，これまでにおこなわれた臨床研究の結果をふまえて，脳卒中既往患者の慢性期の降圧治療には，Ca拮抗薬，ARB，ACE阻害薬，利尿薬の使用を推奨しています[10]．Ca拮抗薬は，VVVを小さくするという観点からも推奨される降圧薬と考えられます．利尿薬もVVVに対して悪影響を与えず，使用降圧薬として問題はないでしょう．一方，ARBとACE阻害薬は，VVVを増加させたとの報告はあるものの，レニン−アンジオテンシン（RA）系阻害薬は，VVVとも関係する可能性のある動脈圧受容体反射機能を改善すること[11]も期待され，心血管イベント発症抑制の観点からも，すぐれた降圧薬であると考えられます．したがって，現時点では，報告されているVVVに対する結果のみを根拠にして，脳卒中既往患者に対して使用する降圧薬を変更する必要はないでしょう．しかし，極端にVVVが大きいような患者では，他の合併疾患も考慮したうえで，ARBあるいはACE阻害薬よりも，長時間作用型のCa拮抗薬のほうが好ましい場合があるかもしれません．脳卒中既往患者の降圧治療では，JSH2014に沿った降圧治療を励行し，夜間や早朝を含めた血圧を適正レベルにコントロールするとともに，血圧日内変動やVVVにも注意を払うことが大切です．

（松村　潔）

● 文　献 ●

1）Phillips RA et al：Am J Hypertens **13**：1250-1255, 2000
2）Coca A et al：Curr Hypertens Rep **15**：150-159, 2013
3）Rothwell PM et al：Lancet **375**：895-905, 2010
4）Lau KK et al：Eur J Neurol **21**：319-325, 2014
5）Fukuda K et al：Stroke **46**：1832-1839, 2015
6）Parati G et al：Curr Hypertens Rep **17**：23, 2015
7）Webb AJ et al：Lancet **375**：906-915, 2010
8）Rothwell PM et al：Lancet Neurol **9**：469-480, 2010
9）Webb AJ et al：Stroke **42**：2860-2865, 2011
10）高血圧治療ガイドライン2014（JSH2014），日本高血圧学会高血圧治療ガイドライン作成委員会編，日本高血圧学会，東京，2014
11）Muratani H et al：Clin Exp Hypertens A **10**（Suppl 1）：391-398, 1988

Q&A

9. 糖尿病患者の血圧日内変動の特徴とVVVの臨床的意義を教えてください

■ 糖尿病患者における血圧日内変動

糖尿病患者における血圧日内変動異常に関しては，1991年にNakanoら[1]が2型糖尿病患者の約30％に血圧日内変動異常が認められ，起立性低血圧が最も大きな要因であると報告しています．その後1型糖尿病および2型糖尿病いずれも夜間の正常な血圧低下が抑制されるnon-dipper型が多いことが報告されました[2)3)]．その機序は解明されていませんが，自律神経障害である夜間の交感神経活動の亢進と副交感神経活動の抑制が原因の1つとして考えられます[4]．また2型糖尿病患者では食塩感受性が亢進し，腎臓からのナトリウム（Na）排泄効率が低下していることが知られています．そのため日中の時間帯だけでは体内のNaを腎臓から排泄できず，夜間に糸球体高血圧を持続させることでNaの代償的な排泄をおこなう結果，全身の血圧が夜間上昇することが示されており[5]，このこともnon-dipper型となる機序の1つと考えられています．糖尿病患者における血圧日内変動との予後の関連を検討したものとして，2型糖尿病患者で，夜間血圧が昼間よりも高いriser型ではdipper型にくらべ致死的および非致死的心血管イベントに関連しているとの報告があります[6]．このように糖尿病患者では異常な血圧日内変動が認められ，予後との関連も示されており，24時間自由行動下血圧測定（ambulatory blood pressure monitoring：ABPM）による血圧の日内変動評価が重要であると思われます．

一方，ADVANCE（Action in Diabetes and Vascular Disease：Preterax and Diamicron Modified Release Controlled Evaluation）試験のサブ解析（p.175参照）により，2型糖尿病患者において収縮期血圧の外来受診時血圧変動が総死亡，心血管イベントのリスクになることが示され[7]（図❶），受診間血圧変動（visit-to-visit variability：VVV）は2型糖尿病患者におけるイベント予測マーカーの1つとして注目されています．

■ 治療方針（薬剤選択）は変わりますか？

糖尿病合併高血圧の降圧目標は，高血圧治療ガイドライン2014（JSH 2014）では診察室血圧130/80mmHg未満，家庭血圧125/75mmHg未満と記載されています[8]．そして薬剤選択において第一選択薬はアンジオテンシン変換酵素（ACE）阻害薬，アンジオテンシンⅡ受容体拮抗薬（ARB）などのレニン－アンジオテンシン（RA）系阻害薬であり，効果不十分な際にCa拮抗薬あ

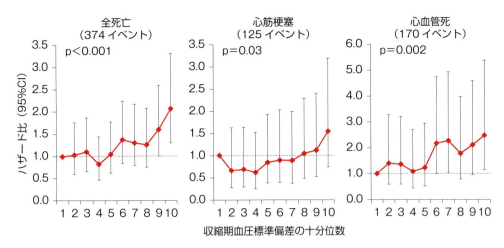

図❶ 受診間血圧変動（VVV）が全死亡，心筋梗塞，心血管死発症リスクに与える影響
ADVANCE試験サブ解析における6回の外来血圧測定による収縮期血圧の標準偏差十分位数と全死亡・心筋梗塞・心血管死発症リスクに対するハザード比との関係．全死亡・心筋梗塞・心血管死いずれもVVVが発症リスクとなることが示された．

（Hata J et al, 2013[7]より改変引用）

るいは少量のサイアザイド系利尿薬の併用が推奨されています．

　血圧日内変動の観点で考えてみると，糖尿病患者ではnon-dipper型が多く，その機序の1つと考えられる食塩感受性は治療のターゲットとなります．食塩感受性高血圧患者が減塩によってnon-dipper型からdipper型へ改善することが報告され[9]，また利尿薬のヒドロクロロチアジド投与によりnon-dipper型における夜間血圧を下げ，dipper型に改善することも示されています[10]．このように減塩および利尿薬はnon-dipper型を呈する高血圧患者に対して有効であると考えられます．しかしながら高血圧合併糖尿病患者がnon-dipper型を呈する機序は，食塩感受性だけでなく自律神経障害などさまざまな要因が関与していると考えられ，また起立性低血圧患者では利尿薬はむしろ悪化する因子であり，治療薬選択に際しては注意が必要です．

　VVVに対する降圧薬の影響は，Webbら[11]が過去に報告された研究のメタ解析結果から検討しています．その結果Ca拮抗薬は血圧変動を減少させますが，他の降圧薬ではすべて血圧は低下させるものの血圧変動は減少させない，あるいは増加させると報告しています（図❷）．またASCOT-BPLA（Anglo-Scandinavian Cardiac Outcomes Trial-Blood Pressure Lowering Arm）試験のデータを用いて解析した結果でも，血圧低下が同程度にもかかわらずCa拮抗薬群がβ遮断薬群にくらべ診察時血圧の受診間変動を抑制しており，それが二次エンドポイントである複合心血管イベントの抑制につながったのではないかと考察しています[12]．これまでの報告を考えますと，糖尿病合併高血圧例でVVVを考慮した薬剤選択としては，JSH 2014にもとづき第一選択薬のRA系阻害薬を基礎に，効果不十分例ではCa拮抗薬の追加となります．

　血圧変動は多くの因子によって影響されることから，今後更なるエビデンスによって糖尿病合併高血圧例における血圧変動を考慮した降圧治療法が確立していくと思われます．

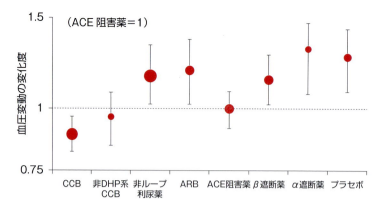

図❷ 外来受診時の血圧変動に対する各降圧薬の効果
Ca拮抗薬は血圧変動を減少させるが，他の降圧薬では血圧変動を減少させない，あるいは増加させる．非DHP系CCB：非ジヒドロピリジン系Ca拮抗薬．

(Webb AJ et al, 2010[11] より改変引用)

■ VVVは大きくなりますか？ その機序は何ですか？

　糖尿病患者ではVVVは大きくなると考えられます．その原因の1つとして圧受容器反射の低下が示唆されています．糖尿病では圧受容器反射が低下すると報告されており[13]，その原因として糖尿病性神経障害による求心性，遠心性双方の神経障害によって圧受容器反射の低下が起こると考えられます．また圧受容器反射低下は自律神経障害が生じる以前より発生しているとの報告もあり[14]，このことは糖尿病患者における圧受容器反射低下は私たちが想像している以上に多く存在する可能性を示唆しています．またVVVが生じる原因として，降圧治療中の患者であれば服薬アドヒアランスの低下もあげられます．さらにVVVは中長期血圧変動性評価であることから季節間変動（seasonal variability）も考慮しなくてはなりません．夏には血圧が低下し，冬には血圧が上昇することは日常診療でよく経験する事象です．

　VVVが生じる原因にはさまざまな報告がありますが，とくに2型糖尿病患者では病態が複雑化しており，明確な原因は解明されておりません．今後のエビデンスによってその原因が解明されることを期待したいと思います．

（豊田　茂／井上晃男／野出孝一）

● 文　献 ●

1) Nakano S et al：*Diabetes Care* **14**：707-711, 1991
2) Dost A et al：*Diabetes Care* **31**：720-725, 2008
3) Fogari R et al：*Am J Hypertens* **6**：1-7, 1993
4) Kohara K et al：*Hypertension* **26**：808-814, 1995
5) Kimura G：*Hypertension* **51**：827-828, 2008
6) Nakano S et al：*Diabetes* **47**：1501-1506, 1998
7) Hata J et al：*Circulation* **128**：1325-1334, 2013
8) 高血圧治療ガイドライン2014（JSH 2014），日本高血圧学会高血圧治療ガイドライン作成委員会編，日本高血

圧学会，東京，2014
 9) Uzu T *et al*：*Circulation* **96**：1859-1862, 1997
10) Uzu T *et al*：*Circulation* **100**：1635-1638, 1999
11) Webb AJ *et al*：*Lancet* **375**：906-915, 2010
12) Rothwell PM *et al*：*Lancet Neurol* **9**：469-480, 2010
13) Ruiz J *et al*：*Hypertension* **46**：162-167, 2005
14) Frattola A *et al*：*Diabetologia* **40**：1470-1475, 1997

10. 腎障害患者の血圧日内変動の特徴とVVVの臨床的意義を教えてください

■ 腎障害患者の血圧日内変動の特徴

　慢性腎臓病（CKD）患者の治療での血圧管理においては，診察室血圧測定に加えて診察室外血圧測定〔家庭血圧測定（home blood pressure monitoring：HBPM），自由行動下血圧測定（ambulatory blood pressure monitoring：ABPM）〕により血圧変動を評価することが推奨されます[1)2)]．そして，血圧変動はこれらの血圧測定法によって短時間周期から長期間周期の血圧変動指標により評価されます[3)4)]．ABPMで評価可能な24時間周期の変動指標（すなわち，血圧日内変動指標）としては夜間血圧下降の程度（extreme dipper, dipper, non-dipper, riser）および早朝の血圧上昇（モーニングサージ）などがあります．CKDの病態では，これら24時間周期の血圧変動関連指標の臨床研究が先行しています．CKD患者では腎機能障害によるNa$^+$排泄障害が根底にあり，夜間血圧を高く維持して圧利尿による腎外Na$^+$排泄を促進する機序がはたらくために，血圧日内変動上の特徴として，正常腎機能では認められる夜間血圧の低下（dipper型）がみられず，夜間血圧低下不良（non-dipper型）や昼間以上に血圧が上昇する夜間高血圧（riser型）を呈する場合が多いとされています[5)]．実際，横断研究においてもeGFRの低下に伴いnon-dipper型やriser型の血圧日内変動異常の頻度が増加しています[6)]．CKD患者において夜間血圧は微量アルブミン尿～蛋白尿の程度と相関し[7)]，non-dipper型やriser型など夜間就眠時に高血圧を呈する場合はCKD進行および心血管合併症（CVD）発症のリスクとなることが示されています[8)]．そして，CKD患者において長時間作用型降圧薬の投与，降圧薬の就眠前投与などにより夜間血圧を効率的に低下させることによりアルブミン尿・蛋白尿の減少，心血管系障害の軽減，さらには心血管・腎イベント抑制がもたらされることも報告されています[9)10)]．また，ABPMにかぎらず，家庭血圧計の一部の機種では複数回の夜間血圧測定が可能なタイプも入手可能であり，HBPMでの夜間就眠時血圧が心血管イベントリスク予測に有用であるとの報告もあります[11)]．

■ VVVの腎障害患者における臨床的意義

　通常の診察で測定可能な診察室血圧値をそのまま活用して血圧変動評価に応用するのが，受診間血圧変動（visit-to-visit variability：VVV）です．これは一定期間ごと（たとえば2週間ごと～数カ月ごと）の受診の際の診察室血圧測定値の標準偏差（SD），変動係数（CV）などを指標として評価

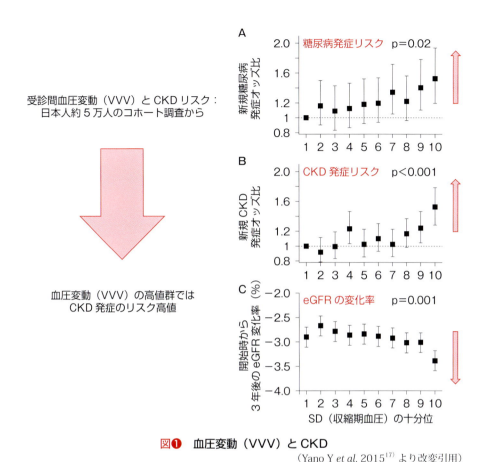

図❶ 血圧変動（VVV）とCKD
(Yano Y et al, 2015[17] より改変引用)

するものであり，こちらはHBPMでの日間血圧変動性よりもより長時間周期での血圧変動指標となる．診察室血圧値を活用することが可能であるために，レトロスペクティブな解析や大規模介入研究での診察室血圧データを用いたpost-hocサブ解析も可能であり，後者の場合には多くの症例数での解析が可能になるという利点があります．また，VVVは長時間周期の血圧変動であるために，他の短時間周期の血圧変動指標にくらべて，より動脈硬化の状態による影響を受けるとされ動脈硬化合併症リスクと相関しやすいのではないかとの指摘もあります．

　たとえば，VVVに関しては，最近一般住民，あるいは高血圧患者，糖尿病患者，CKD患者においてもアルブミン尿・蛋白尿との関連性やCKD進行への関与，さらには心腎連関とのつながりの可能性などが指摘されています[12)〜17)]（図❶）．VVVの機序に関して，NOAHコホート研究での解析結果では，頸動脈エコーによる動脈硬化や腎区域動脈の血管抵抗など，比較的細い動脈の動脈硬化がVVVと非常に高い関連性が認められています[13)18)]．

　また，VVVの予後的意義についても，CKD患者を対象とした大規模介入研究の後付けpost-hocサブ解析では，糖尿病非合併の腎硬化症を対象としたAASK研究において，VVVの増加と総死亡・心血管死亡リスクの上昇との関連が報告されています[19)]（図❷）．そして，顕性アルブミン尿（A3区分，顕性腎症）合併の2型糖尿病高血圧患者を対象としたRENAAL研究とIDNT研究を合わせ

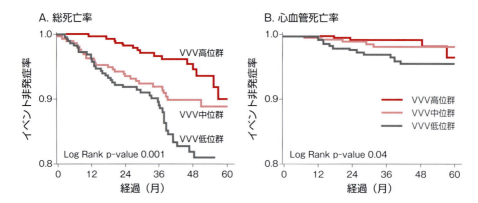

図❷ CKD 合併高血圧における VVV の増加と総死亡・心血管死亡リスク：腎硬化症対象の AASK 試験の post-hoc サブ解析（VVV 三分位別の比較）
AASK（prospective observational study）of RCT phase：腎硬化症対象の AASK 研究のサブ解析．

（McMullan CJ et al, 2013[19] より改変引用）

ての post-hoc サブ解析では，VVV の増加が独立して複合腎イベント（血清クレアチニン 2 倍化，末期腎不全，死亡）リスクの増悪との関連性が認められました[20]．さらに G2〜G5 区分の CKD 患者を対象としたコホート研究では，VVV と複合心血管イベント（総死亡，非致死性心血管合併症）リスクとの関連性が認められました[21]．以上から，CKD における VVV の病態生理学的意義や治療（降圧薬）の影響など今後のさらなる研究展開が期待されます．

（田村功一）

● 文　献 ●

1) Agarwal R：*Curr Opin Nephrol Hypertens* **18**：507-512, 2009
2) Hermida RC et al：*Chronobiol Int* **30**：355-410, 2013
3) Tamura K et al：*Am J Cardiovasc Dis* **1**：236-243, 2011
4) Shimamoto K et al：*Hypertens Res* **37**：253-390, 2014
5) Fukuda M et al：*Kidney Int* **65**：621-625, 2004
6) Hermida RC et al：*Nat Rev Nephrol* **9**：358-368, 2013
7) Tamura K et al：*Clin Exp Hypertens* **30**：33-43, 2008
8) Minutolo R et al：*Arch Intern Med* **171**：1090-1098, 2011
9) Hermida RC et al：*J Am Soc Nephrol* **22**：2313-2321, 2011
10) Mehta R et al：*Curr Hypertens Rep* **13**：378-385, 2011
11) Ishikawa J et al：*Hypertension* **60**：921-928, 2012
12) Okada H et al：*Atherosclerosis* **220**：155-159, 2012
13) Kawai T et al：*Hypertens Res* **35**：239-243, 2012
14) Parati G et al：*Curr Hypertens Rep* **14**：421-431, 2012
15) Parati G et al：*Diabetes Care* **36**（Suppl 2）：S312-S324, 2013
16) Yokota K et al：*Hypertens Res* **36**：151-157, 2013
17) Yano Y et al：*Hypertension* **66**：30-36, 2015
18) Kawai T et al：*J Hypertens* **31**：1387-1395, 2013
19) McMullan CJ et al：*Clin J Am Soc Nephrol* **8**：731-738, 2013
20) McMullan CJ et al：*Am J Kidney Dis* **64**：714-722, 2014
21) Mallamaci F et al：*Kidney Int* **84**：381-389, 2013

Q&A

11. 睡眠呼吸障害患者の血圧日内変動の特徴とVVVの臨床的意義を教えてください

　睡眠呼吸障害とは睡眠中の無呼吸や低呼吸を特徴とする睡眠障害の総称であり，そのなかで最も多いのが睡眠中の気道の狭窄や閉塞などが関連する閉塞性睡眠時無呼吸（OSA）です．OSAは高血圧や，治療抵抗性高血圧の原因の1つであるとともに，高血圧と独立した心血管病の危険因子の1つです．OSA患者の50%に高血圧を認め，高血圧患者の30%，治療抵抗性高血圧の80%にOSAを認めます．これらのOSAと高血圧の関係は年齢，性別，BMI，飲酒，喫煙などで補正しても有意です．

　OSAにおいて血圧が上昇する主要な機序として，低酸素血症・高二酸化炭素血症・無呼吸に伴う覚醒などによる交感神経の賦活化，レニン - アンジオテンシン - アルドステロン（RAA）系の活性化などがあげられ，そのほかにインスリン抵抗性や酸化ストレス，炎症などがかかわると考えられています．OSA患者における交感神経活性の上昇は日中覚醒時もつづくため，夜間だけでなく日中も高血圧が持続します．夜間睡眠時にはOSAによる交感神経の活性化により脈拍，心拍出量，末梢血管抵抗は上昇し，血圧日内変動としてnon-dipper型やriser型の血圧パターンを示します．

　またOSA患者においては血圧の短期変動性も増加します．睡眠時の低呼吸や無呼吸による低酸素時に血圧を測定すると10～100mmHg程度上昇しているとの報告があります．それに対して受診間血圧変動（visit-to-visit variability：VVV）などの長期変動性については多人数を対象とした研究がほとんどありません．睡眠とVVVに関する論文としても，長時間睡眠や慢性不眠を有する高齢者のVVVが頸動脈のスティフネスと相関したという論文がある程度です．

　OSAに伴う高血圧に対して有効な治療法として持続陽圧呼吸（CPAP）による治療があげられ，メタアナリシスではCPAP治療により日中の収縮期，拡張期血圧が2.46mmHg，2.22mmHg程度低下すると報告されています．血圧変動性に関しては個々の症例で改善したという報告はあるものの，大規模には検証されていません．

　OSAに伴う高血圧に対する降圧薬の効果に関しては，OSAの原因の1つと考えられているfluid shiftの改善を機序とした利尿薬を用いた臨床研究などがおこなわれたり，β遮断薬による有効性が一部で報告されたりしていますが，現時点で有効性を示した一定の見解はありません．降圧薬などの薬物による血圧変動性への影響・効果に関しても，大規模に検討されておらず，今後の報告が待たれるところです．

〈伊東範尚〉

Q&A

12. 認知機能の低下または認知症患者の血圧日内変動の特徴とVVVの臨床的意義を教えてください

　アルツハイマー型認知症，脳血管性認知症についで多いレビー小体型認知症では，原因蛋白であるαシヌクレインが，中枢神経以外に末梢の自律神経系の細胞にも沈着し障害を起こすため，食後低血圧や起立性低血圧を認めます．その他の認知症患者における日内血圧変動の特徴に一定の見解はありませんが，血圧の変動がその後の認知症の発症や認知機能の低下に関係することがいくつかの観察研究で報告されています[1]．

　わが国の大迫研究（1986年より岩手県大迫町の住民を対象とした高血圧・循環器疾患に関する長期前向きコホート研究，p.146参照）でも，認知機能低下や脳卒中の既往がない485人（平均年齢63.4歳）を対象に，家庭血圧とmini-mental state examination（MMSE）との関連が追跡されました（中央値7.8年）．MMSEで24点未満を「MMSE低下」と分類し，MMSE低下群の家庭血圧は非低下群にくらべ有意に高かったのですが，交絡因子補正後は，家庭血圧とMMSE低下の関連は認めませんでした．一方，血圧日間変動の増大は，交絡因子補正後もMMSE低下と関連を認め，この機序として，血圧日間変動の増大が動脈硬化や自律神経障害の進展を介して認知機能低下に影響を及ぼしている可能性が考えられています[2]．

（竹屋　泰）

● 文　献 ●

1) Sabayan B *et al*：*BMJ* **347** f4600, 2013
2) Matsumoto A *et al*：*Hypertension* **63**：1333-1338, 2014

Q&A

13. 高齢者でも血圧変動を調べる意味はありますか？

　高齢高血圧患者の診療に際し，血圧変動の程度を評価することは非常に重要です．

　高齢者では収縮期高血圧（拡張期血圧の上昇を伴わない高血圧）の頻度が増加してきますが，これは加齢による大動脈壁の硬化を起因とします．通常，大動脈は心収縮期に拡張し心拡張期に収縮することで心拍中の臓器血流を一定に保つ役割を果たします（ふいご機能）．ふいご機能は血圧の恒常性維持に重要な機構であり，高齢者の大動脈壁硬化に伴うふいご機能の低下は，収縮期高血圧の原因になるとともに血圧変動性の増大をもたらします．実際に，高齢者の高血圧では白衣高血圧，仮面高血圧，起立性低血圧，食後低血圧など血圧変動に起因する病態を伴いやすいことが知られています．

　高齢高血圧患者の血圧変動が実臨床で重要である最大の要因は，血圧変動に伴うふらつきが転倒・骨折の原因となることで高齢者のADLや予後を悪化させることにあります．301,591人のカナダ在住高齢高血圧患者（66歳以上）に対する新規降圧薬導入が股関節骨折に与える影響を検討した研究では，降圧薬導入45日間の骨折発症リスクがその前後のコントロール期間にくらべて43％上昇することが示されました[1]．このような降圧薬開始後の骨折の最大の要因は，起立性低血圧などの急性の血圧変動がふらつき，転倒を引き起こすことにあると考えられます．このため，高齢高血圧患者への降圧薬導入時や降圧療法強化時に家庭血圧や起立時の血圧測定などで血圧変動の程度を評価し，転倒リスクを推測することが重要です．

　また高血圧患者の心血管疾患や総死亡の予測因子となることで注目されている受診間血圧変動（visit-to-visit variability：VVV）は高齢者においても有用であることが報告されています．欧米で平均75歳の高齢高血圧患者を対象とした研究（PROSPER試験）で拡張期のVVVは心血管疾患や総死亡の予測因子になることが示されました[2]．またPROSPER試験ではVVVが大きいほど認知機能障害が強いことが示されており，血圧変動が高齢高血圧患者の予後予測をするうえでも有用であると考えられます[3]（p.170参照）．

（山本浩一）

● 文　献 ●

1) Butt DA *et al*：*Arch Intern Med* **172**：1739-1744, 2012
2) Poortvliet RK *et al*：*PLoS One* **7**：e52438, 2012
3) Sabayan B *et al*：*BMJ* **347**：f4600, 2013

Q&A

14. ウェアラブル血圧センシングとは何ですか？

■ ウェアラブル血圧センシングとは

　従来のカフ式血圧測定では頻回な測定にも限界があり，同時に圧迫という患者負担も増えます．臨床現場では外来受診時の単回測定によって評価されることが多く，個々の血圧変動の状態を把握しにくいうえ，測定時には行動を中断しなければならないという測定上の制限もあります．

　ウェアラブル血圧センシングとは，カフを必要とせずに脈波伝播速度を用いて連続的に血圧を推定しモニターできる血圧手法のことです．脈波伝播速度法では心電のR波と脈波の立ち上がり点の時間差である脈波伝達時間（pulse arrival time：PAT）から，収縮期血圧値を算出することで血圧推定をおこなっています．脈波の計測部位としては，われわれの手法では体動による変化を最低限に抑えられる目的で耳たぶを選択しています．つぎにウェアラブル血圧センサーと従来のカフ式血圧計を同時に測定しながら検証した結果を実例として示します．

1）81歳女性：軽度認知機能低下症例（図❶A）

　暗記・暗算メンタルストレスによる反応性昇圧をみたところ，センサーはカフ血圧値を再現でき，さらにカフ測定の間にも大きな血圧のピーク（バースト）が認められました．

2）78歳男性：起立性低血圧と食後低血圧（図❶B）

　ふらつき，立ちくらみ，意識消失，転倒をくり返すなどのエピソードがあり，動脈壁硬化が強く進んでいる症例です．座位から臥位となることにより若干血圧が上昇し，その後，能動的起立（すなわちSchellong試験）をおこなったところ劇的な血圧低下を示し，本センサーはそれを見事に描出し得ました．また，食事の後にも徐々に血圧が低下していることがわかります．

　高齢者は動脈壁硬化によるWindkessel機能や圧受容器反射機能の低下により著明な血圧変動を起こしやすいことが知られています．その過度の血圧変動が脳心血管疾患の発症や相対的臓器虚血を惹起し，最終的には生活の質（QOL）まで低下させる可能性があります．本センシングはさらにデリケートな血圧管理を達成するための次世代のデバイスといえます．

（飯島勝矢）

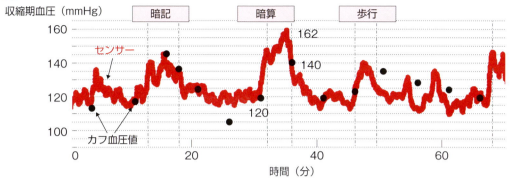
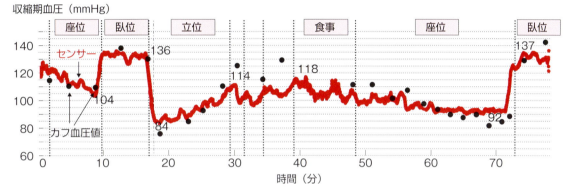

図❶ ウェアラブルカフレス血圧センサーの臨床応用：ストレス昇圧と降圧の描出
●は従来のカフ式血圧測定のよる収縮期血圧値，■■はウェアラブル血圧センサーによる推定値を示す．

Q&A

15. 血圧変動性について動物モデルを用いた研究は有用ですか？

　昨今の臨床研究から生体内の血圧日内変動の異常が，生活習慣病や循環器疾患に直結することが示唆されています．たとえば食塩感受性高血圧患者にみられる血圧日内変動の乱れは，心血管イベントリスクを上昇させる要因と考えられています．また多剤の降圧薬を服用しながらも管理できない治療抵抗性高血圧症の治療として，腎交感神経切除術による降圧効果が報告されています[1]．この報告で興味深いことは，降圧効果のみならず，交感神経活性の亢進が正常化している点です．高血圧症進展における交感神経系，腎交感神経の重要性が再認識されます．その機序の解明に，実験動物を用いて血圧，心拍数，交感神経活性などの血行動態を測定することは，循環器系の生理的状態あるいは病態を包括的かつ端的に把握するうえで重要な研究手法です．さらに各種の薬物や内因性の生理活性物質の生体作用を明らかにし，ヒトへの応用をはかるうえで不可欠の手法といえます．とくに，腎交感神経活性亢進の効果を含む生理学的知見を得るためには，異なった機序で発症する高血圧発症モデルラット（本態性高血圧・食塩感受性高血圧など）を用いることが必要です．高血圧発症の各段階で，薬物投与下での血圧・心拍数・腎交感神経活性の変化を観測することで，腎交感神経活性の亢進のメカニズムが解析されると思われます．

　臨床研究においては心電図や血圧の長時間連続測定の重要性が認識されており，そのための装置や解析プログラムの研究が進歩しています．一方，ラットなどの実験動物においては，無麻酔，無拘束下での測定をおこなうには多くの制約があるため，麻酔下ないし拘束下での測定が中心となっており，生理的に即したデータの収集が困難でした．実際，高血圧発症および進展における腎交感神経の役割の解明には，腎交感神経活性ないしは循環動態の微細な変化の検出が必要と推測されます．しかし，従来の方式である麻酔法やシーベル法（動物がシーベルでつながれている）などの血圧・交感神経活動モニタリング法は，麻酔状態あるいは完全な自由化行動下ではないため薬物による降圧作用を正確に評価することは困難であること，感染・カテーテルトラブルなどにより比較的短期間しか測定できないことなどより，詳細なデータの収集に適しているとはいいがたいです．著者らは，循環動態のモニタリングに，動物内に送信機を埋め込むことにより覚醒かつ無拘束で長期間にわたって測定が可能，データがコンピュータによる取得のため解析作業が容易，などの利点をもつテレメトリー法（遠隔測定）を採用することを試みました．すなわち，覚醒下で慢性的に交感神経活動を測定する実験です．ラットなどの小動物の腎神経に対する送信機の埋め込みは，大型動物とくらべて高度に繊細な工程を要し，手技的に非常に困難でありますが，著者らはその実験手技

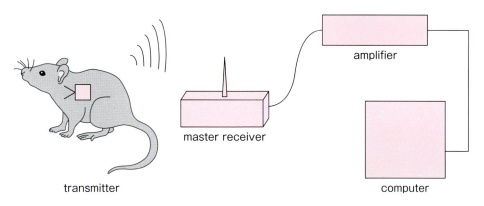

図❶　テレメトリーシステム（無線送信機使用）

を研究開発し，神経系の実験において不都合となる麻酔剤，シーベルの影響を取り除いた正確なデータの習得を試みようとしました．一例として高血圧自然発症ラット（SHR）にテレメトリーを埋め込み，L/N型Ca拮抗薬のシルニジピンとL型Ca拮抗薬のニフェジピンの異同を比較しました．長期間連続測定というテレメトリー法の特性を活かし，術後2日目にシルニジピン，同3日目にニフェジピン，同4日目に再びシルニジピンを経口投与し，血圧，心拍数，腎交感神経活性を継続的に記録しました[2]．その結果，血圧は両剤ともにベースラインより有意に低下し，心拍数はニフェジピンにくらべシルニジピンにおいて上昇は穏やかでした．また，腎交感神経活性の亢進は，シルニジピンにおいて6時間後まで有意に抑制されました．このようにテレメトリー法による血圧測定法は手術侵襲，麻酔，拘束など，血行動態に大きな影響をもたらしうる諸要因を最小限にとどめつつ，長時間にわたって連続的にデータを収集するうえですぐれた方法でありました．

（近藤直樹）

● 文　献 ●

1) Krum H *et al*：*Lancet* **373**：1275-1281, 2009
2) 覚醒下高血圧自然発症ラット（SHR）におけるシルニジピンの腎交感神経活性への影響，第35回日本高血圧学会，2012年9月20日〜22日，名古屋

Q&A

16. 論文投稿時に求められる血圧変動性の算出方法を教えてください

■ 血圧変動性の指標にはどのようなものがありますか？

　血圧変動性の指標として，以前から最もよく用いられているのが，標準偏差（standard deviation：SD）です．また，この標準偏差を平均値で割った変動係数（coefficient of variation：CV）が評価されることも多くあります．追跡期間中の血圧の最高値（peak BP）や最高値と最低値の差（maximum-minimum difference：MMD）をもって血圧変動性の1つの指標としている報告や，得られた血圧値のうち，連続した複数回の測定において，前回測定値と今回測定値の差の絶対値を平均した平均変動幅（average real variability：ARV）が，SDよりもより良い血圧変動性の指標だとする報告もあります[1)2)]．

　血圧値が心血管病のリスク因子であることはすでに証明されています．そのうえで，血圧変動についての臨床研究をおこなうにあたり，臨床上の当然の疑問として，「血圧変動性は血圧値とは独立して予後や臓器障害に影響するのか？」ということがあげられます．しかし，これまであげた指標の多くは，その原理上，血圧の平均値の影響を受けることが避けられません．そのため，血圧変動性と予後や臓器障害の関連をみる際に，血圧そのものが交絡因子としてはたらいてしまう可能性がありますし，多変量モデルで予後や臓器障害に影響する因子を調べる際にも，こうした血圧値の影響を受ける指標と血圧の平均値を同時にモデルに含めることは望ましくないとされます．そこで，これらの問題を解決するために考案された新しい血圧変動性の指標である，平均値とは独立した変動性（variability independent of mean：VIM）を用いた研究も増えてきています．VIMは，対象患者全員の血圧のSDと血圧値をプロットし，その近似曲線から計算される値を用いてSDを統計処理することにより，平均値と独立するように補正したものです[3)〜5)]．

　実際，これまでの論文中で使用された血圧変動性の指標は20種類を超えます．ただし，あまりに多くの種類の変動性指標を用いることは，結果の解釈を困難にしますし，またこうした多くの変動性指標は，ほぼ似通った情報を違った形で表しているにすぎないともいわれています[6)]．

　今後の研究から，更なる新しい変動性指標が提示されるかもしれませんし，どの指標が最も予後予測や臓器障害の予測に有用な変動性指標なのかが明らかとなるかもしれません．しかしながら，少なくとも現状においては，個人内の血圧変動の指標（SD, CV, VIM），時間軸に沿った血圧値の変化を見た指標（ARV），血圧のスパイクを表現する指標（peak BP, MMD）などを用いて血圧変

表❶　おもな血圧変動性の指標

$\bar{x}$：平均値，m は，対象者全員の SD および平均血圧をプロットし，近似曲線を用いて以下のように求める：SD ＝定数× $\bar{x}^m$．k は，以下のように求める：k ＝対象者全員の平均血圧の平均の m 乗．

血圧変動性の指標	計算式
SD	$\sqrt{\dfrac{\sum_{i=1}^{n}(x_i-\bar{x})^2}{(n-1)}}$
CV	$\dfrac{\text{SD}}{\bar{x}}\times 100$
VIM	$k\times \dfrac{\text{SD}}{\bar{x}^m}$
ARV	$\dfrac{1}{n-1}\sum_{i=1}^{n-1}|x_{i+1}-x_i|$
MMD	最大血圧－最低血圧

動性の評価をおこなうのが適切だと考えられます（**表❶**）．

■ 具体的なデータの取り方は？

　血圧測定の方法そのものは，血圧変動性を評価するからといって通常の場合と変わりありません．高血圧治療ガイドライン（JSH2014）[7] や，24 時間血圧計の使用（ABPM）基準に関するガイドライン[8]，家庭血圧測定の指針[9] などにのっとり，患者間で測定条件や測定方法にばらつきがないよう，標準化された方法で血圧を測定します．外来血圧変動や日内血圧変動などについて，その測定開始時期に今のところとくに基準はありませんので，いつからデータを取りはじめても構いません．なお，いずれの変動性を評価する場合でも，複数の血圧値を用いて解析することになります．医療従事者が血圧値を直接測定する場合（外来血圧変動の評価時など）では問題となりづらいかと思われますが，たとえば自由行動下血圧測定（ABPM）であれば，活動によるノイズやカフのズレ・緩み，体位，カフの位置の心臓との位置関係などによりエラー値が含まれることがあるため，あらかじめ定めた条件（70mmHg ≦ SBP ≦ 250mmHg，30mmHg ≦ DBP ≦ 130mmHg，20mmHg ≦脈圧 ≦ 160mmHg を 1 つでも満たさない場合は除外する，など）にのっとり，適切にエラー値を処理しなければなりませんし，その処理方法については明確にしておく必要があります．

■ 血圧変動性を評価する際の注意点は？

　血圧変動性を評価する際には，「実際どの変動性を見ているのか」にも注意を向ける必要があります．たとえば，ABPM で血圧日内変動を評価する際，24 時間の血圧から変動性を計算すると，その SD は夜間血圧の降圧度と強く相関するため，狭義の日内変動（昼間血圧と夜間血圧の差）を大きく反映しているといえます．そのため，真の短期変動をとらえるためには，行動記録やアクチ

グラフを用いて，日中・夜間それぞれの変動性を計算することが推奨されます[10]．

また，たとえば外来血圧変動を評価する際には，血圧の季節変動の影響も受けることになります．具体的には，同じ患者でも春→夏→秋で血圧変動を評価した場合と，夏→秋→冬で血圧変動を評価した場合では，血圧変動の値が異なる可能性があります．同様に，同一患者において外来受診時間が午前・午後などで統一されていなければ，その外来血圧変動には，日内血圧変動の影響や，場合によっては降圧薬内服による血圧変動の影響が含まれる可能性もあります．こうしたことは，血圧変動と予後や臓器障害の関連を検討する際に解釈を難しくしますので，研究計画を立てる際には，各患者内，また対象患者間で，こうした条件が一致するように計画することが望ましいと考えられます．

■ 計測期間や計測回数は？

各種血圧変動について，過去の報告ではその計測期間や計測回数はそれぞれ異なっており，統一された基準はありません．外来血圧変動について検討したコホート試験をみても，3回の外来受診の血圧値をもとに変動を計算したものから，156回の外来受診の血圧値をもとに変動を計算したものまでさまざまです．同じく，外来受診間隔についても，最短2日としたものから3～4年としたものまでさまざまな報告がされています．外来血圧変動が，外来受診回数，受診間隔，血圧測定デバイス，一受診で何回血圧を測定するか，などの要素によって影響されることはすでに報告されており[11)12)]，実際，血圧変動を計算する際には受診回数や受診間隔で補正すべきだとした論文もあります[11]．

同様のことが，日内血圧変動（たとえば，ABPMで何分ごとに血圧を測定するのか）や，日間血圧変動（たとえば，何日分の血圧測定値から血圧変動を求めるのか）など，他の血圧変動を評価する際にもいえます．

現状では，計測期間や計測回数にゴールデンスタンダードといえるものはありませんが，少なくとも同一研究内においては，計測間隔や計測回数，測定条件をそろえて血圧変動性を評価し，これらの違いによる影響を排除することが望ましいといえます．また，実際に論文化する際には，これらの条件を明確に記載することが求められます．

（河合達男）

● 文　献 ●

1) Mena L *et al*：*J Hypertens* **23**：505-511, 2005
2) Pierdomenico SD *et al*：*Am J Hypertens* **22**：842-847, 2009
3) Rothwell PM *et al*：*Lancet Neurol* **9**：469-480, 2010
4) Rothwell PM *et al*：*Lancet* **375**：895-905, 2010
5) Dolan E *et al*：*Hypertension* **56**：179-181, 2010
6) Levitan EB *et al*：*J Hum Hypertens* **27**：589-593, 2013
7) Shimamoto K *et al*：*Hypertens Res* **37**：253-390, 2014
8) JCS Joint Working Group：*Circ J* **76**：508-519, 2012
9) Imai Y *et al*：*Hypertens Res* **35**：777-795, 2012
10) Imai Y *et al*：*Am J Hypertens* **10**：1281-1289, 1997
11) Levitan EB *et al*：*J Clin Hypertens*（Greenwich）**14**：744-750, 2012
12) Mancia G *et al*：*J Hypertens* **30**：1241-1251, 2012

索 引

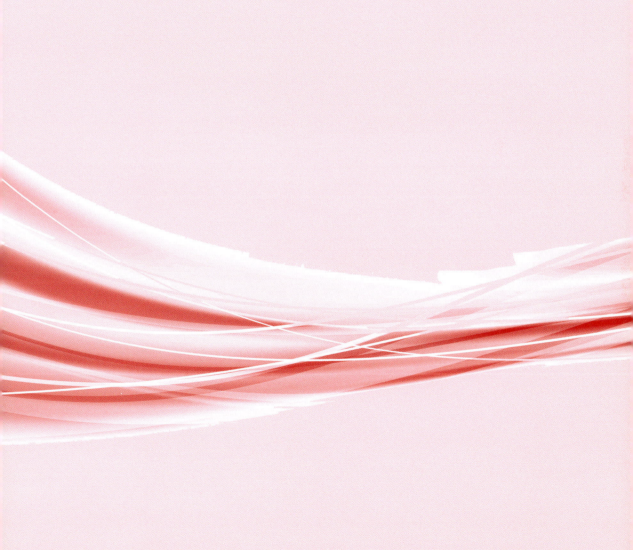

和　文

数字
24 時間血圧　*150*
　　──コントロール　*110*

あ
圧受容体　*20*
圧-利尿曲線　*30*
アルツハイマー型認知症　*202*
アンジオテンシンII　*36*
　　──受容体拮抗薬　*32, 37, 70, 76, 123, 173*
アンジオテンシン変換酵素阻害薬　*118, 124*

い
飲酒　*180*

う
ウェアラブル血圧計　*10*
ウェアラブル血圧センシング　*204*

お
大迫研究　*56, 89, 146, 202*

か
外気温　*79*
家庭血圧　*54, 60, 65, 88, 110, 130, 146, 152, 154, 156, 158, 160*
　　──計　*104, 154*
　　──集計　*98*
　　──測定　*104, 179*
　　──変動性　*98*
仮面高血圧　*54, 110, 138, 150, 159, 179*

き
季節変動　*75, 79*
起立性血圧変動　*48*
喫煙　*181*

け
血圧測定　*209*
　　──法　*86*
血圧手帳　*104*
血圧日内変動　*28, 31, 40, 46, 54*
血圧日間変動　*146*
血圧変動性　*184*
血管障害　*20*
血管スティフネス　*16*
血管弾性　*20*
血管リモデリング　*127*

こ
降圧薬　*118, 124, 169*
交感神経　*20, 26, 36, 118, 178*
高血圧治療ガイドライン 2014　*54*
高齢者　*48, 168, 169, 170, 203*
個別治療　*131*

さ
サーカディアンリズム　*28, 41, 182*

し
時間薬物療法　*186*
シフトワーカー　*182*
自由行動下血圧測定　*66, 86, 90, 150, 176*
週変動　*79*
受診間血圧変動　*3, 28, 47, 72, 123, 152, 164, 165, 166, 168, 170, 173, 175, 190, 192, 194, 198*

食塩感受性高血圧　*31, 121*
食塩摂取　*136, 180*
食生活　*132*
食後血圧変動　*48*
食後低血圧　*51*
心筋梗塞　*82, 154, 161, 169, 175*
心血管イベント　*160, 162, 166, 168, 176*
心血管リスク　*164, 170*
診察室血圧　*54, 72, 86, 158*
心不全　*190*
腎保護　*172*

す
睡眠呼吸障害　*201*
ストレス下高血圧　*54*

せ
生活習慣　*130, 180*
全身血行動態アテローム血栓症候群　*14*

そ
総死亡　*166*
　──リスク　*166*
早朝家庭血圧　*104, 154*
早朝高血圧　*14, 60, 118, 123*

た
体液貯留型高血圧　*124*
体内時計　*40*
短期血圧変動　*48*

と
透析　*162*
糖尿病　*69, 75, 175, 194*
動物モデル　*206*
動脈硬化　*14, 20, 59, 119, 124, 166, 178*

動脈コンプライアンス　*14*
時計遺伝子　*40*
突然死　*82*

な
ナトリウム排泄　*26, 30*

に
日間血圧変動　*46, 65, 104, 110, 123, 152, 156, 161*
入浴　*181*
認知機能　*146, 170, 202*

の
脳卒中　*33, 64, 66, 72, 118, 144, 154, 164, 169, 173, 175, 176, 192*

は
白衣高血圧　*54, 138, 150, 159, 179*

ひ
標準偏差　*65, 72, 98, 104, 112, 208*

ふ
服薬アドヒアランス　*184*

へ
閉経後女性　*164*
変動係数　*65, 100, 208*

ま
慢性腎臓病　*31, 69, 198*

み
脈波伝播速度　*20, 69*

も

モーニングサージ　*5, 14, 60, 74, 123, 142*

や

夜間血圧　*17*
夜間高血圧　*2, 36, 60, 113, 124, 160*
夜間降圧　*31*

り

利尿薬　*32, 42, 70, 119, 124, 172, 173*

れ

レニン-アンジオテンシン系　*36, 41*
レニン活性　*37*
レビー小体型認知症　*202*

欧　文

A

α遮断薬　*70*
ABPM　*54, 60, 66, 86, 90, 158, 160, 176*
　──ガイドライン　*91*
ACE阻害薬　*118, 123, 186, 192, 194*
ADVANCE　*75, 175, 194*
ANBP2　*169*
anticipation medicine　*11*
ARB　*32, 37, 70, 76, 119, 123, 172, 173, 187, 192, 194*
ARV　*65, 72, 208*
ASCOT-BPLA　*73, 118, 144, 195*

B

β遮断薬　*70, 118, 173*

C

Ca拮抗薬　*70, 72, 118, 123, 172, 173, 176, 186*
CAMUI　*76, 172*
CHS　*161*
CKD　*31, 69, 198*
COLM　*76, 121*
COPE　*119, 173*
CV　*65, 73, 100, 208*

D

DEcIDE-ESRD　*162*
dipper　*31, 42, 60, 121, 142, 194, 198*
dippingパターン　*46*

E

episodic hypertension　*74, 144*
extreme-dipper　*147*

F

Finn-Home　*61, 104*

H

HIJ-CREATE　*75*
HOMED-BP　*89, 154*
HONEST　*61*
HYVET　*56*

I

ICT　*103, 110*
IDACO　*139, 150*
IDHOCO　*56, 138*
IDNT　*35, 75*
inverted-dipper　*147*
i-TECHO　*100*

J

J-CORE *127*
J-HOME *76*
　――-Morning *119, 152*
J-HOP *63, 160*
J-MUBA *186*
JSH2014 *54*

L

LVMI *158*

M

M/E 比 *189*
MedicalLINK® *107, 111*
MMD *65, 100, 208*

N

NHANES III *165*
NOAH *127, 166*
non-dipper *31, 37, 42, 60, 121, 138, 147, 187, 194, 198*

O

OSA *201*

P

PAMELA *56, 61, 142, 158*
peak value *72*
PROGRESS *34*
PROSPER *170*
PWV *22, 69, 75*

R

RAS *35*
RENAAL *35, 75*
riser *60*

S

SD *65, 72, 100, 106, 112, 208*
SDIM *72*
SHATS *14*
SHEAF *61*
SHEP *75, 168*
stable hypertension *144*
strain vessel vasculopathy *127*
Syst-Eur *56, 74, 176*

U

UK-TIA *73, 118, 144*

V

value based medicine *130*
VIM *66, 208*
VVV *47, 72, 118, 123, 144, 164, 165, 166, 168, 170, 172, 173, 175*

W

WHI *164*

X

X-CELLENT *122*

高齢者高血圧の治療と管理

JSH2014改訂をふまえて

日本高血圧学会の高血圧治療ガイドライン（JSH2014）をふまえ，高齢者高血圧の診断，降圧目標，降圧薬選択，合併症対策など実臨床に役立つ情報を網羅．ガイドラインでは書ききれない高齢者病態を中心にとらえた治療の考え方を積極的に紹介．病態から治療に至る思考プロセスを紹介する「実例呈示」やクリニカルクエスチョンに答える「Q&A」も充実．高齢者高血圧を診る機会の多い内科医，循環器内科，腎臓内科専門医をめざす医師にとって有益な一冊．

監修：荻原 俊男（大阪大学名誉教授／森ノ宮医療大学学長）

編集：楽木 宏実（大阪大学教授）

B5判／並製本／208頁　定価（本体 3,000円＋税）
ISBN 978-4-86550-009-7

●主要目次●

Lecture 1　JSH2014はこう変わった！
1. JSH2014改訂からみた高血圧診療の課題と展望
2. 高齢者診療の視点からみた JSH2014改訂

Lecture 2　治療前の予備知識① 高齢者の病態を理解する！
1. 加齢に伴う血圧調節能の変化
2. 高齢者高血圧における表現型の特徴
3. 疫学からみた高齢者高血圧治療の意義　ほか

Lecture 3　治療前の予備知識② 降圧薬の特徴を理解する！
1. 高齢者における Ca 拮抗薬の位置づけ
2. 高齢者における ACE 阻害薬の位置づけ
3. 高齢者における ARB の位置づけ　ほか

Lecture 4　高齢者の診察 何に留意すべきか！
1. 初診時の診察における留意点
2. 家庭血圧・ABPM の特性と臨床への応用
3. 臓器障害の検査・評価と留意点　ほか

Lecture 5　高齢者の降圧療法 降圧薬はこう使う！
1. 高齢者高血圧における降圧薬処方の基本的な考え方
2. 高齢者への降圧薬はこう使う ①降圧薬の使い分け ②注意したい薬剤の組み合わせ ③注意したい副作用とその対策
◆実例呈示

Lecture 6　合併症と高齢者高血圧—病態から考える治療アプローチ—
1. 脳血管障害を伴う高齢者高血圧
2. 心疾患を伴う高齢者高血圧
3. 慢性腎臓病を伴う高齢者高血圧　ほか　◆実例呈示

Lecture 7　高齢者における治療抵抗例へのマネジメント
1. 高齢者治療抵抗例の要因とその対策
2. 3剤でも降圧目標未達成の腎実質性高血圧
3. 腎血管性高血圧　ほか　◆実例呈示

Lecture 8　専門医はこう考える 一問一答

参考資料　高齢者高血圧治療に関係する大規模臨床試験一覧
一口メモ　フレイルの概念

株式会社 先端医学社

〒103-0007 東京都中央区日本橋浜町2-17-8 浜町平和ビル
TEL 03-3667-5656（代）／FAX 03-3667-5657
http://www.sentan.com

先端医学社　定期刊行物ご案内

◆血圧に関するup-to-dateな多くの情報を，日常診療上参考となるよう，平易かつ迅速に提供．

血圧 Journal of Blood Pressure

月刊誌（毎月1日発行）
A4判／100ページ程度
定価（本体2,000円+税）
年間購読料：24,000円+税（年12回）

◆ロコモティブシンドロームを中心に，運動器領域の最新トピックスを取り上げ，多角的な視点からエビデンス構築に資する情報を提供．

LOCO CURE

季刊誌（2,5,8,11月各10日発行）
A4判／80ページ程度
定価（本体2,200円+税）
年間購読料：8,800円+税（年4回）

◆心・腎を中心に，血糖，尿酸が各臓器に与える影響とそのメカニズムに迫り，治療の意義とその治療戦略を探る．

尿酸と血糖 Journal of Uricemia & Glycemic Research

季刊誌（1,4,7,10月各1日発行）
A4判／50ページ程度
定価（本体2,300円+税）
年間購読料：9,200円+税（年4回）

◆血栓を主として扱う専門誌．凝固線溶系のメカニズムから病態解明，治療に至る知見など，血栓止血領域の情報をわかりやすく提供．

Thrombosis Medicine

季刊誌（3,6,9,12月各1日発行）
A4判／100ページ程度
定価（本体2,300円+税）
年間購読料：9,200円+税（年4回）

◆ディベートを主軸に，糖尿病治療に携わる先生方の，日々進歩する糖尿病の実践的な治療戦略を模索するための一助となることをめざす．

Diabetes Strategy Journal of Diabetes Strategy

季刊誌（2,5,8,11月各10日発行）
A4判／50ページ程度
定価（本体1,800円+税）
年間購読料：7,200円+税（年4回）

弊社の出版物の情報はホームページでご覧いただけます．
また，バックナンバーのご注文やご意見・ご要望なども受け付けております．
http://www.sentan.com

株式会社　先端医学社
〒103-0007 東京都中央区日本橋浜町2-17-8 浜町平和ビル
TEL 03-3667-5656（代）/FAX 03-3667-5657
http://www.sentan.com

血圧変動 エビデンス＆プラクティス

2016年5月1日　第1版第1刷発行Ⓒ　　　　　定価（本体4,600円＋税）

編集者●楽木　宏実

発行者●鯨岡　哲

発行所　株式会社　先端医学社
〒103-0007　東京都中央区日本橋浜町2-17-8
浜町平和ビル
電　話　(03) 3667-5656(代)
Ｆ Ａ Ｘ　(03) 3667-5657
振　替　00190-0-703930
http://www.sentan.com
E-mail:book@sentan.com
印刷所／倉敷印刷株式会社

乱丁・落丁の場合はお取替いたします．　　　　　　　　　　　Printed in Japan

・本書に掲載する著作物の複製権・翻訳権・上映権・譲渡権・公衆送信権
（送信可能化権を含む）は，株式会社先端医学社が保有します．
・JCOPY ＜(社)出版者著作権管理機構　委託出版物＞
本書の無断複写は著作権法上での例外を除き禁じられています．複写される場合は，そのつど事前に，(社)出版者著作権管理機構（電話 03-3513-6969, FAX 03-3513-6979, email：info@jcopy.or.jp）の許諾を得てください．

ISBN 978-4-86550-167-4　C3047　¥4600E